超简单推拿消百病全书

主编■ 高海波 朱晓

江苏凤凰科学技术出版社
·南京·

左脚背反射区

1 脸面
主治：面神经麻痹、脸部皮肤瘙痒。

2 眼睛
主治：眼睛疲劳、结膜炎、角膜炎、白内障、近视、远视、散光。

3 上身淋巴结
主治：发热、炎症、囊肿、肌瘤。

4 下身淋巴结
主治：发热、囊肿、肌瘤、蜂窝性组织炎、腿部水肿。

5 肩胛骨
主治：肩胛骨酸痛、背痛、肩周炎、肩关节酸痛。

6 乳房、胸腔
主治：胸闷、经期乳房肿痛、乳腺炎。

7 横膈膜
主治：呃逆、腹部胀气、呕吐、腹痛、恶心。

8 内耳迷路
主治：头晕、眼花、耳鸣、目眩、高血压、低血压。

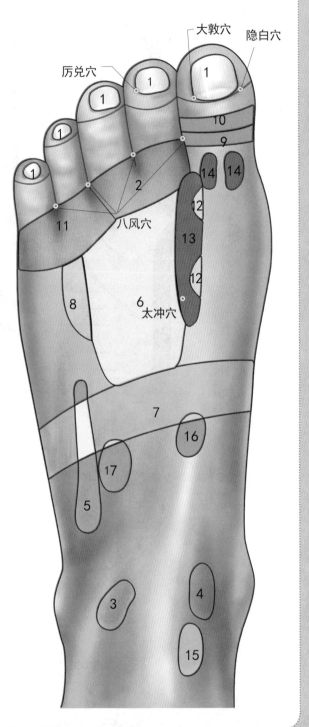

大敦穴　隐白穴
厉兑穴
八风穴
太冲穴

右脚背反射区

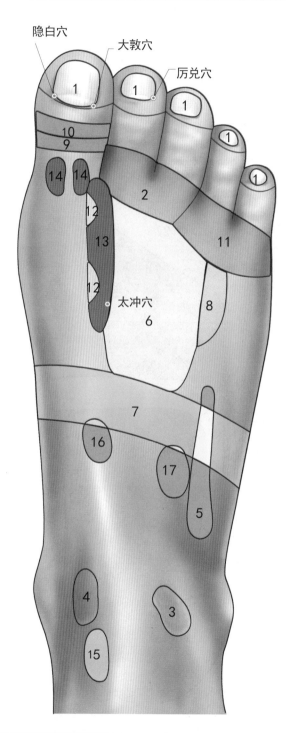

9 下颌（牙）

主治：下颌化脓性感染、下颌关节炎、打鼾、牙周炎、牙痛。

10 上颌（牙）

主治：上颌感染、上颌关节炎、牙周炎。

11 耳朵

主治：耳鸣、中耳炎、重听、外耳炎。

12 气管、喉部

主治：喉痛、气管炎、气喘、感冒、咳嗽。

13 胸部淋巴结

主治：各种炎症、发热、囊肿、乳房肿瘤、胸痛。

14 扁桃体

主治：感冒、喉咙痛、扁桃体炎。

15 腹股沟

主治：不孕不育症等生殖系统病变、性冷淡、疝气。

16 内侧肋骨

主治：肋骨酸痛、胸闷气短、胸膜炎。

17 外侧肋骨

主治：肋骨的各种病变、急性腰背部扭伤、胸闷、胸膜炎。

右脚底反射区

18 额窦

主治：鼻窦炎、发热、头痛。

19 头部

主治：脑震荡后遗症。

20 脑下垂体

主治：甲状腺功能失调、肾上腺功能失调、脾胰功能失调。

21 脑干

主治：高血压、失眠、头晕、头重。

22 三叉神经

主治：偏头痛、面神经麻痹、腮腺炎、耳鸣、失眠。

23 斜方肌

主治：颈肩部酸痛、僵硬。

24 鼻腔

主治：鼻塞、鼻炎、鼻息肉。

25 颈项

主治：颈部酸痛、高血压、落枕。

26 甲状腺

主治：甲状腺功能亢进或低下。

27 肺和支气管

主治：咳嗽、肺癌、支气管肺炎。

28 肝脏

主治：肝炎、黄疸、肝硬化、肝癌。

29 膀胱

主治：膀胱炎、膀胱结石、尿道炎。

30 小肠

主治：肠胃胀气、急性肠炎、腹泻。

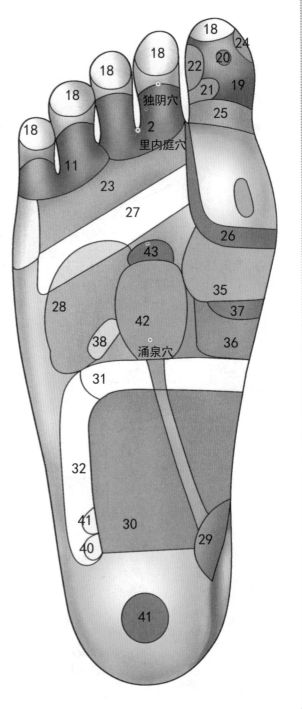

左脚底反射区

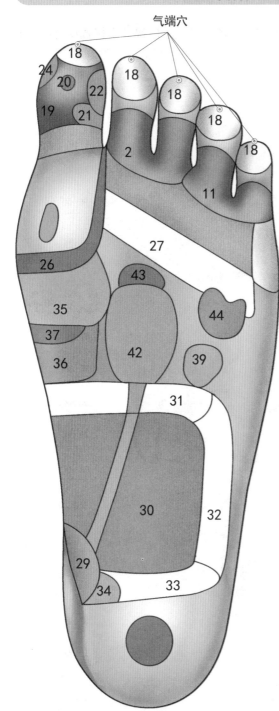

气端穴

31 横结肠
主治：便秘、腹泻、腹痛、肠炎。

32 降结肠
主治：便秘、腹泻、腹痛、肠炎。

33 直肠
主治：便秘、直肠炎。

34 肛门
主治：便秘、直肠炎、痔疮 (外痔)。

35 胃部
主治：胃溃疡、胃胀气、胃痛、胃炎。

36 十二指肠
主治：消化不良、十二指肠溃疡。

37 胰脏
主治：糖尿病、代谢障碍、胰囊肿。

38 胆囊
主治：胆结石、胆囊炎。

39 脾脏
主治：贫血、食欲不振、感冒。

40 阑尾
主治：下腹胀气、阑尾炎。

41 生殖腺
主治：生殖泌尿系统疾病。

42 肾脏
主治：肾功能不良、风湿病、肾结石。

43 肾上腺
主治：心律不齐、昏厥、气喘、风湿病。

44 心脏
主治：呼吸困难、心力衰竭、心脏间隔缺损。

掌部脏腑反射区

　　这是掌部脏腑反射区图，参照此图，按图索骥，可以快速掌握各反射区的准确位置，配合适当的按摩技巧，可达到自我保健、防治疾病的目的。

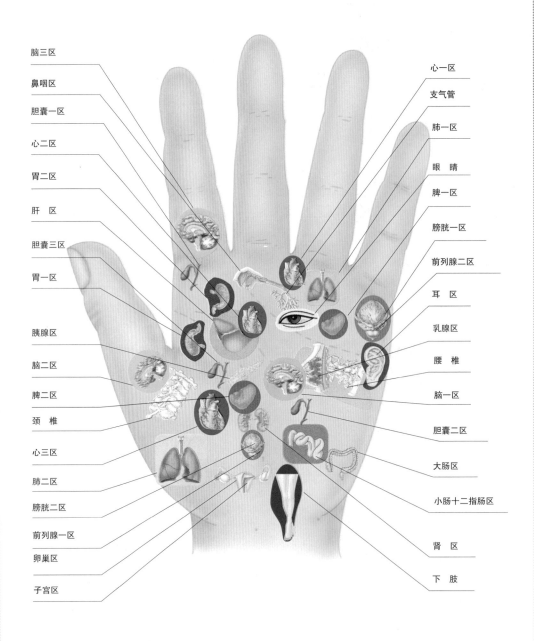

脑三区

鼻咽区

胆囊一区

心二区

胃二区

肝 区

胆囊三区

胃一区

胰腺区

脑二区

脾二区

颈 椎

心三区

肺二区

膀胱二区

前列腺一区

卵巢区

子宫区

心一区

支气管

肺一区

眼 睛

脾一区

膀胱一区

前列腺二区

耳 区

乳腺区

腰 椎

脑一区

胆囊二区

大肠区

小肠十二指肠区

肾 区

下 肢

手部反射区

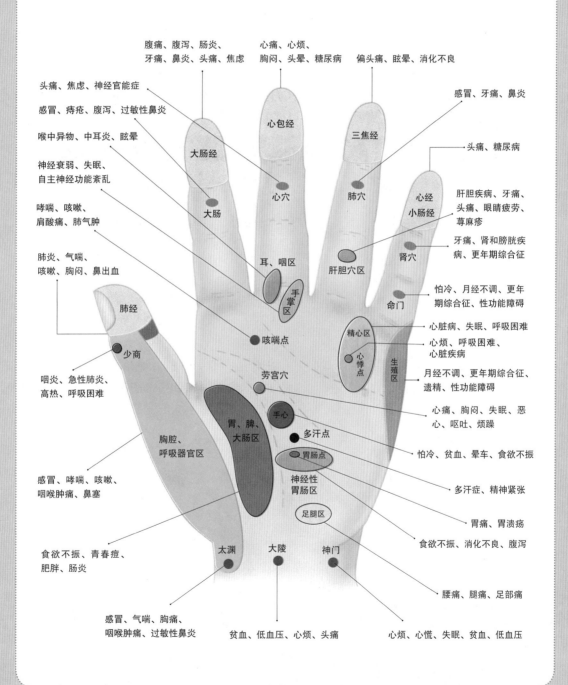

腹痛、腹泻、肠炎、牙痛、鼻炎、头痛、焦虑

心痛、心烦、胸闷、头晕、糖尿病

偏头痛、眩晕、消化不良

头痛、焦虑、神经官能症

感冒、痔疮、腹泻、过敏性鼻炎

喉中异物、中耳炎、眩晕

神经衰弱、失眠、自主神经功能紊乱

哮喘、咳嗽、肩酸痛、肺气肿

肺炎、气喘、咳嗽、胸闷、鼻出血

咽炎、急性肺炎、高热、呼吸困难

感冒、哮喘、咳嗽、咽喉肿痛、鼻塞

食欲不振、青春痘、肥胖、肠炎

感冒、气喘、胸痛、咽喉肿痛、过敏性鼻炎

贫血、低血压、心烦、头痛

心烦、心慌、失眠、贫血、低血压

感冒、牙痛、鼻炎

头痛、糖尿病

肝胆疾病、牙痛、头痛、眼睛疲劳、荨麻疹

牙痛、肾和膀胱疾病、更年期综合征

怕冷、月经不调、更年期综合征、性功能障碍

心脏病、失眠、呼吸困难

心烦、呼吸困难、心脏疾病

月经不调、更年期综合征、遗精、性功能障碍

心痛、胸闷、失眠、恶心、呕吐、烦躁

怕冷、贫血、晕车、食欲不振

多汗症、精神紧张

胃痛、胃溃疡

食欲不振、消化不良、腹泻

腰痛、腿痛、足部痛

心包经

大肠经

三焦经

心经

小肠经

大肠

心穴

肺穴

肝胆穴区

肾穴

命门

精心区

心悸点

生殖区

耳、咽区

手掌区

咳喘点

劳宫穴

手心

多汗点

胃肠点

神经性胃肠区

足腿区

胃、脾、大肠区

胸腔、呼吸器官区

肺经

少商

太渊

大陵

神门

7

指压按摩如何操作
——22种指压按摩手法全解析

除了指压之外,还有很多种按摩手法。其实所谓的手法,并不仅仅只限于手上的动作而已,只要自己舒服,任何部位都可以用。按摩手法变化繁多,大致可以分为按、摩、揉、推、拿、捻、抹、擦、捏、点、摇、梳、拍、捋、拨、击、搓、掐、振、滚、扳等,根据其力度、着力点、作用时间的差别,这些手法都有各自最适合的部位和穴位,可以调治不同的病痛。

根据其作用,我们可以将这些手法归纳为五大类:解痉手法、开窍手法、顺气手法、发散手法和整复手法。具体可见下表。

类别	手法	适应症状
解痉手法	推、揉、滚、捻、捋	缓解痉挛、舒筋活血,用于放松肌肉、消除紧张和疼痛感时使用
开窍手法	掐、拍、抹、梳	提神醒脑、兴奋神经、消除昏厥等
顺气手法	按、摩、揉、推、擦、搓、捏、摇、梳、捋、击、振、拨	疏通经络、运气活血。这类手法运用较广,对于各类适合穴位按摩的病症都有一定的效果
发散手法	按、拿、点	可以清热泻火,用于外感风寒、心躁、精神不振、经络不通等症状
整复手法	摇、刮、扳	这类手法可以止痛消淤,适用于关节损伤、脱臼、错位、软组织病症的恢复和消肿止痛

● 按法

功效简介

按法具有安心宁神、镇静止痛、开闭通塞、放松肌肉、矫正畸形等作用。

适用范围

指按法适用于全身各部腧穴,掌按法常用于背腰、下肢,肘按法常用于背腰、臀部、大腿等肌肉丰厚部位。按法常与揉法结合,组成了按揉复合手法。

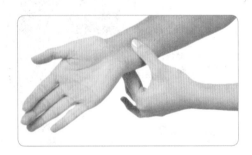

❶指按法

用拇指、食指、中指的指端或螺纹面垂直向特定部位按压。

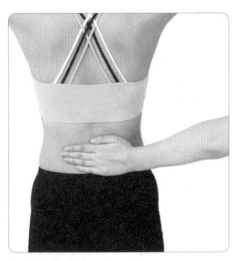

②掌按法

用手掌根部着力向下按压，可用单掌按或双掌按，亦可双手重叠按压。

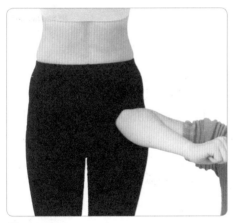

③肘按法

将肘关节弯曲，用突出的尺骨鹰嘴着力按压特定部位。

● 摩法

功效简介

具有理气和中、行气和血、消积导滞、去淤消肿、健脾和胃、清腑排浊等作用。

适用范围

摩法轻柔缓和，常用于胸腹、胁肋部操作。

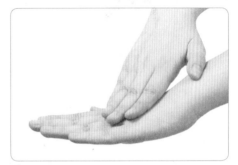

①指摩法

食指、中指、无名指相并，指面附着于特定部位按顺时针或逆时针环转运动。

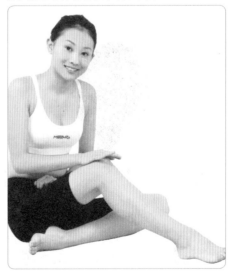

②掌摩法

用手掌掌面附着于施术部位，做有节律的环形摩动。

● 揉法

功效简介

　　具有宽胸理气、消积导滞、活血化瘀、消肿止痛、祛风散寒、舒筋活络、缓解痉挛等作用。

适用范围

　　揉法轻柔缓和，刺激小，适用于全身各部位。

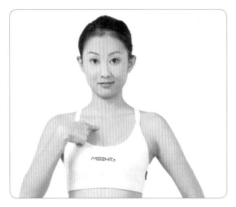

❶ 指揉法

　　用拇指、食指、中指的指端或螺纹面垂直向特定部位按压。

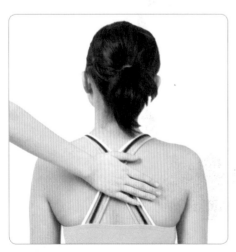

❷ 掌揉法

　　用手掌大鱼际或掌根着定于施术部位，做轻柔缓和的揉动。

● 推法

功效简介

　　具有行气活血、疏通经络、舒筋理肌、消积导滞、解痉镇痛、调和营卫等作用。

适用范围

　　可在人体各部位使用。

注意事项

　　推法操作时，着力部位要紧贴皮肤，用力要稳，速度要缓慢均匀。

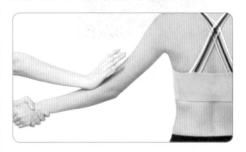

● 拿法

功效简介

　　具有祛风散寒、通经、活络、行气开窍、解痉止痛、祛瘀生新等作用。

适用范围

　　拿法刺激较强，多作用于较厚的肌肉筋腱。

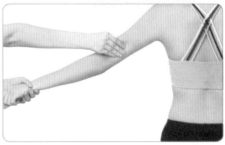

　　包括三指拿、四指拿、五指拿三种，是指用拇指和食指、中指两指或其他三四指对称地用力，提拿一定部位或穴位的手法。

● 捻法

功效简介

具有消肿止痛、缓解痉挛、润滑关节等作用。

适用范围

捻法要求操作轻快灵活，主要适用于四肢指关节。

用拇指、食指指腹捏住施术部位，两指做对称有力的环转捻动的手法。

● 抹法

功效简介

具有开窍宁神、清利头目、行气、活血、温经散寒等作用。

适用范围

拇指抹法常用于头部和颈项部，掌抹法常用于胸腹背腰部。

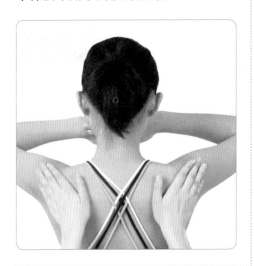

● 擦法

功效简介

具有行气活血、疏通经络、消肿止痛、健脾和胃、温阳散寒等作用。

适用范围

掌擦法温度较低，多用于胸腹胁部；小鱼际擦法温度较高，多用于腰背臀腿；大鱼际擦法温度中等，可用于全身各部。

注意事项

擦法可用于身体各部，擦法操作时可涂抹润滑油，在本法操作后，不宜在该处再施其他手法，以免皮肤损伤。

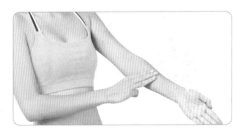

❶ 指擦法

将食指、中指二指或食指、中指、无名指三指并拢，用螺纹面进行摩擦。

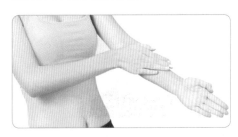

❷ 掌擦法

用手掌面紧贴皮肤进行摩擦。

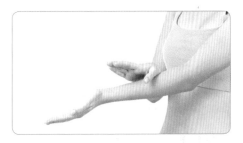

❸ 鱼际擦法

用大鱼际或小鱼际紧贴施术部位往复摩擦。

● 捏法

功效简介

　　具有舒筋通络、行气活血、消积化淤、调理脾胃等作用。

适用范围

　　捏法常用于头颈、项背、腰背及四肢。

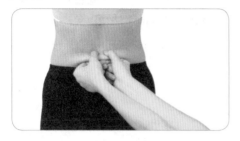

❶ 两指捏法

　　用拇指指腹和食指中节桡侧面相对用力，将肌肉提起做一捏一放动作。

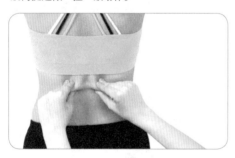

❷ 三指捏法

　　用拇指指面顶住皮肤，食指和中指在前按压，三指同时用力提拿肌肤，双手交替向前移动。

● 点法

功效简介

　　具有疏通经络、活血止痛、开通闭塞、调理脏腑等作用。

适用范围

　　点法作用面积小，刺激大，用于全身穴位。

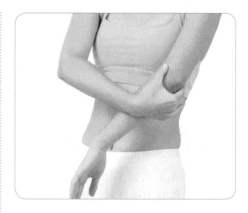

❶ 拇指点

　　用拇指端按压体表。

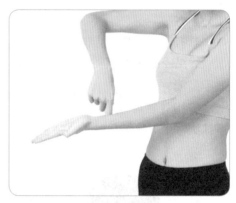

❷ 屈指点

　　包括屈拇指点和屈食指点法。即弯曲手指时，用拇指间关节桡侧或食指近侧指间关节点压施术部位。

● 摇法

功效简介

　　具有润滑关节、松解粘连、解除痉挛、整复错位等作用。

适用范围

　　适用于颈、项、肩、腰及四肢关节

注意事项

　　摇法必须在各关节生理功能许可的范围内进行，不可用力过猛。

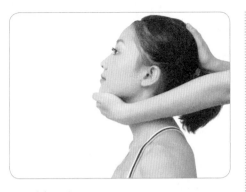

① 摇颈法

用一手扶住患者头顶，另一手托住其下颏，左右适度环转摇动。

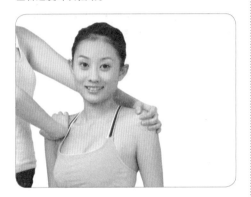

② 摇腰法

患者取坐位，按摩者用双腿夹住患者的一条腿，双手分别扶住其两肩，用力向左右旋转摇动。

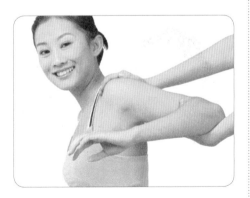

③ 摇肩法

用一手扶住患者肩部，另一手握住其手腕部或托住其肘部，做环转活动。

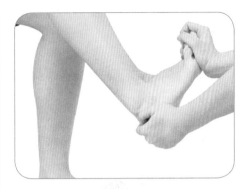

④ 摇踝法

按摩者一手托住患者的足跟，另一手握住其足趾部，做环转摇动。

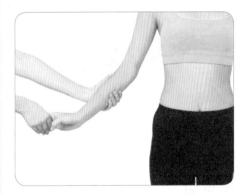

⑤ 摇腕法

按摩者一手握住患者前臂尺侧，另一手握住其手掌，做环转摇动。

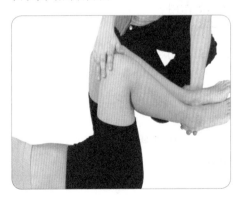

⑥ 摇髋法

患者仰卧，按摩者一手托住患者足跟，另一手扶住膝部使膝关节屈曲，然后将髋关节做环转摇动。

● 拍法

功效简介

具有舒筋活络、行气活血、解除痉挛等作用。

适用范围

拍法主要作用于肩背、腰臀及下肢部。

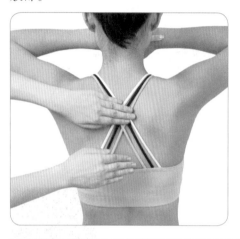

● 捋法

功效简介

具有舒筋活络、润滑关节、行气活血等作用。

适用范围

捋法用于手指和脚趾。

● 拨法

功效简介

具有松解粘连、解痉止痛、行气活血等作用。

适用范围

拨法属于强刺激手法，术后常配用顺着肌腱和肌纤维走向的推抹梳理。

用拇指端或肘尖着力于施术部位的肌肉、筋腱上，做垂直方向的左右来回拨动的手法。

● 梳法

功效简介

具有疏通经络、活血化淤、清利头目、醒脑提神等作用。

适用范围

多用于头、胸等部位。

注意事项

摇法必须在各关节生理功能许可的范围内进行，不可用力过猛。

手指五指微屈，自然展开，用手指末端接触体表，做单方向滑动梳理的手法。

● 击法

功效简介

具有舒筋通络、调和气血、提神解疲等作用。

适用范围

指击法多用于头部，拳击法多用于腰背部，小鱼际击法多用于肩背、下肢，掌击法多用于腰臀、下肢。

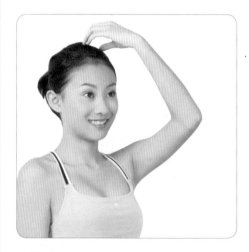

❶ **指击法**

用手指末端着力击打。

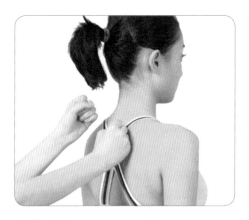

❷ 拳击法

手握空拳，用拳背或小鱼际侧击打，称为拳击法，又称捶打。

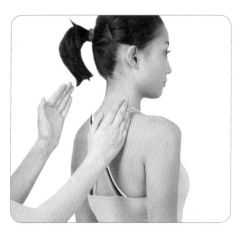

❸ 小鱼际击法

手掌伸直，用单手或双手小鱼际着力击打。

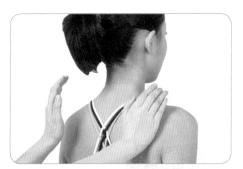

❹ 掌击法

手指自然松开，用掌根部击打，称为掌击法。

● 振法

功效简介

　　具有理气和中、祛痰消积、调节肠胃、活血止痛等作用。

适用范围

　　振法常用于全身各部穴位。

手掌或手指着力于体表施术部位，用前臂和手部肌肉静止性收缩发力，产生振动。

● 搓法

功效简介

　　具有疏通经络、活血化淤、清利头目、醒脑提神等作用。

适用范围

　　多用于头、胸等部位。

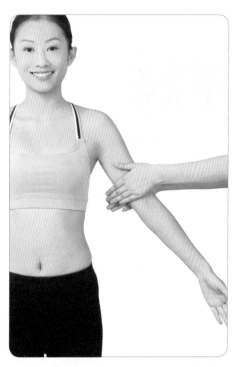

手指五指微屈，自然展开，用手指末端接触体表，做单方向滑动梳理。

● 一指禅推法

功效简介

具有舒筋活血、调和营卫、祛淤消积、健脾和胃、温通经络等作用。

适用范围

适用于全身各部穴位。

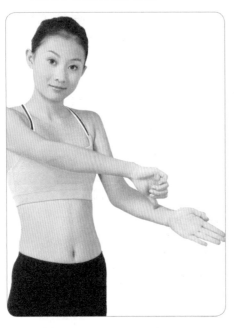

用拇指指端、螺纹面或偏峰着力于施术部位，沉肩、垂肘、悬腕，透过腕关节的摆动和拇指关节的屈伸活动来回推动。

● 掐法

功效简介

具有开窍醒脑、回阳救逆、调和阴阳、疏通经络、运行气血等作用。

适用范围

常用于人中或十宣等肢端感觉较敏锐的穴位。

用手指指甲端用力压穴位。

● 扳法

功效简介

具有纠正错位、解除粘连、通利关节、舒筋活络等作用。

适用范围

常与其他手法配合应用于颈、腰等全身关节。

用双手做反向或同一方向用力扳动肢体，使受术的关节在正常活动范围内被动达到最大限度活动。

● 滚法

功效简介

具有疏通经络、祛风散寒、活血止痛、放松肌肉、解除痉挛、润滑关节等作用。

适用范围

压力较大，接触面较广，适用于肩背、腰臀、四肢等肌肉丰满处。

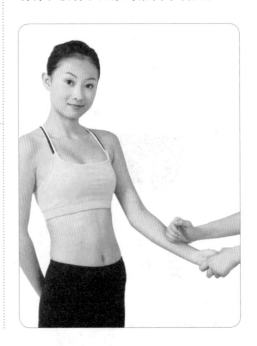

把健康握在自己手中

人体的经络穴位如同遍布全身上下的网状有机结构，这些人体表面看不见的点与线，纵横交错、星罗棋布，共同承载着维护健康的重任。而人们通过对人体、自然以及两者之间微妙关系的深刻认识与理解，在无数次的实践中总结出古老而神奇的推拿疗法。

作为一种自然的物理疗法，推拿古称"按跷"。它主要是指人们根据人体的实际情况，以双手或借助其他器具，在他人或自身体表相应的经络、穴位、痛点上，直接、间接运用各种合理的肢体活动及手法来强身健体、缓痛祛疾的一种方法。

相传，中国推拿疗法的雏形早在原始社会就已经出现了。原始社会时期，人们要经常从事各种生产和劳作，身体就无法避免地容易遭受各种意外伤害。伤后身体感受到痛苦与不适，人们出于本能以手抚摸、按压损伤部位，以便在一定程度上抑制或缓解疼痛。黄帝时期的名医之一俞跗提出的"古代按摩八法"，其中的一些手法就具有很好的保健作用。此后，从秦汉时期治疗"肌肉坚紧"的手法到三国时期强身健体的"五禽戏"；从隋唐年间萌生的专业推拿人群、专业学科到宋金元时期推拿手法与相关辅助器械的应用……时至今日，推拿疗法更是获得了极大地丰富与发展，为后人的秉承与创新之路积淀了深厚的理论基础与实践经验。

根据治疗范围与目的的不同，推拿主要分为保健推拿、运动推拿和医疗推拿三类。

推拿疗法简便易学，不受场地及特殊器械设备的限制，只需找到正确的穴位及反射区，运用恰当的手法与适宜的力度，就能取得不错的疗效，无论是家庭推拿还是自我推拿，都有着广阔的应用空间。具体来说，推拿疗法主要有以下几个方面的功效：

第一，改善血液和淋巴循环。在推拿的实际操作过程中，人们通过运用双手有效地往复于人体体表特定部位的经络与穴位，能将机械能转化为热能，提高局部的肌体温度，从而使这些部位的毛细血管得到有效的扩张，改善血液和淋巴循环。

第二，消肿化淤、解痉止痛。推拿疗法令毛细血管扩张，并促进人体静脉的回流，加快局部炎症或淤血的吸收与消散；更能通过对肌体疼痛点以及其他部位的推拿，缓解痛感，解除肌肉痉挛。

第三，提神醒脑、缓解疲劳。推拿可以有效地促进人体气血的畅通，使营养物质能够迅速地输送到不同的组织器官，从而缓解神经系统与肌肉组织的疲劳状况。

第四，疏通经络、调理脏腑。推拿疗法遵循于人体全身的血脉经络与组织器官，通过推、按、点、揉、捏、拿、拍、抖等方式直接施术于人体，直接或间接作用于皮肤、血脉、筋腱、骨骼与脏腑器官，从而疏通经络，促进脏腑功能的协调与平衡。

第五，整骨理筋、润滑关节。运用不同的推拿手法梳理人体筋腱，缓解疼痛与不适，更可以利用力学原理达到整骨、润滑关节的作用。

第六，提高人体的抗病能力。推拿疗法可以补益气血，平衡阴阳，改善和调节人体免疫功能，从而提高人体抗病能力。

现实生活中昂贵的医疗费用已成为了普通人群的经济负担，加之繁琐、费时地往返于医院与家里，也给人们造成了不少的不便与困扰。社会医疗资源的稀缺也让少数医院为追求最大利益，在提高检查、药物、治疗费用的同时，更引导患者过度治疗和过度消费。而推拿疗法却以其简单便捷、经济有效、亲近自然等特点，逐步成为个人、家庭养生保健、治病祛疾的首选疗法，深受世界各地人们的欢迎与喜爱。

本书以图解的形式详细介绍了推拿疗法的基本原理、施用规律、经络知识、技术诀窍等内容，着重分析了不同病症的病理特征，并通过大量的图片和步骤解析，细致地讲解了推拿疗法的精确取穴、操作手法，力图将推拿疗法全方位地、详尽地展现在读者面前。本书还推荐了大量的对应各病症的功能药膳，并附有精美的药膳成品图。在编写本书过程中，由于时间仓促，编者水平有限，疏漏之处实属难免，还请广大读者海涵、斧正。

Contents 目录 ▶

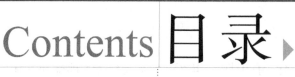

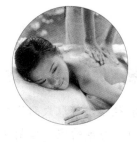
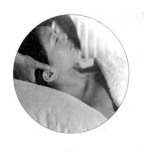

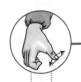

超简单推拿消百病全书

第三章　推拿专家指点你的家庭推拿之路

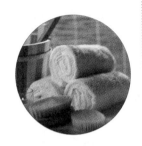

一套成熟的理论可以让人们登堂入室，一个专业的视角可以让人们茅塞顿开，而几件简单的辅助用品则可以让人们更容易、更切实地获得体验。

第四章　家庭推拿小疗法

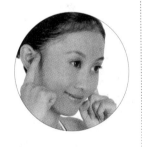

一个看似平常的推拿小疗法，往往可帮助人们轻松远离那些时有时无的身体疲劳、不适与痛感的困扰，简单、便捷而又有效。

第五章 家庭常见病症推拿

第六章 女性常见病症推拿

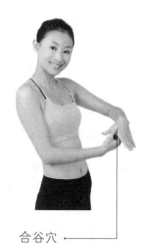

合谷穴

以拇指指腹垂直按压拇指与食指之间陷凹处,即为合谷穴。左右两手分别施与按压,可缓解感冒症状。

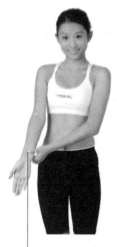

内关穴

一手平伸,另一只手拇指弯曲,以拇指指端垂直按揉手腕横皱纹中央往上大约三指宽的内关穴,可缓解痛经、呕吐等症状。

超简单推拿消百病全书

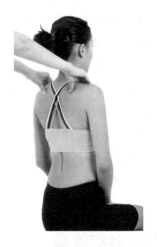

颈肩拿捏

依据肩部伤侧部位的不同，以拇指揉按伤侧部位及其周边的肌肉与软组织，对痛点可适当施以拿捏、弹拨。

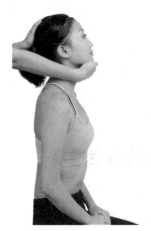

在受术者的体后以手端托其下颌，顺势稍用力端托、牵拉颈椎，带动其颈部在正常的生理活动范围内做前后左右的活动和旋转。

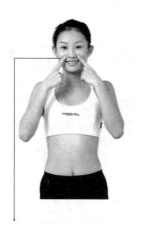

迎香穴

双手轻握拳状，以食指的指腹垂直按压迎香穴，有酸麻的感觉；也可单手拇指与食指弯曲，直接垂直按压该穴。

第九章　正骨推拿

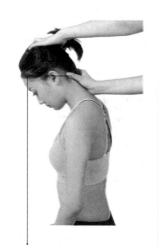

风池穴

施术者站在患者的身后，左手轻按其头部，右手反复按揉其颈部两侧的肌肉，并以拇指点压后颈部的风池穴，有酸、胀、痛的感觉，重按时鼻腔还会有酸胀感。

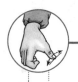

● 阅读导航

推拿是指人们结合实际情况，以双手在他人或自身体表相应经络、穴位、痛点上，直接或间接运用各种合理的肢体活动及手法来达到强身健体、缓痛祛疾的物理疗法。本书从不同的病症出发，通过详实、形象的图解，深入浅出地讲解了推拿疗法的病理分析、精确取穴、施术手法、操作技巧等全部过程与细节。

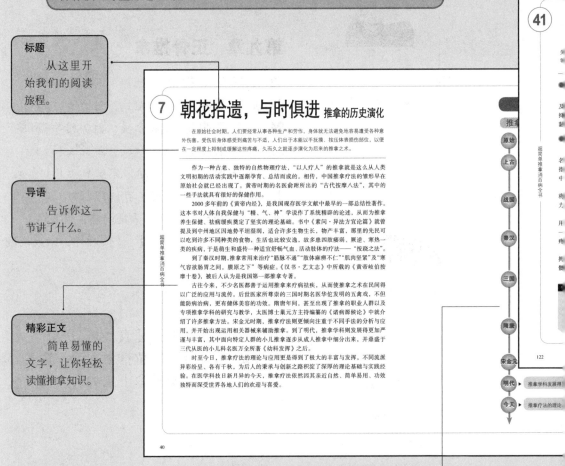

标题
从这里开始我们的阅读旅程。

导语
告诉你这一节讲了什么。

精彩正文
简单易懂的文字，让你轻松读懂推拿知识。

健康贴士
告诉你生病期间饮食起居的注意事项。

7 朝花拾遗，与时俱进 推拿的历史演化

在原始社会时期，人们要经常从事各种生产和劳作，身体就无法避免地容易受各种意外伤害。受伤后身体感受到痛苦与不适，人们出于本能以手抚摸、按压体表损伤部位，以便在一定程度上抑制或缓解这些疼痛，久而久之就逐步演化为后来的推拿之术。

作为一种古老、独特的自然物理疗法，"以人疗人"的推拿就是这么从人类文明初期的活动实践中逐渐孕育、总结而成的。相传，中国推拿疗法的雏形早在原始社会就已经出现了。黄帝时期的名医俞跗所出的"古代按摩八法"，其中的一些手法就具有很好的保健作用。

2000多年前的《黄帝内经》，是我国现存医学文献中最早的一部总结性著作。这本书对人体自我保健与"精、气、神"学说作了系统精辟的论述，从而为推拿养生保健、祛病缓疾奠定了坚实的理论基础。书中《素问·异法方宜论篇》就曾提及到中州地区因地势平坦湿润，适合多生物生长，物产丰富，那里的先民可以吃到许多不同种类的食物，生活也比较安逸，故多患四肢痿弱、厥逆、寒热一类的疾病，于是萌生和盛传一种适宜畅气血、活动肢体的疗法——"按跷之法"。

到了秦汉时期，推拿常用来治疗"筋脉不通""肢体麻痹不仁""肌肉坚紧"及"寒气客欲肠胃之间，膜原之下"等病症。《汉书·艺文志》中所载的《黄帝岐伯按摩十卷》，被后人认为是我国第一部推拿专著。

古往今来，不少名医都善于运用推拿来疗病祛病，从而使推拿之术在民间得以广泛的应用与流传。后世医家所尊崇的三国时期名医华佗发明的五禽戏，不但能防病治病，更有健体美容的功效。隋唐年间，甚至出现了推拿的职业人群以及专项推拿学科的研究与教学，太医博士巢元方主持编纂的《诸病源候论》中就介绍了许多推拿方法。宋金元时期，推拿疗法则更倾向注重于不同手法的分析与应用，并开始出现运用相关器械来辅助推拿。到了明代，推拿学科则发展得更加严谨与丰富，其中面向特定人群的小儿推拿逐步从成人推拿中细分出来，并鼎盛于三国代从医的小儿科名医万全所著《幼科发挥》之后。

时至今日，推拿疗法的理论与应用是得到了极大的丰富与发挥，不同流派异彩纷呈、各有千秋，为后人的秉承与创新之路积淀了深厚的理论基础与实践经验。在医学科技日新月异的今天，推拿疗法依然因其亲近自然、简单易用、功效独特而深受世界各地人们的欢迎与喜爱。

快速取穴
　　最新国际标注穴位图，直观展现每个穴位的精确位置。

疾病名
　　从这里找到你想治的病。

推拿方法
　　分步讲解每个穴位的取穴推拿方法与操作技巧。

通肠，生活规律更健康

　为次数减少，间隔的时间延长，粪便在肠道内过久的停留，因⋯干燥，排出困难。常伴随着腹胀、腹痛、食欲减退、暖气反胃⋯症状，但常伴有头昏、头痛、容易疲劳倦怠等神经官能症状。

因是燥热内结，气虚传送无力，或血虚肠道干涩，以⋯成定时排便的习惯，忽视正常的便意，排便反射受到⋯饮食过于精细少渣，缺乏食物纤维，粪便体积减小，⋯暖，水分过量被吸收也能导致便秘。

上，脐中上4寸即是该穴。正坐，双手食指、中指、无⋯于肚脐处，右手无名指与左手食指并列紧贴，右手食⋯即是中脘穴。以单手拇指端运用一指禅推法推压脐⋯，每次持续2分钟。
距脐中4寸，正坐或仰卧，右手五指并拢，手指朝下，⋯缘与肚脐所对的位置即是该穴。以双手拇指指端为看⋯大横穴，每次持续2分钟。
为后正中线上，肚脐的正后方，第二腰椎棘突下凹陷处⋯正坐或俯卧，双手伸到腰背后，拇指在前，四指在后⋯穴，另一只手辅助按压，双手协同用力按揉，有酸胀、⋯揉，每次按揉1分钟。
开1.5寸，平第一骶后孔。俯卧位，双手伸到腰背后⋯拢，以拇指指腹用力按揉背正中线旁开1.5寸，与第一⋯次按揉1分钟。

便的习惯，即使没有便意也要定时临厕，建立良好的排便条⋯是要对富含维生素B族的食物的摄取，禁食生冷燥的食物，少食性涩⋯富的各类蔬菜与水果；早晨醒来应空腹饮一杯淡盐水或蜂蜜⋯促使水在肠胃的振动来加强通便的作用。

步从成人推拿中细分出来。

涌现出不同流派。

⑦

41

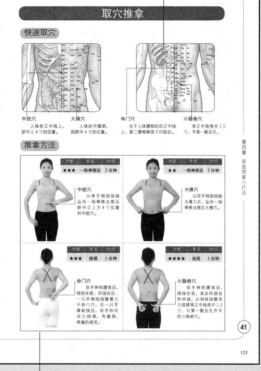

取穴推拿

快速取穴

中脘穴
人体前正中线上，脐中上4寸的位置。

大横穴
人体的中腹部，距脐中4寸的位置。

命门穴
位于人体腰部的后正中线上，第二腰椎棘突下凹陷处。

小肠俞穴
背正中线旁开1.5寸，平第一骶后孔。

推拿方法

力度	手法	时间
★★★	一指禅推法	2分钟

中脘穴
以单手拇指指端运用一指禅推法推压脐中正上方4寸位置的中脘穴。

力度	手法	时间
★★	一指禅推法	2分钟

大横穴
以双手拇指指端为着力点，运用一指禅推法推压大横穴。

力度	手法	时间
★★★	按揉	1分钟

命门穴
双手伸到腰背后，拇指在前，四指在后，一只手拇指指腹着力于命门穴，另一手辅助按压，双手协同用力按揉，有酸胀、疼痛的感觉。

力度	手法	时间
★★★★	按揉	1分钟

小肠俞穴
双手伸到腰背后，拇指在前，其余四指自然并拢，以拇指指腹用力按揉背正中线旁开1.5寸，与第一骶后孔齐平的小肠俞穴。

第四章　家庭推拿小疗法

41

123

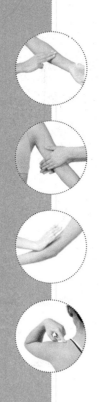

本章看点

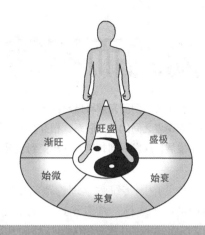

旺盛

渐旺　　　盛极

始微　　　始衰

来复

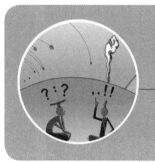

第一章
揭秘推拿

　　推拿，这个弥漫着精妙与神秘气息的古老疗法，在岁月的洗礼、历史的更迭中为世间留下无数的美好传奇，人们谈论它、向往它、亲近它，却少有人洞悉它深邃的内涵与沁人的魅力。本章从传统中医理论的阴阳、五行、脏腑以及"四诊合参""八纲辨证"入手，分别论述推拿的核心原理与施用规律，并结合功效、安全实施法则、历史演变等基础知识，力图让读者更全面、更系统、更清晰地了解推拿、认识推拿。

简约而不简单 推拿的阴阳之道

古人常用阴阳来解释自然界中任何事物与现象内部所具有的对立、统一的两个方面，并由阴阳两者之间的相互联系、相互影响、相互制约、相互变化、相互转换，来阐述事物从产生到发展，从发展到转变，从转变到衰退，从衰退到消亡的渐变过程。

作为中国传统哲学理论范畴中的一个十分抽象的概念，阴与阳并不是人们生活中的一个实体，却真切地体现于人们身边不同领域的不同方面，诸如白天和黑夜，炎热和寒冷，运动和静止，外向和内守，上升和下降，明亮和灰暗，强硬和柔弱，增加和减少……这些彼此依附并且时刻变化，彼此对立却又无法分开的"矛"与"盾"，都是世间的阴与阳，都遵循着阴阳之道。在历史悠久、灿烂辉煌的华夏文明之中，有着"群经之首，大道之源"美誉的精奥典籍《易经》，其对阴阳之道就有着非常完整、深刻的阐述。世间万物的阴与阳彼此交融，此消彼长，周而复始，生生不息，时刻处于一个不断运动变化着的状态。

阴阳之道主要体现在阴阳共体、阴阳对立、阴阳互根、阴阳消长和阴阳转化五个方面。阴阳共体，主要体现在世间万物与现象中的阴阳皆共处一处，彼此融合，阴中有阳，阳中有阴，阴阳两个方面都以对方的存在作为自身存在的先决条件；阴阳对立，主要体现在阴与阳双方存在于事物与现象的两个最基本对立位置；阴阳互根，主要体现于在阳气的作用下化生阴的部分，在阴的作用下，阳气得到长养，即相互资养对方的生长；阴阳消长，主要体现于阴阳之间此消彼长的无尽循环；而阴阳转化，则主要体现于阴阳时刻运动变化之间，阴极而阳，阳极而阴的不断更替。

在中医理论体系与实践应用的范围内，阴阳之道又被古人赋予了特殊的意义。在人体组织结构、生理功能、病理变化以及相关疾病的诊断与治疗等方面，阴阳之道都得以充分地参悟与应用，成为中医学说厚重的基石之一。而源于中医理论与实践的推拿，正是人们依据人体不同病理、不同位置的判断，运用特定手法（以阴阳、刚柔、动静为核心）进行养生治病的方法。刚性剧烈的手法为阳，柔和舒顺的手法为阴，通过对不同手法、力度的掌握与应用，从而达到畅达经络、调和阴阳、舒筋活血、祛病强身的特殊功效。

阴阳之道

黄帝问医

　　《黄帝内经》是我国现存最早的一部中医理论经典，书中以上古时期的黄帝与著名医学家岐伯等人之间君臣对话的形式阐述医理，精辟地讲述了生命哲学以及人体生理、病理、疾病、治疗等方面大量的内容。

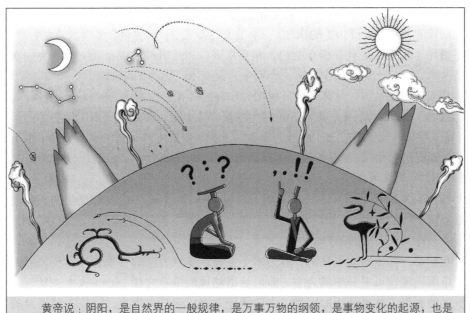

　　黄帝说：阴阳，是自然界的一般规律，是万事万物的纲领，是事物变化的起源，也是新生与消亡的根本，自然界的无穷奥秘都在其中。

阴阳的消长

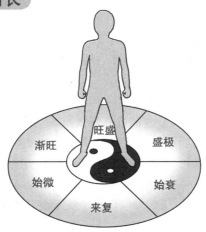

渐旺　旺盛　盛极
始微　　　始衰
来复

　　阴阳不是一成不变的，无论是阴还是阳，都是按照"始微—渐旺—旺盛—盛极—始衰—来复"这样一种模式不断地转化，阴极而阳，阳极而阴，无尽地循环。

①

2 善变更要善辨 推拿的五行之规

作为中国古代朴素辩证唯物主义的哲学思想之一，五行学说以"五材"（即是指自然界中"木、火、土、金、水"这五类物质）为基础，赋予其哲学意义，阐释其运动变化及相互之间的关系。在中医的理论与实践当中，五行更是被赋予了更丰富、更灵活、更深刻的内涵。

简单来说，五行的基本规律就是相生与相克。相生即相互之间具有互相滋生、互相助长的关系，五行相生的次序是：木生火，火生土，土生金，金生水，水生木，无尽循环。相克就是具有相互制约、相互克服、相互阻抑的关系，五行相克的次序是：木克土，土克水，水克火，火克金，金克木，无尽循环。

在人体脏腑结构以及其各个部位与外在环境的相互关系上，肺属金，肝属木，肾属水，心属火，脾属土，按照五行相生的规律来划分，即是肝（木）生心（火），心（火）生脾（土），脾（土）生肺（金），肺（金）生肾（水），肾（水）生肝（木），起滋生和促进作用；按照五行相克的规律来划分，则是肝（木）克脾（土），脾（土）克肾（水），肾（水）克心（火），心（火）克肺（金）、肺（金）克肝（木），起着制约和阻抑的作用。其中"木"代表着生气旺盛，"火"代表着炎热的、向上的趋势，"土"代表着具有长养承载作用，金代表着具有长舒展、肃降内敛作用，"水"代表着寒冷的、向下的趋势。

在四季与昼夜时间变化上，肝（木）主春，多风少湿的春季人体易受风邪困扰，中医调理常以平肝熄风为主，兼以活络祛风的推拿之法；心（火）主夏，多热少燥的夏季人体易受热邪困扰，中医调理常以清热祛火为主，兼以泻热提神的推拿之法；脾（土）主长夏，湿气偏盛的长夏人体易受湿热邪困扰，中医调理常以健脾祛湿为主，兼以清热健脾的推拿之法；肺（金）主秋，多燥少温的秋季人体易受燥邪困扰，中医调理常以滋阴润燥为主，兼以养肺理气的推拿之法；肾（水）主冬，多寒少热的冬季人体易受寒邪困扰，中医调理常以温阳散寒、祛除寒邪为主，兼以调理脾胃的推拿之法。此外，中医也发现了人体子午流注气血循行的规律，并根据不同时辰阶段气血行至人体部位的不同，而采取相应的推拿手法以达到通经活络、调益脏腑、祛病强身的功效。

依照推拿施术部位与脏腑的相应关系，相应推拿手法以及力度所达的深度也有着一定的区别。其中，由肺（金）所主的皮肤需要推拿力度达到的位置最浅，常施以揉、摩、抹、擦、搓、推等手法；由心（火）所主的血脉需要推拿力度达到的位置较浅，常施以推、点、颤、拍等手法；由脾（土）所主的肌肉需要推拿力度达到的位置适中，常施以提、拿、捏、挤等手法；由肝（木）所主的筋腱需要推拿力度达到的位置较深，常施以拨、弹、震等手法；由肾（水）所主的骨骼需要推拿力度达到的位置最深，常施以点、按、压、摇、拔等手法。

五行之规

何为五行

五行学说酝酿于商代，初始于西周，成形于春秋时期，而后历经战国时期阴阳家邹衍提出的"五德终始说"以及西汉时期刘歆补足的"五行相生"之后，才得以完善并承袭至今。

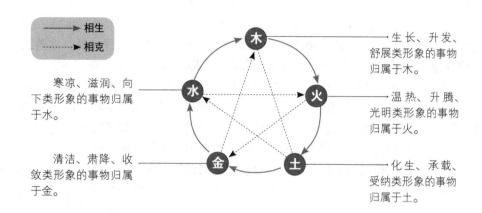

相生
相克

寒凉、滋润、向下类形象的事物归属于水。

清洁、肃降、收敛类形象的事物归属于金。

生长、升发、舒展类形象的事物归属于木。

温热、升腾、光明类形象的事物归属于火。

化生、承载、受纳类形象的事物归属于土。

五行的归属

古人用五行学说来解释宇宙间的一切问题，中医学说更将精妙的五行学说与脏腑、病理、诊治系统地联系在一起。

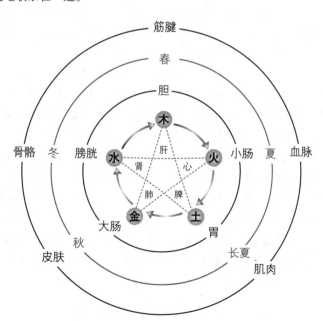

③ 内外兼修，调理阴阳 推拿的脏腑之论

脏腑是人体内脏器官的统称，人们经常把人体的内脏器官归结为"五脏六腑"。中医常将人体的"五脏六腑"与经络、气血、津液等体内结构与机能系统、全面地统一起来，从而为补益、健体、祛疾等方面的理论、诊断、调理、治疗提供借鉴与参照。

"五脏"即是心、肝、脾、肺、肾，"六腑"则为胃、胆、大肠、小肠、膀胱和三焦。所谓五脏，它们的功能特点是藏精气而不泻，所以应保持精气的盈满；所谓六腑，它们的功能特点则是消化食物和传导排泄糟粕。

其中，心主管血脉与精神意识思维活动，有着统率协调全身各脏腑功能活动的作用；肺主管皮肤与人体一身之气，协助心脏调节全身的功能活动；肝主管藏血、筋腱与疏泄，有着调节情志、促进人体消化与吸收的功效；脾主管肌肉，并与胃共管接受、消化饮食，转化为营养物质供给人体；肾主管骨骼、生殖与人体生长发育，其所藏之精能够生骨髓而滋养骨骼，起到保持人体精力充沛、强壮矫健的功效；胃主受纳，腐熟水谷，胃对食物进行初步消化；主管决断的胆通过所藏胆汁的排泄，能够起到促进食物消化的作用；小肠主管接受从胃中来的饮食，对饮食进行再消化吸收，并将水液和糟粕分开；相当于传输通道的大肠主管变化水谷，传导糟粕；作为人体全身水液汇聚的地方，膀胱主管多余水液的排出；三焦主管疏通水液，使全身的水道通畅。

此外，中医中还有"奇恒之腑"与"传化之腑"的说法，其中脑、髓、骨、脉、胆、胞宫以蓄藏阴精为特性，如同大地承载万物一样，宜蓄藏而不妄泻，名叫"奇恒之腑"；胃、大肠、小肠、三焦、膀胱、胆像天体一样运转不息，所以泻而不藏，以传导排泄为特性，故名为"传化之腑"。

中医认为人体五脏各有所藏，心藏神，肺藏魄，肝藏魂，脾藏意，肾藏志。人体内脏腑功能的活动情况也能够逐渐从人的体表反映出来。具体来说，就是心的荣华反映在面部，其功能是充实和温煦血脉，心气旺盛则面色荣润；肝的荣华反映在爪甲，肝血充足则爪甲坚润，筋柔韧有力；脾的荣华反映在口唇四周，其味甘，其色黄；肺的荣华反映在毫毛，肺气旺盛则皮肤毫毛健康润泽；肾的荣华反映在头发，肾气旺盛则头发光泽，骨骼坚韧。而通过对人体生理、病理现象的观察，研究人体各个脏腑的生理功能、病理变化，就成为中医理论中的藏象学说，藏同"脏"，指藏于体内的脏器，象则有表现于外的生理、病理现象之意。

推拿正是从这些脏腑之论出发，从外及内，由表及里，通过对人体皮肤、血脉、肌肉、筋腱、骨骼的调理来疏通经络、调理阴阳，进而达到解表祛疾、治病强身的神奇功效。

脏腑之论

五脏六腑图

　　五脏即心、肝、脾、肺、肾，六腑即胃、胆、大肠、小肠、膀胱和三焦。它们之间互为表里，各有所主，并与五行相对应。中医常依据五行生克关系来诊断和治疗疾病。

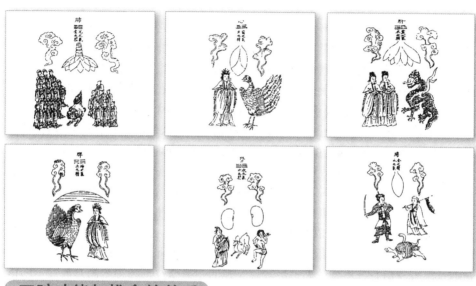

五脏功能与推拿的关系

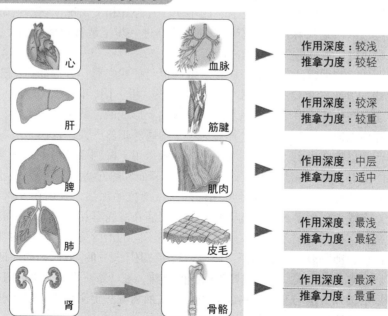

④ 四诊合参与八纲辨证 中医的诊断之术

在中国的传统中医看来，人体所患疾病是由于正邪二气相互抗衡、相互作用后而产生的结果。其中，"正气"是指人体自身所具有的抵御疾病侵袭的能力，而"邪气"则是指所有能够引发疾病的相关因素。

随着人体自身与外部环境的不断变化，正邪二气之间始终保持着一个胶着的动态平衡，当正气压倒邪气时，人体抵御外部疾病的能力就强，很难生病；而当邪气压倒正气时，人体抵御外部疾病的能力就弱，就很容易生病了。此外，当自然界中所具有的风、寒、暑、湿、燥、火"六淫"出现异常或极端状况时，如过寒、过热、干燥、潮湿的环境，以及人体自身喜、怒、忧、思、悲、恐、惊"七情"的波动与饮食起居方面的过度，如过久视物伤血，过久躺卧伤气，过久坐着伤肉，过久站立伤骨，过久行走伤筋等，都会因为打乱了人体正邪二气之间的微妙平衡，从而引发不同的病症。

对于已患病的人们来说，中医首先要通过望、闻、问、切四种方法了解病情，再根据不同的病情结合中医的基本理论综合分析和判断，进而所患确定所患疾病，这也就是千百年来中医所依循的"四诊合参"。其中，望诊是医生利用自己的眼睛去观察患者的精神、形态、面色、舌苔以及全身各部分出现的异常现象；闻诊是通过患者发出各种声音的高低、缓急、强弱、清浊及气味等来测知病性；问诊是医生通过与患者或熟知患者病情的人交流，具体了解患者的患病症状、发病经过、既往病史、饮食口味、睡眠起居、大小便、月经等相关情况；切诊就是医生对患者通过以手指切按脉搏、触摸体表的方式，进一步了解其病情与相关症状，从而更准确、更切实、更全面地做出诊断。

而所谓的"八纲辨证"则是中医在了解病情与症状之后，分析症状、选择相应诊治策略的方法，主要有虚、实、寒、热、表、里、阴、阳八个分类。其中，虚实的概念是在传统中医中的"正邪"理论基础上形成的，凡正气不足，抗病能力弱的都称为虚证，治疗以扶正、补益为主；凡病邪炽盛，人体抗病力不弱的称为实证，治疗以祛邪为主。人体阳气不足，温煦作用下降则寒从内生，此类情况常用回阳、温中、散寒等治疗方法。人体正气不衰而邪热亢盛时常用清热、凉血、泻火、解毒等治疗方法。表里主要阐明疾病所在部位的深浅，凡病在人体肌肤、经络等相对较浅部位的，都属于表证的范围，而病在脏腑等相对较深部位的则属于里证的范围，根据情况采用解表、疏通经络等不同的治疗方法。阴阳的判定较为复杂，阳证，即一般所称的热证，偏实的较多；阴证，即一般所称的寒证，偏虚的较多。通常来说，实、热、表属于阳证的范畴，虚、寒、里属于阴证的范畴。阴证和阳证的治疗方法与寒证和热证的相同，在推拿方法上阴证也常以调补之法为主，阳证则以清热、安神为多。

中医的诊断之术

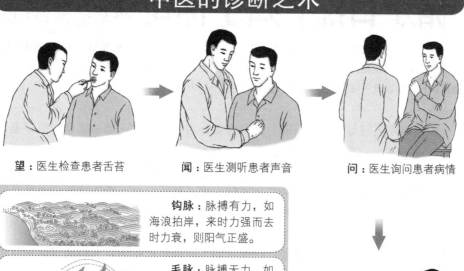

望：医生检查患者舌苔　　　闻：医生测听患者声音　　　问：医生询问患者病情

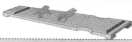
钩脉：脉搏有力，如海浪拍岸，来时力强而去时力衰，则阳气正盛。

毛脉：脉搏无力，如羽轻虚而浮，则少阴初生。

弦脉：脉搏紧张，如拂过琴弦，则阳气初生。

石脉：脉搏有力，轻按不足，重按方显，如石沉水底，则阳藏阴盛。

滑脉：脉搏滑而和缓，如盘中滑珠前后往来，则阴阳平和。

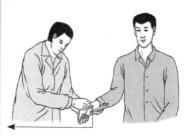

切：医生给患者把脉

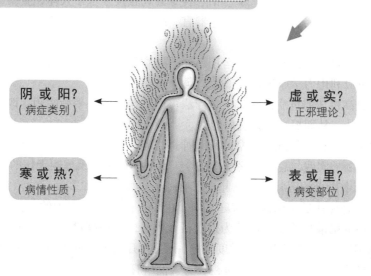

阴 或 阳？
（病症类别）

虚 或 实？
（正邪理论）

寒 或 热？
（病情性质）

表 或 里？
（病变部位）

4

循于自然，归于神奇 推拿的神奇功效

作为一种自然的物理疗法,推拿也被称为"按跷"。它主要是指人们根据人体的实际情况,以双手或借助其他器具在他人或自身体表相应的经络、穴位、痛点上,直接、间接运用各种合理的肢体活动及手法来强身健体、缓痛祛疾的一种方法。

根据治疗范围与目的的不同,推拿主要分为保健推拿、运动推拿和医疗推拿三类。

推拿疗法简便易学,不受场地及特殊器械设备的重重限制,只需找到正确的穴位及反射区,运用恰当的手法与适宜的力度,就能取得不错的疗效,无论是家庭推拿还是自我推拿都有着广阔、充裕的应用空间。具体来说,推拿疗法主要有以下几方面的功效:

第一,改善血液和淋巴循环。在推拿的实际操作过程中,人们通过运用双手有效地往复于人体体表特定部位的经络与穴位,能将机械能转化为热能,提高局部的肌体温度,从而使这些部位组织的毛细血管得到有效的扩张,进而改善了血液和淋巴的循环。

第二,消肿化淤、解痉止痛。推拿疗法令毛细血管的扩张也会促进人体静脉的回流,加快局部炎症或淤血的吸收与消散;更能通过对肌体疼痛点以及其他部位的推拿,缓解痛感,解除肌肉痉挛。

第三,提神醒脑、缓解疲劳。推拿可以有效地促进人体气血的畅通,使营养物质能够迅速地输送到不同的组织器官,从而缓解神经系统与肌肉组织的疲劳状况。

第四,疏通经络、调理脏腑。推拿疗法遵循于人体全身的血脉经络与组织器官,通过推、按、点、揉、捏、拿、拍、抖等方式直接施术于人体,直接或间接作用于皮肤、血脉、筋腱、骨骼与脏腑器官,疏通经络,促进脏腑功能的协调与平衡。

第五,整骨理筋、润滑关节。运用不同的推拿手法梳理人体筋腱,缓解疼痛与不适,更可以利用力学原理达到整骨、润滑关节的作用。

第六,提高机体的抗病能力。推拿疗法可以补益气血,平衡阴阳,改善和调节人体免疫功能,从而提高人体抗病能力。

自古以来,人们就发现了推拿的种种神奇之处,这种无需药物辅助的自然疗法通过前人不断地实践与总结,逐步形成今天中医学说中一朵瑰丽无比的奇葩。

现实生活中昂贵的医疗费用已超出了普通人群常见病和多发病的治疗需要,加之繁琐、费时地往返于医院和家庭之间,也给人们造成了不少的不便与困扰。社会医疗资源的稀缺也让少数医院为追求最大利益,在提高检查、药物、治疗费用的同时,更引导患者过度治疗和过度消费。而推拿疗法这种简单方便、易学易用、经济有效的自然疗法渐渐为人们所重视,为人们所喜爱。

推拿的神奇功效

推拿疗法的六大功效

　　作为纯自然的物理疗法，推拿疗法通过对人体表面相应部位经络、穴位施以推、按、点、揉、捏、拿、拍、抖等特定手法，达到强身健体、缓疾祛病的神奇功效。

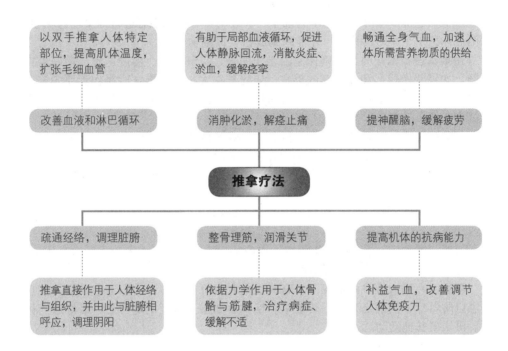

以双手推拿人体特定部位，提高肌体温度，扩张毛细血管

有助于局部血液循环，促进人体静脉回流，消散炎症、淤血，缓解痉挛

畅通全身气血，加速人体所需营养物质的供给

改善血液和淋巴循环

消肿化淤，解痉止痛

提神醒脑，缓解疲劳

推拿疗法

疏通经络，调理脏腑

整骨理筋，润滑关节

提高机体的抗病能力

推拿直接作用于人体经络与组织，并由此与脏腑相呼应，调理阴阳

依据力学作用于人体骨骼与筋腱，治疗病症、缓解不适

补益气血，改善调节人体免疫力

推拿疗法的分类

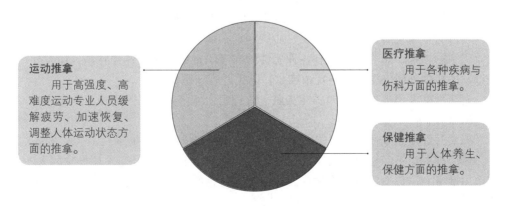

运动推拿
　　用于高强度、高难度运动专业人员缓解疲劳、加速恢复、调整人体运动状态方面的推拿。

医疗推拿
　　用于各种疾病与伤科方面的推拿。

保健推拿
　　用于人体养生、保健方面的推拿。

6 差之毫厘，谬以千里 推拿安全实施法则

在推拿的实际操作过程中，为了确保安全顺利，达到良好的预期效果，防止出现意外以及其他不良反应，人们需要熟悉推拿安全实施法则，以免差之毫厘，谬以千里。

首先，在大怒、大喜、大恐、大悲等情绪激动的情况下，不要立即推拿。

过饥、过饱以及醉酒后均不宜推拿，一般在餐后 2 个小时进行推拿较为妥当。沐浴后休息 1 个小时再推拿，才能起到放松、保健功效。

用推拿进行治疗时，应确保室内干净明亮、空气流通、温度适宜，最好保持安静。如果要做腰部和下腹部的推拿，应先排空大小便。推拿时操作者要先修剪指甲，双手要保持清洁、温暖，如有指环等有碍操作的物品应预先摘掉，以免损伤被推拿部位的皮肤。

推拿前要充分了解病情症状，推拿时，精神和身体都要放松，呼吸自然。

在具体操作过程中，应注意推拿力度要先轻后重、由浅入深、轻重适度，严禁使用蛮力，以免擦伤皮肤或损伤筋骨。力度以患者感觉轻微酸痛，但完全可以承受为宜。

不同的穴道与部位，其推拿的手法也不尽相同。推拿过程中如果因为用力过猛或动作不当引起头晕、心慌、恶心、面色苍白甚至出冷汗、虚脱等不良症状时，应立即停止推拿，以掐人中或掐十宣、点内关等方式急救，或者让患者适当休息，并通过饮热茶、糖水等来缓解不适。

最后，在脱衣推拿的情况下，有些受术者有可能睡着，应取毛巾盖好，注意室温以防着凉，当风之处，不要推拿。推拿后如果受术者困倦力乏，最好适当休息后再从事其他活动。

推拿施术禁忌证：

极度疲劳、醉酒后神志不清、饥饿及饭后半个小时以内的人也不宜做推拿。

有皮肤病及皮肤破损处，各种急性传染病患者不能推拿。

有感染性疾病者如骨髓炎、骨结核、化脓性关节炎、丹毒等，还有化脓性感染及结核性关节炎患者，都不能进行推拿，以免炎症扩散。

内外科危重患者如严重高血压、心脏病、脑病、肝病、肺病、肾病患者，急性十二指肠溃疡、急腹症者及有各种恶性肿瘤者不宜做推拿。各种肿瘤，原发性或继发性恶性肿瘤的患者都不宜做推拿，以免肿瘤细胞扩散。

有血液病及出血倾向者如恶性贫血、紫斑病、体内有金属固定物等推拿后易引起出血者，都不宜推拿。

妇女月经期间或怀孕后身体的腹部、腰部、髋部位置不宜推拿。

体质虚弱经不起轻微手法作用者和久病、年老体弱的人等经受不住推拿的人，应慎用推拿，以免造成昏迷或休克。诊断不明的急性脊柱损伤或伴有脊髓症者不能进行推拿。

超简单推拿消百病全书

推拿安全实施法则

推拿疗法宜忌

情绪：大怒、大喜、大恐、大悲等情绪波动。**NO**
身心平稳、放松，呼吸自然。**YES**

时间：过饥、过饱、沐浴后或醉酒后。**NO**
沐浴后 1 个小时，就餐后 2 个小时。**YES**

准备：室内干净明亮、空气流通、温度适宜、安静；做腰部和下腹部的推拿前，应先排空大小便；操作者修剪指甲，双手保持清洁、温暖，预先摘掉手上指环等有碍操作的物品；充分了解病情。**YES**

操作：使用蛮力、胡乱施术。**NO**
推拿力度先轻后重、由浅入深、轻重适度（力度以患者感觉轻微酸痛，但完全可以承受为宜）；不同的穴道与部位运用相应的推拿手法；用力过猛或动作不当引起头晕、心慌、恶心、面色苍白甚至出冷汗、虚脱等不良症状时，立即停止推拿，以掐人中等方式急救，或者让患者适当休息，并通过饮热茶、糖水等来缓解不适。**YES**

其他：采用脱衣推拿时注意防风保暖；推拿后受术者如困倦力乏，应适当休息后再从事其他活动。**YES**

推拿施术禁忌证

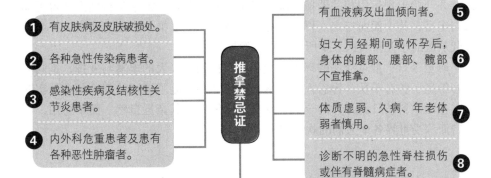

1 有皮肤病及皮肤破损处。

2 各种急性传染病患者。

3 感染性疾病及结核性关节炎患者。

4 内外科危重患者及患有各种恶性肿瘤者。

推拿禁忌证

5 有血液病及出血倾向者。

6 妇女月经期间或怀孕后，身体的腹部、腰部、髋部不宜推拿。

7 体质虚弱、久病、年老体弱者慎用。

8 诊断不明的急性脊柱损伤或伴有脊髓病症者。

9 极度疲劳、醉酒、饥饿及饭后半个小时以内。

第一章 揭秘推拿

6

39

朝花拾遗，与时俱进 推拿的历史演化

在原始社会时期，人们要经常从事各种生产和劳作，身体就无法避免地容易遭受各种意外伤害。受伤后身体感受到痛苦与不适，人们出于本能以手抚摸、按压体表损伤部位，以便在一定程度上抑制或缓解这些疼痛，久而久之就逐步演化为后来的推拿之术。

作为一种古老、独特的自然物理疗法，"以人疗人"的推拿就是这么从人类文明初期的活动实践中逐渐孕育、总结而成的。相传，中国推拿疗法的雏形早在原始社会就已经出现了。黄帝时期的名医俞跗所出的"古代按摩八法"，其中的一些手法就具有很好的保健作用。

2000多年前的《黄帝内经》，是我国现存医学文献中最早的一部总结性著作。这本书对人体自我保健与"精、气、神"学说作了系统精辟的论述，从而为推拿养生保健、祛病缓疾奠定了坚实的理论基础。书中《素问·异法方宜论篇》就曾提及到中州地区因地势平坦湿润，适合许多生物生长，物产丰富，那里的先民可以吃到许多不同种类的食物，生活也比较安逸，故多患四肢痿弱、厥逆、寒热一类的疾病，于是萌生和盛传一种适宜舒畅气血、活动肢体的疗法——"按蹻之法"。

到了秦汉时期，推拿常用来治疗"筋脉不通""肢体麻痹不仁""肌肉坚紧"及"寒气容欲肠胃之间，膜原之下"等病症。《汉书·艺文志》中所载的《黄帝岐伯按摩十卷》，被后人认为是我国第一部推拿专著。

古往今来，不少名医都善于运用推拿来疗病祛疾，从而使推拿之术在民间得以广泛的应用与流传。后世医家所尊崇的三国时期名医华佗发明的五禽戏，不但能防病治病，更有健体美容的功效。隋唐年间，甚至出现了推拿的职业人群以及专项推拿学科的研究与教学，太医博士巢元方主持编纂的《诸病源候论》中就介绍了许多推拿方法。宋金元时期，推拿疗法则更倾向注重于不同手法的分析与应用，并开始出现运用相关器械来辅助推拿。到了明代，推拿学科则发展得更加严谨与丰富，其中面向特定人群的小儿推拿逐步从成人推拿中细分出来，并鼎盛于三代从医的小儿科名医万全所著《幼科发挥》之后。

时至今日，推拿疗法的理论与应用更是得到了极大的丰富与发挥，不同流派异彩纷呈、各有千秋，为后人的秉承与创新之路积淀了深厚的理论基础与实践经验。在医学科技日新月异的今天，推拿疗法依然因其亲近自然、简单易用、功效独特而深受世界各地人们的欢迎与喜爱。

推拿的历史

推拿历史演进简图

原始 ▶ 原始人以手抚按创痛处缓解疼痛。

上古 ▶ 上古医家俞跗所创"古代按摩八法"。

战国 ▶ 我国现存医学文献中最早的一部总结性著作——《黄帝内经》中提及，中州地区风土相宜，物产丰富，人们饮食取材多样，生活安逸，多患四肢痿弱、厥逆、寒热，故擅长"按蹻之法"以舒畅气血、活动肢体。

秦汉 ▶ 《汉书·艺文志》中所载的《黄帝岐伯按摩十卷》，被后人认为是我国第一部推拿专著。

三国 ▶ 华佗，东汉末年沛国谯人。"兼通数经，晓养性之术"，尤其"精于方药"，被称为"神医"。秉持"不治已病治未病"的思想，模仿虎、鹿、熊、猿、鸟的动作，发明了使全身肌肉和关节都能得到舒展的医疗体操——五禽戏。

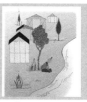

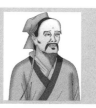

隋唐 ▶ 出现推拿的职业人群以及专项推拿学科的研究与教学，太医博士巢元方主持编纂的《诸病源候论》中，介绍了众多疾病发生原因、病理、病变表现、推拿引按等外治方法。

宋金元 ▶ 推拿疗法更倾向注重于不同手法的分析与应用，并出现运用器械来辅助推拿。

明代 ▶ 推拿学科发展得更加严谨与丰富，小儿推拿逐步从成人推拿中细分出来。

今天 ▶ 推拿疗法的理论与应用得到极大的丰富与发展，涌现出不同流派。

(7)

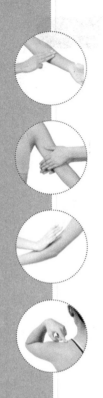

本章看点

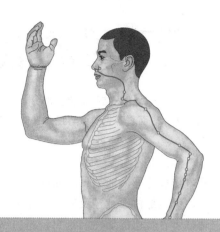

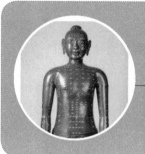

第二章
解析人体经络与腧穴

　　遍布人体的经络腧穴就如同一条条管道、一个个枢纽，成为推拿疗法理论与实践的重中之重。本章从与人体经络腧穴相关的基础知识入手，由浅入深，着重介绍人体十二经脉与督任二脉的特质、循行路线、途经穴位，以及重点穴位的定位取穴、常用推拿手法、医疗功效以及主治病症等内容，方便读者随时查阅和参照。

看不见的点与线 人体经络穴位

作为人体组织结构的重要部分，经络腧穴就如同遍布人体全身上下的网状有机结构，这些人体表面看不见的点与线，纵横交错、星罗棋布，共同承载着维护健康的重任。

经络除了主管着气血运行、脏腑关联以外，也反映着脏腑内部的变化，兼顾着疾病传导的通道，因而成为中医诊断病症、治病祛疾的重要内容；而潜藏于人体体表部位，神经反应与传输都相对异常敏感的穴位（也有穴道、腧穴之称），则掌管着气血的输注与进出，将血管、淋巴管、肌肉组织、神经系统紧密地联系在一起，对外显露病痛，对内引导治疗。

人体经络是由经脉与络脉共同组成，前者是人体经络循行的主要路径，后者则是前者斜出的旁支。除去统属脏腑的十二经脉与关联于奇恒之腑的奇经八脉以外，还有十二经别（即十二经脉别行深入体腔的支脉）、十二经筋（即十二经脉的外周连属部分）、十二皮部（即十二经脉功能在体表分布反射区域）、十五络脉（即十二经脉、督任二脉各分出的支脉，加入脾之大络共计十五条络脉）以及其他众多细小的络脉分支。

我国的古代先哲将万事万物划分为阴和阳，根据阴分和阳分的多少又将阴阳各分为三，即少阳、阳明、太阳；厥阴、少阴、太阴六种。太阳和少阳两阳合明为"阳明"，太阴和少阴两阴交尽即"厥阴"。而这种"三阴三阳的划分"在古人十二经脉的命名中体现得尤为明显，具体为手太阴肺经、手阳明大肠经、足阳明胃经、足太阴脾经、手少阴心经、手太阳小肠经、足太阳膀胱经、足少阴肾经、手厥阴心包经、手少阳三焦经、足少阳胆经、足厥阴肝经，合称"十二经脉"。其中，与五脏相连，循行于肢体内侧的经脉即为阴经；与六腑相系，循行于肢体外侧的经脉则为阳经。而与奇恒之腑关联紧密，不直接统属于脏腑的督脉、任脉、冲脉、带脉、阳跷脉、阴跷脉、阳维脉、阴维脉八条经脉，则被合称为"奇经八脉"。

人体周身共有361处穴位，其中五脏六腑所循行的12条经络被称为"正经"，加之督任二脉共14条经络上所排列的361个穴位，也被称为"正穴"。北宋年间，宋仁宗诏命翰林医官王惟一所造的北宋针灸铜人，其高度与正常成年人相近，胸背前后两面可以开合，体内雕有脏腑器官，铜人表面镂有354个人体穴位，穴旁刻题穴名。考核或教学演示时，以黄蜡封涂在铜人外表的孔穴之上，铜人内部注满清水，如果人们技艺精湛、取穴熟练，则针入水出，反之则针刺不入。后来由于战乱和朝代的更迭，设计精妙的宋代针灸铜人不知所终。

人体的经络与穴位

人体经络结构

人体经络

经脉：人体经络循行的主要路径

作用：主管气血运行、脏腑关联
反映脏腑变化 → 诊断病症
兼顾疾病传导 → 治病祛疾

络脉：经脉的斜出旁支

- 十二经脉：统属于五脏六腑的经脉
- 奇经八脉：与奇恒之腑关联紧密，不直接统属于脏腑的经脉
- 十二经别：十二经脉别行深入体腔的支脉
- 十二经筋：十二经脉的外周连属部分
- 十二皮部：十二经脉功能在体表分布反射区域
- 十五络脉：十二经脉、督任二脉各分出的支脉以及脾之大络
- 其他众多细小的络脉分支

三阴三阳的划分

与六腑相系，循行于肢体外侧的经脉为阳经

- 太阳 阳气旺盛
- 阳明 阳气减弱
- 少阳 阳气最弱

两阳合明为"阳明"

两阴交尽即"厥阴"

- 厥阴 由阳转阴
- 少阴 阴气较弱
- 太阴 阴气最重

与五脏相连，循行于肢体内侧的经脉为阴经

北宋针灸铜人

北宋年间，宋仁宗诏命翰林医官王惟一所造。在考核或教学演示时，以黄蜡封涂在铜人外表的孔穴之上，铜人内部注满清水，如果人们技艺精湛、取穴熟练，则针入水出，反之则针刺不入。

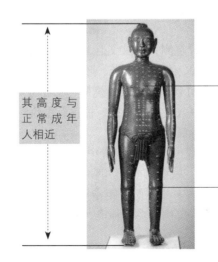

其高度与正常成年人相近

胸背前后两面可以开合，体内雕有脏腑器官

铜人表面镂有354个人体穴位，穴旁刻题穴名

(8)

手太阴肺经 呼吸系统的控制台

手太阴肺经是一条与呼吸系统功能密切相关的经络，而且它还关系到胃和大肠的健康。本经所属腧穴主治有关"肺"方面所发生的病症，如咳、喘、咯血、咽喉痛等肺系疾病，及经脉循行部位的其他病症。

● 循行路线

此经脉始于大肠，循行经胃口、喉部及上肢内侧，止于食指末端，经气由此与手阳明大肠经相接。途经中府、云门、天府、侠白、尺泽、孔最、列缺、经渠、太渊、鱼际、少商各穴。

● 循经取穴

中府穴 胸前壁的外上方、云门穴下 1 寸、前正中线旁开 6 寸，平第一肋间隙处。取穴施以点、按、揉法，可泻除胸中及体内的烦热，主治支气管炎、咳喘、心脏病、胸肺胀满、胸肌疼痛、肩背痛等病症。

尺泽穴 手臂肘部，取穴时先将手臂上举，在手臂内侧中央处有粗腱，腱的外侧即是此穴。取穴施以点、按、揉法，可舒气补肾，主治无名腹痛、咳喘、咽喉肿痛、肘臂肿痛、皮肤过敏等病症。

孔最穴 该穴位于尺泽穴下约 5 寸处。取穴施以点、揉、捏法，可开窍通淤、调理肺气，主治热病、咯血、咳嗽、气喘、咽喉痛、肘臂痛等病症。

列缺穴 在桡骨茎突的上方，腕横纹上 1.5 寸处，当左右两手虎口自然平直交叉时，一手的食指压在另一手腕后，食指指尖所达桡骨茎突上之小凹窝处即是。取穴施以点、揉、掐法，主治感冒、支气管炎、神经性头痛、落枕、腕关节及周围软组织等病症。

经渠穴 位于前臂掌侧，腕横纹上 1 寸，桡动脉外侧处。取穴施以点、揉法，可宣肺利咽、降逆平喘，主治气管炎、咳嗽、喉痹、咽喉肿痛、肺部发热等病症。

太渊穴 手掌心朝上，腕横纹的桡侧，拇指立起时，有大筋竖起，筋内侧凹陷处就是这处穴位。取穴施以点、揉、掐法，主治流感、支气管炎、胸痛、失眠、腕关节及周围软组织等病症。

鱼际穴 手掌心朝上，在第一掌骨中点之桡侧，赤白肉际处。取穴施以点、揉、捏法，主治声带疾患、头痛、眩晕、咽炎、腹痛、脑出血、口干舌燥等病症。

少商穴 双手拇指末节桡侧，距指甲根角 0.1 寸处即是。取穴施以掐法，可开窍通郁，主治感冒、扁桃体炎、肺炎、呃逆、失眠、齿龈出血等病症。

经络解析

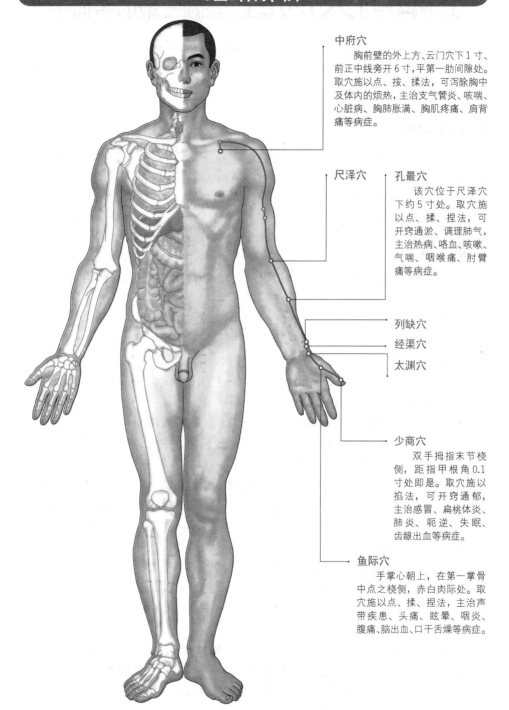

中府穴
　　胸前壁的外上方、云门穴下 1 寸、前正中线旁开 6 寸，平第一肋间隙处。取穴施以点、按、揉法，可泻除胸中及体内的烦热，主治支气管炎、咳喘、心脏病、胸肺胀满、胸肌疼痛、肩背痛等病症。

尺泽穴

孔最穴
　　该穴位于尺泽穴下约 5 寸处。取穴施以点、揉、捏法，可开窍通淤、调理肺气，主治热病、咯血、咳嗽、气喘、咽喉痛、肘臂痛等病症。

列缺穴

经渠穴

太渊穴

少商穴
　　双手拇指末节桡侧，距指甲根角 0.1 寸处即是。取穴施以掐法，可开窍通郁，主治感冒、扁桃体炎、肺炎、呃逆、失眠、齿龈出血等病症。

鱼际穴
　　手掌心朝上，在第一掌骨中点之桡侧，赤白肉际处。取穴施以点、揉、捏法，主治声带疾患、头痛、眩晕、咽炎、腹痛、脑出血、口干舌燥等病症。

10 手阳明大肠经 兼顾三地的多面手

手阳明大肠经和肺经的关系非常密切，它是肺和大肠的保护者。《黄帝内经》上说："阳明经多气多血"，疏通此经气血，可以预防和治疗人体五官、呼吸系统、消化系统三方面的疾病。

● 循行路线

此经脉起于食指末端，循行于上肢外侧的前缘，经过肩，进入锁骨上窝，联络肺脏，通过膈肌，入属大肠；又经颈部入下齿，过人中沟，止于鼻侧。途经商阳、二间、三间、合谷、阳溪、偏历、温溜、下廉、手三里、曲池、肘髎、臂臑、肩髃、巨骨、天鼎、扶突、迎香等 20 穴。

● 循经取穴

商阳穴 在食指的桡侧，距离指甲角根大约 0.1 寸处。取穴施以掐法，可清热解毒，主治胸闷、哮喘、咽炎、牙痛等病症。

三间穴 微微握拳，在食指的桡侧、第二掌指关节后的凹陷处，合谷穴前。取穴施以点、揉、掐法，主治牙痛、咽喉肿痛、肠鸣下痢等病症。

合谷穴 此穴位于手背第一、第二掌骨间，第二掌骨桡侧的中点处。取穴施以点、揉、捏、掐法，可开关节而利痹疏风，行气血而通经清淤，主治头痛、耳鸣、鼻炎、肩胛神经痛、神经衰弱等病症。

阳溪穴 手掌侧放，翘起拇指，在手腕背侧，腕横纹两筋间凹陷中即是该穴。取穴施以点、揉、掐、刮法，可疏通气血，通经清淤，主治头痛耳鸣、扁桃体炎、牙痛、手腕痛、小儿消化不良等病症。

下廉穴 前臂背面桡侧，当阳溪与曲池连线上，肘横纹下 4 寸处。取穴施以点、揉、掐法，可调理肠胃、通经活络，主治头痛、眩晕、肘关节炎、腹痛腹胀等病症。

曲池穴 屈肘成直角，该穴位于肘横纹外侧端与肱骨外上髁连线中点处，即肘弯横纹尽头筋骨间的凹陷处。取穴施以点、揉、抠、拨法，可清热解毒、凉血润燥，主治肩肘关节疼痛、感冒、扁桃体炎、急性胃肠炎等病症。

肩髃穴 该穴位于人体肩峰端与肱骨结节之间，肩部三角肌上部正中位置。取穴施以点、揉、掐、拨法，主治肩胛关节炎、中风、偏瘫、高血压、手臂无力等病症。

扶突穴 颈外侧部，结喉旁边，当胸锁乳突肌前、后缘之间。取穴施以点、揉法，可润肺平喘、理气化痰，主治咳嗽、气喘、咽喉肿痛、甲状腺肿大等病症。

迎香穴 位于人体面部鼻翼旁开约 1 厘米的皱纹中。取穴施以点、揉、掐法，主治各种鼻证及面部神经麻痹、面部痒肿等病症。

经络解析

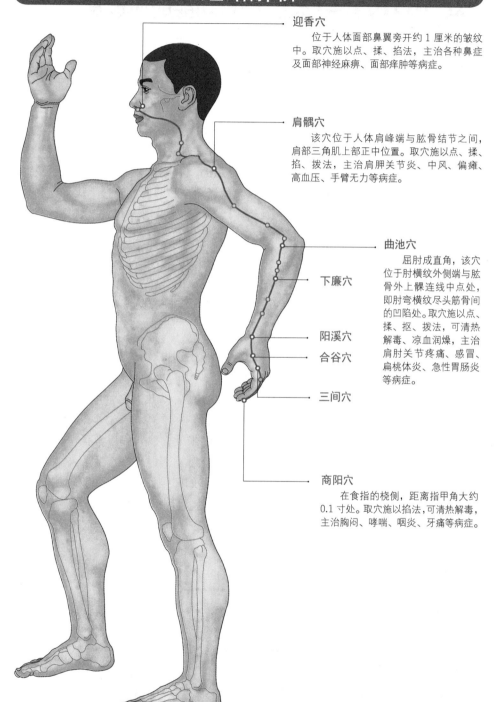

迎香穴

位于人体面部鼻翼旁开约 1 厘米的皱纹中。取穴施以点、揉、掐法，主治各种鼻症及面部神经麻痹、面部痒肿等病症。

肩髃穴

该穴位于人体肩峰端与肱骨结节之间，肩部三角肌上部正中位置。取穴施以点、揉、掐、拨法，主治肩胛关节炎、中风、偏瘫、高血压、手臂无力等病症。

曲池穴

屈肘成直角，该穴位于肘横纹外侧端与肱骨外上髁连线中点处，即肘弯横纹尽头筋骨间的凹陷处。取穴施以点、揉、抠、拨法，可清热解毒、凉血润燥，主治肩肘关节疼痛、感冒、扁桃体炎、急性胃肠炎等病症。

下廉穴

阳溪穴

合谷穴

三间穴

商阳穴

在食指的桡侧，距离指甲角大约 0.1 寸处。取穴施以掐法，可清热解毒，主治胸闷、哮喘、咽炎、牙痛等病症。

⑩

11 足阳明胃经 脾胃功能的巡查官

足阳明胃经属于胃，络于脾，所以它和胃的关系最为密切，是关于消化系统的非常重要的经络，同时也和脾有关，被称为人的"后天之本"。主治胃肠病、神志病和头、面、眼、鼻、口、齿的疾病，以及经脉循行部位的病症。

● 循行路线

此经脉始于头部鼻旁，循行经额颅中部、颈部，进入锁骨上窝部，再向下经胸、腹、下肢以至足尖，是一条非常长的经脉。途经承泣、四白、地仓、颊车、下关、头维、人迎、水突、缺盆、乳中、乳根、滑肉门、天枢、归来、气冲、伏兔、犊鼻、足三里、丰隆、解溪、内庭、厉兑等45穴。

● 循经取穴

承泣穴　位于面部，目正视瞳孔直下，当眼球与眶下缘之间。取穴施以点、按法，主治各种眼部疾病及面肌痉挛、面神经麻痹等神经系统疾病。

地仓穴　位在口角外侧旁开约0.4寸处。取穴施以点、按、揉法，可祛风通络，主治颜面神经麻痹、疼痛、口歪流涎、眼睑跳动等病症。

下关穴　人体的头部侧面，耳前一横指，颧弓下凹陷处，张口时隆起，闭口取穴。取穴施以点、揉、刮法，可消肿止痛、通络疏风、清热通窍，主治耳鸣、牙痛、口歪、面痛、眩晕等病症。

人迎穴　位于颈部，在前喉结外侧大约3厘米处。取穴施以拿揉法，主治咽喉肿痛、气喘、瘰疬、瘿气、高血压等病症。

乳根穴　在人体胸部，乳头直下，乳房根部的凹陷处，在第四肋间隙。取穴施以点、按、揉法，主治胸痛心闷、呃逆、乳痛、乳腺炎、乳汁不足等病症。

天枢穴　人体中腹部，平脐中，肚脐左右两侧三指横宽，即2寸处。取穴施以点、按、揉法，主治便秘、腹泻、肠鸣、腹痛、月经不调等病症。

足三里穴　外膝眼下3寸，距胫骨前嵴外一横指，当胫骨前肌上即是。取穴施以点、揉、掐法，可增强体力、消除疲劳、安定神经、预防衰老，主治各类心血管疾病及肠胃疾病。

丰隆穴　位于足外踝上8寸（大约在外膝眼与外踝尖的连线中点），胫骨外2横指处。取穴施以点、按、揉法，可化痰湿、宁神志，主治痰多、咳嗽、眩晕、下肢痉挛、便秘等病症。

内庭穴　在足的第二趾与中趾之间，脚缝尽处的陷凹中。取穴施以掐法，主治牙痛、急慢性胃肠炎、扁桃体炎、趾跖关节痛等病症。

经络解析

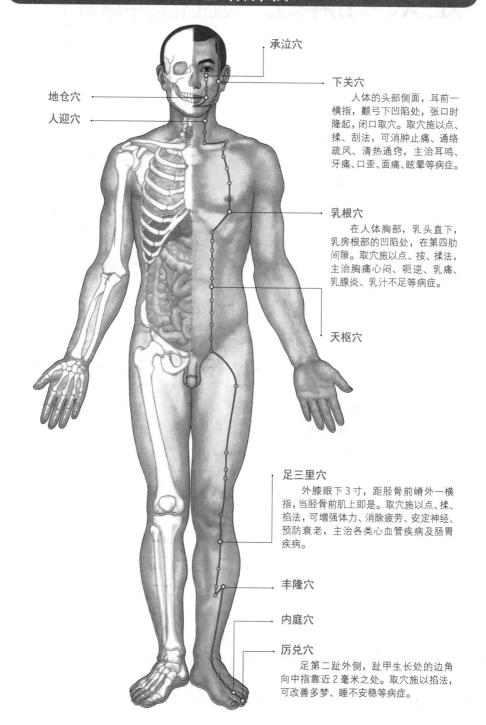

承泣穴

下关穴
　　人体的头部侧面，耳前一横指，颧弓下凹陷处，张口时隆起，闭口取穴。取穴施以点、揉、刮法，可消肿止痛、通络疏风、清热通窍，主治耳鸣、牙痛、口歪、面痛、眩晕等病症。

地仓穴

人迎穴

乳根穴
　　在人体胸部，乳头直下，乳房根部的凹陷处，在第四肋间隙。取穴施以点、按、揉法，主治胸痛心闷、呃逆、乳痛、乳腺炎、乳汁不足等病症。

天枢穴

足三里穴
　　外膝眼下3寸，距胫骨前嵴外一横指，当胫骨前肌上即是。取穴施以点、揉、掐法，可增强体力、消除疲劳、安定神经、预防衰老，主治各类心血管疾病及肠胃疾病。

丰隆穴

内庭穴

厉兑穴
　　足第二趾外侧，趾甲生长处的边角向中指靠近2毫米之处。取穴施以掐法，可改善多梦、睡不安稳等病症。

⑪

足太阴脾经 气血生化的中继站

足太阴脾经是阴经，跟脏腑联系最紧密，尤其是与胃和心，同时它也是治疗妇科病的首选经络。主治消化系统、妇科、前阴病及经脉循行部位的其他病症。

● 循行路线

此经脉始于足大趾末端，沿下肢内侧向上入腹属脾络胃，后从胃部分出支脉，通过膈肌，流注心中，接手少阴心经。途经隐白、太白、公孙、三阴交、阴陵泉、血海、府舍、大横、周荣、大包等 21 穴。

● 循经取穴

太白穴 位于足内侧缘，当第一跖骨小头后下方凹陷处，即脚的内侧缘靠近第一趾处。取穴施以点、揉、掐法，可疏经理气，主治胃痛、腹胀、吐泻、便秘及各种脾虚病症。

公孙穴 足内侧第一跖骨基底部前下缘，第一趾关节后 1 寸处。取穴施以点、揉、按法，可调理脾胃，主治胃痛、腹痛、呕吐、腹泻、女性生理性疼痛、足踝痛等病症。

三阴交穴 人体小腿内侧，足内踝上缘四指宽，踝尖正上方胫骨后缘凹陷中即是。取穴施以点、揉、掐法，可调补气血，主治妇科、男女生殖器官病症以及腹胀、消化不良、食欲不振、肠绞痛、腹泻、失眠、神经衰弱等病症。

阴陵泉穴 人体小腿内侧，膝下胫骨内侧后下方的凹陷处即是，与阳陵泉穴相对。取穴施以点、揉、捏法，可补脾清热、宣泄水液、化湿通阳，主治腹胀、腹绞痛、痢疾、膝痛、尿潴留等病症。

血海穴 屈膝，在大腿内侧，髌底内侧端上 2 寸，股四头肌内侧头的隆起处即是。取穴施以点、揉法，可祛淤血和生新血，清热利湿，主治月经不调、崩漏、湿疹、膝痛等病症。

府舍穴 位于人体下腹部，当脐中下 4 寸，冲门穴外上方 0.7 寸，距前正中线 4 寸。取穴施以点、按、揉法，可润脾燥、生脾气，主治腹痛、疝气等病症。

大横穴 人体的中腹部，距脐中 4 寸。取穴施以点、按、揉法，主治便秘、腹胀、腹泻、小腹寒痛、四肢痉挛、肚腹肥胖等病症。

周荣穴 人体的胸外侧部，当第二肋间隙，距前正中线 6 寸。取穴施以点、按、揉法，可止咳平喘、生发脾气，主治咳嗽、气逆、胸肋胀满等病症。

大包穴 人体的腋窝下、腋中线直下当第六肋间隙处的位置即是。取穴施以点、按、揉法，可改善全身疲乏、四肢无力，主治肺炎、气喘、胸膜炎、胸肋疼痛、膀胱麻痹、消化不良等病症。

经络解析

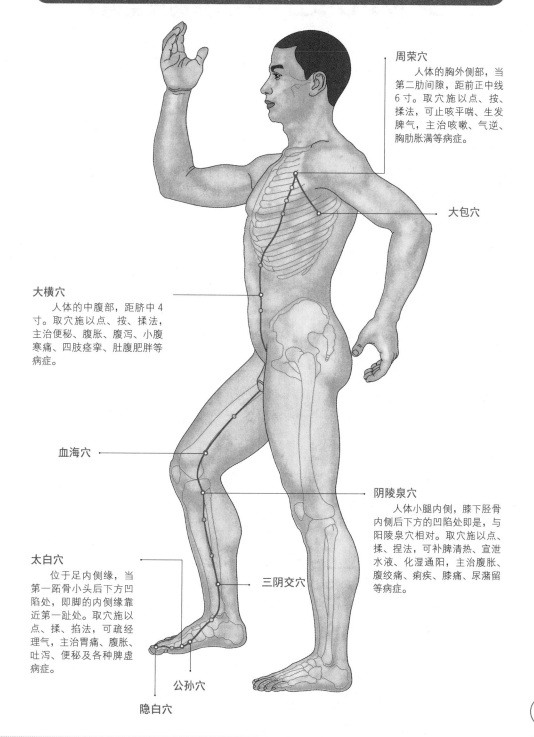

周荣穴
　　人体的胸外侧部，当第二肋间隙，距前正中线6寸。取穴施以点、按、揉法，可止咳平喘、生发脾气，主治咳嗽、气逆、胸肋胀满等病症。

大包穴

大横穴
　　人体的中腹部，距脐中4寸。取穴施以点、按、揉法，主治便秘、腹胀、腹泻、小腹寒痛、四肢痉挛、肚腹肥胖等病症。

血海穴

阴陵泉穴
　　人体小腿内侧，膝下胫骨内侧后下方的凹陷处即是，与阳陵泉穴相对。取穴施以点、揉、捏法，可补脾清热、宣泄水液、化湿通阳，主治腹胀、腹绞痛、痢疾、膝痛、尿潴留等病症。

太白穴
　　位于足内侧缘，当第一跖骨小头后下方凹陷处，即脚的内侧缘靠近第一趾处。取穴施以点、揉、掐法，可疏经理气，主治胃痛、腹胀、吐泻、便秘及各种脾虚病症。

三阴交穴

公孙穴

隐白穴

手少阴心经 心系健康的安全绳

手少阴心经属于心，因此和心脏有密切的关系，它是主宰人体的重要经脉。本经腧穴主治心、胸、神志及经脉循行部位的其他病症，如眼睛昏黄，胸胁疼痛，上臂内侧后边痛或厥冷，手掌心热等病症。

● 循行路线

此经脉从心中开始，向下过膈至小肠，支系向上过咽至于目，由心过肺斜入腋下，沿上肢内侧后缘，向下出于小指末端，接手太阳小肠经。途经极泉、青灵、少海、神门、少府、少冲等9穴。

● 循经取穴

极泉穴 位于人体的两腋窝正中，在腋窝下的两条筋脉之间，腋动脉的搏动之处。取穴施以点、按、揉、弹、拨法，主治心肌炎、心绞痛、冠心病、心悸、心痛等各类心脏疾病以及肩臂疼痛、肩关节炎、上肢麻木等病症。

青灵穴 人体手臂内侧，当极泉穴与少海穴的连线上，肘横纹上3寸处，肱二头肌的内侧沟中。取穴施以点、揉、拨法，可理气止痛、宽胸宁心，主治神经性头痛、肋痛、肩臂疼痛、心绞痛、肩胛及前臂肌肉痉挛等病症。

少海穴 该穴位于人体肘横纹内侧端与肱骨内上髁连线的中点的凹陷处。取穴施以点、揉法，可宁神通络，主治神经衰弱、癔病、头痛目眩、心痛、牙痛、肋间神经痛、肘臂挛痛等病症。

神门穴 该穴位于人体手腕关节部位，腕掌横纹尺侧端桡侧凹陷处。取穴施以点、揉、拨法，可宁心安神、疏通经络，主治心烦失眠、神经衰弱、癔病、心绞痛、糖尿病、高血压等病症。

少府穴 该穴位于人体第四、第五掌骨之间，屈指握拳时，小指与无名指指端之间。取穴施以点、揉、拨法，可宁神调气，主治风湿性心脏病、心悸、心律不齐、心绞痛、胸痛、遗尿、前臂神经麻痛、小指挛痛以及女性生殖器官的疾病。

少冲穴 小指末节桡侧，距指甲角0.1寸处即是该穴。取穴施以掐法，可以紧急救治中风猝倒和心脏病发作的患者，主治各种心脏疾患、热病昏迷、心悸、心痛、结膜炎、上肢肌肉痉挛等病症。

经络解析

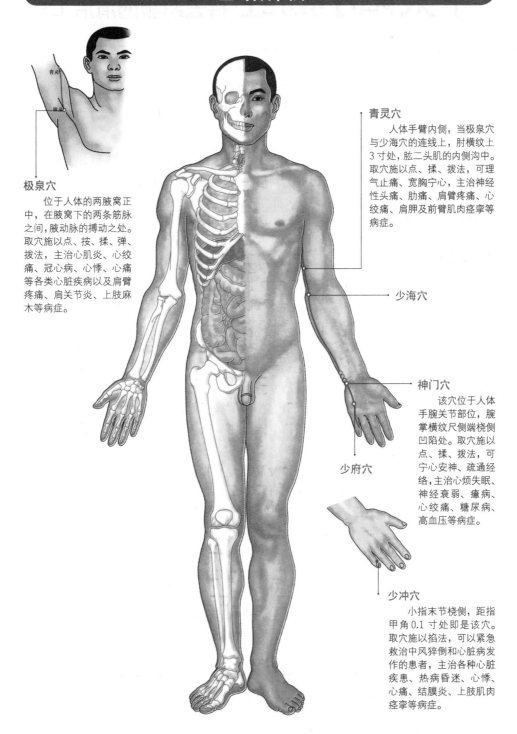

极泉穴

　　位于人体的两腋窝正中，在腋窝下的两条筋脉之间，腋动脉的搏动之处。取穴施以点、按、揉、弹、拨法，主治心肌炎、心绞痛、冠心病、心悸、心痛等各类心脏疾病以及肩臂疼痛、肩关节炎、上肢麻木等病症。

青灵穴

　　人体手臂内侧，当极泉穴与少海穴的连线上，肘横纹上3寸处，肱二头肌的内侧沟中。取穴施以点、揉、拨法，可理气止痛、宽胸宁心，主治神经性头痛、肋痛、肩臂疼痛、心绞痛、肩胛及前臂肌肉痉挛等病症。

少海穴

神门穴

　　该穴位于人体手腕关节部位，腕掌横纹尺侧端桡侧凹陷处。取穴施以点、揉、拨法，可宁心安神、疏通经络，主治心烦失眠、神经衰弱、癫病、心绞痛、糖尿病、高血压等病症。

少府穴

少冲穴

　　小指末节桡侧，距指甲角0.1寸处即是该穴。取穴施以掐法，可以紧急救治中风猝倒和心脏病发作的患者，主治各种心脏疾患、热病昏迷、心悸、心痛、结膜炎、上肢肌肉痉挛等病症。

13

手太阳小肠经 拂去阴霾的清洁工

手太阳小肠经就如同拂去人体倦怠、痛楚等阴霾的清洁工，是具有宁心安神、舒筋活络功效的经络，按摩这些经穴可以疏通经气，缓解疲劳。本经所属腧穴主治耳聋，眼睛昏黄，面颊肿，颈部、下颌、肩胛、上臂、前臂的外侧后边痛等病症。

● 循行路线

此经脉起于手小指尺侧端，沿上肢外侧后缘向上，由肩胛冈入锁骨上窝向下过心、胃抵于小肠，支系由肩后向上到达颧部，与足太阳膀胱经相接。途经少泽、前谷、后溪、腕骨、阳谷、养老、支正、小海、肩贞、臑俞、天宗、秉风、曲垣、肩外俞、肩中俞、天窗、天容、颧髎、听宫各穴。

● 循经取穴

少泽穴 此穴位于人体小指末节尺侧，距指甲根角 0.1 寸即是。取穴施以掐法，可消除喉痛，对于初期中风、暴卒、昏沉、不省人事的患者，可以使气血流通，有起死回生的作用；主治头痛、咽喉肿痛、肋间神经痛、精神分裂等病症。

阳谷穴 人体的手腕腕背横纹尺侧，当尺骨茎突与三角骨之间的凹陷处。取穴施以点、掐法，可明目安神、通经活络，主治精神病、癫痫、肋间神经痛、齿龈炎、头痛、目眩、热病、腕痛等病症。

养老穴 屈肘，手掌心向胸，尺骨茎突桡侧缘上方凹陷中。取穴施以点、掐法，可行气活血、舒筋散寒、通络止痛，主治目视不清，肩、背、肘、臂等部位酸痛，以及呃逆、落枕、腰痛等病症。

小海穴 在人体的肘内侧，当尺骨鹰嘴与肱骨内上髁之间的凹陷处即是。取穴施以点、揉、拨法，主治肘臂痛、肩臂痉挛、头痛、下腹痛、四肢无力等病症。

肩贞穴 肩关节后下方，手臂内收时，腋后纹头上 1 寸处。取穴施以点、揉、拨法，可醒脑聪耳、通经活络，主治肩胛疼痛、手臂不举、牙痛等病症。

天宗穴 此穴位于人体肩胛骨冈下窝的中央，或者肩胛冈中点下缘，下 1 寸处。取穴施以点、揉法，可疏通肩部经络、活血理气，主治肩胛疼痛、肩背部损伤以及急性乳腺炎、乳腺增生等病症。

肩中俞穴 位于人体背部，当第七颈椎棘突下，旁开 2 寸的位置即是。取穴施以点、揉、拨法，可解表宣肺，主治支气管炎、哮喘、咳嗽、视力减退、肩背疼痛等病症。

颧髎穴 位于人体面部颧骨尖处的下缘凹处，大约与鼻翼下缘平齐，即当目眦直下，颧骨下缘凹陷处。取穴施以点、拨法，主治上颌牙痛、三叉神经痛、颜面神经麻痹、眼睑跳动等病症。

经络解析

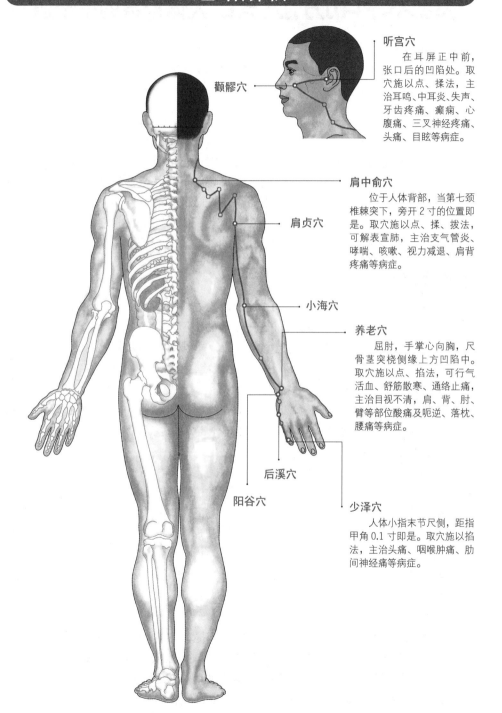

听宫穴
　　在耳屏正中前，张口后的凹陷处。取穴施以点、揉法，主治耳鸣、中耳炎、失声、牙齿疼痛、癫痫、心腹痛、三叉神经疼痛、头痛、目眩等病症。

颧髎穴

肩中俞穴
　　位于人体背部，当第七颈椎棘突下，旁开2寸的位置即是。取穴施以点、揉、拨法，可解表宣肺，主治支气管炎、哮喘、咳嗽、视力减退、肩背疼痛等病症。

肩贞穴

小海穴

养老穴
　　屈肘，手掌心向胸，尺骨茎突桡侧缘上方凹陷中。取穴施以点、掐法，可行气活血、舒筋散寒、通络止痛，主治目视不清，肩、背、肘、臂等部位酸痛及呃逆、落枕、腰痛等病症。

后溪穴

阳谷穴

少泽穴
　　人体小指末节尺侧，距指甲角0.1寸即是。取穴施以掐法，主治头痛、咽喉肿痛、肋间神经痛等病症。

足太阳膀胱经 人体排毒的主干道

足太阳膀胱经是人体 14 条经络中最长的一条经脉，几乎贯穿整个身体。它主管营运人体中宝贵的体液，作为体内排毒的主干道，它关系到全身各处的通畅与健康。本经腧穴主治泌尿生殖系统、精神神经系统、呼吸系统、循环系统、消化系统的病症及本经所过部位的病症。

● 循行路线

此经脉起于内眼角睛明穴，上行至百会穴，支系旁开连于耳上角，直行支系向下沿头、颈、背后侧抵于肾，分支一系沿腰向下经臀至于腘窝中；另一支系由肩胛向下沿背、下肢后侧络于腘窝中。两条支脉汇合向下过踝，循足外侧止于足小趾端至阴穴。途经睛明、眉冲、曲差、五处、承光、通天、攒竹、天柱、大杼、风门、会阳、承扶、殷门、委中、承筋、承山、飞扬、昆仑、申脉、至阴等 67 穴。

● 循经取穴

睛明穴 双目之内眦内上方约 0.1 寸的凹陷处即是该穴。取穴施以点、按、揉法，对眼睛具有去眼翳、镇痛、消肿、止泪、止痒的作用，能令眼睛明亮，主治结膜炎、假性近视、散光、老花眼、早期轻度白内障、迎风流泪等病症。

通天穴 人体头部，当前发际正中直上 4 寸，旁开 1.5 寸处。取穴施以点、按法，可清热除湿、通窍止痛，主治头痛、眩晕、鼻塞、鼻衄、鼻渊等病症。

天柱穴 位于后头骨正下方凹陷处，即脖颈处突起的肌肉（斜方肌）外侧凹处，后发际正中旁开约 2 厘米。取穴施以点、按、揉法，主治后头痛、颈项僵硬、肩背疼痛、高血压、鼻塞等病症。

风门穴 位于人体的背部，当第二胸椎棘突下，旁开 1.5 寸处即是。取穴施以点、按、揉法，可宣通肺气、调理气机，主治感冒发热、咳嗽、恶寒、支气管炎等病症。

承扶穴 该穴位于人体的大腿后侧，左右臀下臀沟的中心点即是。取穴施以点、按、揉法，可通便消痔、舒筋活络，主治腰腿痛、坐骨神经痛、痔疮、尿闭、便秘等病症。

委中穴 人体大腿后，膝盖内侧的中央位置即是。取穴施以点、按、揉法，可通络止痛、利尿祛燥，主治腰腿无力、腰背疼痛、急性胃肠炎、小腿疲劳、腓肠肌痉挛等病症。

承山穴 人体的小腿后面正中，委中穴与昆仑穴之间，当伸直小腿或足跟上提时，腓肠肌肌腹下出现的尖角凹陷处即是该穴。取穴施以点、按、揉法，可舒筋活血，主治腰腿疼痛、坐骨神经痛、腓肠肌痉挛、足跟疼痛等病症。

昆仑穴 踝部外侧偏后，踝尖与跟腱之间的凹陷处。取穴施以点、揉、拨法，可消肿止痛、散热化气，主治头痛目眩、肩痛、腰背痛、脚踝疼痛等病症。

经络解析

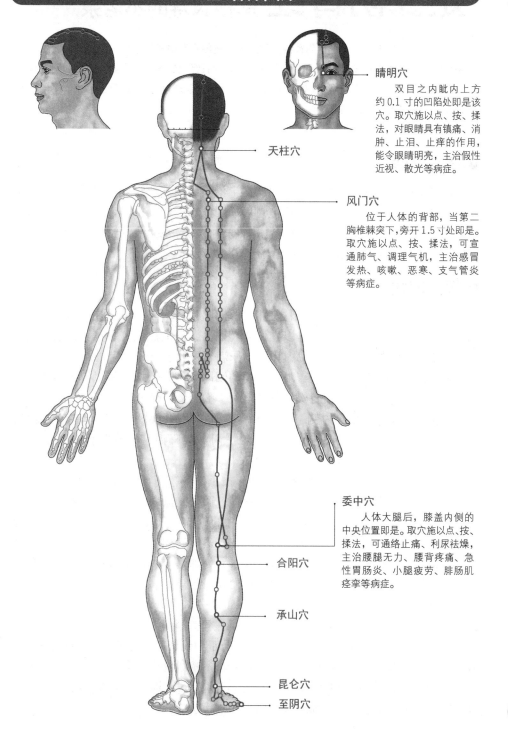

睛明穴

　　双目之内眦内上方约0.1寸的凹陷处即是该穴。取穴施以点、按、揉法，对眼睛具有镇痛、消肿、止泪、止痒的作用，能令眼睛明亮，主治假性近视、散光等病症。

天柱穴

风门穴

　　位于人体的背部，当第二胸椎棘突下，旁开1.5寸处即是。取穴施以点、按、揉法，可宣通肺气、调理气机，主治感冒发热、咳嗽、恶寒、支气管炎等病症。

委中穴

　　人体大腿后，膝盖内侧的中央位置即是。取穴施以点、按、揉法，可通络止痛、利尿祛燥，主治腰腿无力、腰背疼痛、急性胃肠炎、小腿疲劳、腓肠肌痉挛等病症。

合阳穴

承山穴

昆仑穴

至阴穴

（15）

⑯ 足少阴肾经 幸福长寿的不老泉

肾是人体的先天之本，足少阴肾经是与人体脏腑器官有最多联系的一条经脉。肾脏主管骨骼、生殖与人体生长发育，而足少阴肾经决定着肾脏经气的通畅，周始往复就如同一眼幸福长寿的不老泉。本经主要治疗妇科、前阴、肾、肺、咽喉等病症，如月经不调、小便不利等，以及经脉循行部位的病变。

● 循行路线

此经脉起于足底涌泉穴，由足内踝向上沿下肢内侧后缘抵于尾骨端下的长强穴，贯脊柱络于膀胱，分支由肾向上过肝、膈入肺，穿喉抵于舌根两旁；另旁系分支出于肺，络于心，流注于胸。途经涌泉、太溪、复溜、筑宾、横骨、大赫、气穴、肓俞、商曲、腹通谷、神封、俞府等27穴。

● 循经取穴

涌泉穴 此穴位于人体足底靠前部位的凹陷处，第二、第三趾的趾缝纹头端和足跟连线的前1/3处。取穴施以点、揉、搓法，可散热生气、益肾开郁，主治头痛目眩、咽喉肿痛、失眠、高血压、糖尿病、神经衰弱等病症。

太溪穴 足内侧，内踝尖与跟腱之间的凹陷处即是。取穴施以点、揉法，可清热生气、益肾补脏，主治肾炎、月经不调、胸闷、牙痛等病症。

筑宾穴 人体的小腿内侧，当太溪穴和阴谷穴的连线上，太溪穴上5寸处，腓肠肌肌腹的内下方。施以点、揉、拿法，可散热降温、排出毒素，主治癫痫、肾炎、盆腔炎、小腿内侧痛等病症。

横骨穴 人体下腹部，当脐中下5寸，前正中线旁开0.5寸的位置。取穴施以点、按、揉法，可清热除燥，主治小腹疼痛、阳痿、遗尿、疝气等病症。

气穴 人体的下腹部，关元穴左右0.5寸的位置。取穴施以点、按、揉法，可补益冲任，主治月经不调、泄泻、腰背痛、阳痿等病症。

肓俞穴 在人体中腹部，当脐中旁开0.5寸处即是该穴。取穴施以点、按、揉法，可祛脂散热，主治黄疸、胃痉挛、习惯性便秘、肠炎等病症。

商曲穴 人体的上腹部，当脐中上2寸，前正中线旁开0.5寸。取穴施以点、按、揉法，可清热降温，主治腹痛、泄泻、便秘、肠炎等病症。

神封穴 在人体的胸部，当第四肋间隙，前正中线旁开2寸处。取穴施以点、按、揉法，可升清降浊，主治咳嗽、气喘、呕吐、不嗜饮食等病症。

俞府穴 人体的上胸部位，前正中线左右三指宽处，锁骨正下方。取穴施以点、揉、掐法，主治支气管炎、肋间神经痛、咳嗽等病症。

经络解析

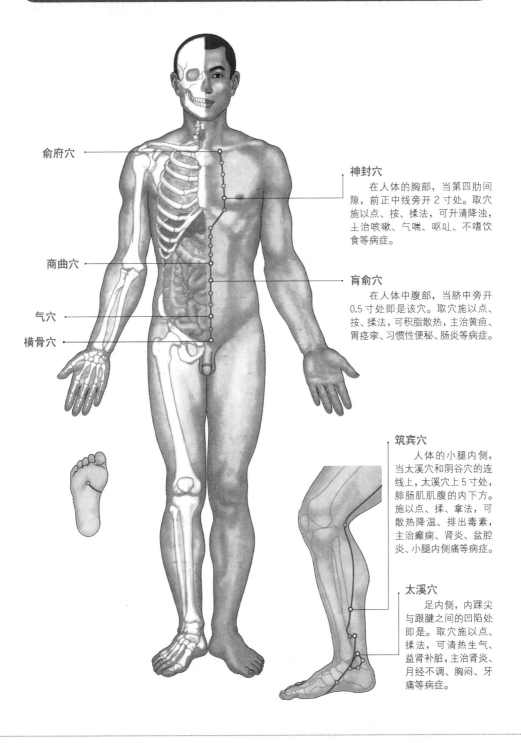

俞府穴

商曲穴

气穴

横骨穴

神封穴
在人体的胸部，当第四肋间隙，前正中线旁开 2 寸处。取穴施以点、按、揉法，可升清降浊，主治咳嗽、气喘、呕吐、不嗜饮食等病症。

肓俞穴
在人体中腹部，当脐中旁开 0.5 寸处即是该穴。取穴施以点、按、揉法，可积脂散热，主治黄疸、胃痉挛、习惯性便秘、肠炎等病症。

筑宾穴
人体的小腿内侧，当太溪穴和阴谷穴的连线上，太溪穴上 5 寸处，腓肠肌肌腹的内下方。施以点、揉、拿法，可散热降温、排出毒素，主治癫痫、肾炎、盆腔炎、小腿内侧痛等病症。

太溪穴
足内侧，内踝尖与跟腱之间的凹陷处即是。取穴施以点、揉法，可清热生气、益肾补脏，主治肾炎、月经不调、胸闷、牙痛等病症。

16

手厥阴心包经 心神交汇的核心地带

手厥阴心包经是心脏的保护神，能够"代心受过"，替心承受侵袭。此经穴可主治胸部、心血管系统、精神神经系统和本经经脉所经过部位的病症，如心痛、心悸、心胸烦闷、癫狂、呕吐、热病、疮病及肘臂挛痛等。

● 循行路线

此经脉起始于胸腔，浅出属于心包，通过膈肌，经历胸部、上腹和下腹，散络上、中、下三焦，分支出于胸过于胁肋，经腋下沿上肢内侧中线至掌中，抵中指指端，掌中另出分支抵至无名指指端。途经天池、天泉、曲泽、郄门、间使、内关、大陵、劳宫、中冲各穴。

● 循经取穴

天池穴 在人体的胸部，当第四肋间隙，乳头外1寸，前正中线旁开5寸。取穴施以点、按、揉法，主治脑出血、心脏外膜炎、腋腺炎、乳房炎、肋间神经痛、胸闷、烦躁等病症。

天泉穴 人体上臂前内侧，腋前纹头向下2寸的位置。取穴施以点、揉、拨法，可散热增湿，主治心绞痛、肋间神经痛、膈肌痉挛、咳喘等病症。

曲泽穴 该穴位于人体肘横纹中，当肱二头肌腱的尺侧缘。取穴施以点、揉、拨法，可除烦热，主治心痛、心悸、心神昏乱、风疹、烦渴口干、中暑等病症。

郄门穴 位于前臂正中，腕横纹上5寸，两筋之间。取穴施以点、揉、捏法，主治心痛、心悸、烦躁、乳腺炎、癫疾等病症。

内关穴 位于前臂正中，腕横纹上2寸，在桡侧腕屈肌腱同掌长肌腱之间。取穴施以点、揉、捏法，主治头痛、晕车、恶心、胸肋痛、手臂疼痛、腹泻、痛经等病症。

大陵穴 人体的腕掌横纹中点处，当掌长肌腱与桡侧腕屈肌腱之间。取穴施以点、揉、抠、掐法，可清心降火、清除口臭，主治头痛、失眠、心胸痛、心悸、胃炎、精神病、腕关节及周围软组织疾患等病症。

劳宫穴 该穴位于人体的手掌心，握拳屈指时当中指指端所指处即是。取穴施以点、揉、掐法，主治手掌瘙痒、中风昏迷、中暑、心绞痛、呕吐、癔病、手指麻木等病症。

中冲穴 人体的手掌中指末节尖部中央。取穴施以掐法，可调益肝肾，主治热病、烦闷、汗不出、掌中热、中风、舌强肿痛等病症。

经络解析

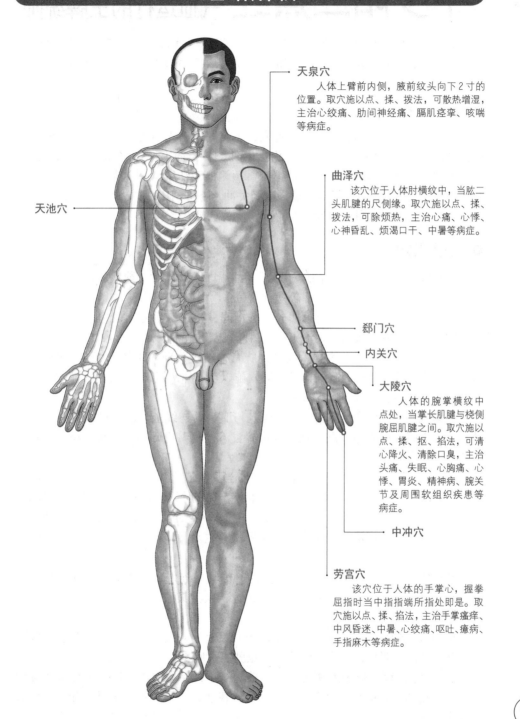

天泉穴
　　人体上臂前内侧，腋前纹头向下 2 寸的位置。取穴施以点、揉、拨法，可散热增湿，主治心绞痛、肋间神经痛、膈肌痉挛、咳喘等病症。

曲泽穴
　　该穴位于人体肘横纹中，当肱二头肌腱的尺侧缘。取穴施以点、揉、拨法，可除烦热，主治心痛、心悸、心神昏乱、烦渴口干、中暑等病症。

天池穴

郄门穴

内关穴

大陵穴
　　人体的腕掌横纹中点处，当掌长肌腱与桡侧腕屈肌腱之间。取穴施以点、揉、抠、掐法，可清心降火、清除口臭，主治头痛、失眠、心胸痛、心悸、胃炎、精神病、腕关节及周围软组织疾患等病症。

中冲穴

劳宫穴
　　该穴位于人体的手掌心，握拳屈指时当中指指端所指处即是。取穴施以点、揉、掐法，主治手掌瘙痒、中风昏迷、中暑、心绞痛、呕吐、癔病、手指麻木等病症。

手少阳三焦经 气血运行的王牌统帅

18

手少阳三焦经又可称为"耳脉",仿佛人体体侧形影相随的忠实守护者,统领着体内的水谷运化、气血运行。本经穴主治人体眼耳、面部、喉咙、肩臂以及与"气"相关的疾病。

● 循行路线

此经脉起始于无名指末端的关冲穴,上行小指与无名指之间,沿手背出于前臂背侧两骨之间,向上通过肘尖,沿上臂外侧,再向上通过肩部,进入缺盆穴,分布于胸中;分支由胸中向上,经锁骨、颈侧抵于耳后,一支绕耳上循面颊连于颧髎穴,另一支穿耳斜上行至外眦。途经关冲、液门、阳池、支沟、三阳络、天井、消泺、臑会、肩髎、翳风、颅息、角孙、丝竹空等23穴。

● 循经取穴

关冲穴 人体的手无名指末节尺侧,距指甲根角0.1寸。取穴施以掐法,主治口干、头痛、颊肿、前臂神经痛等病症。

液门穴 人体手背部,当第四、第五指间,指蹼缘后方赤白肉际的部位。取穴施以掐法,可清火散热,主治头痛、目眩、咽喉肿痛、龋齿、感冒发热等病症。

阳池穴 该穴位于人体的手腕部,腕背横纹上,前对中指和无名指的指缝,当指总伸肌腱的尺侧缘凹陷处即是。取穴施以点、揉、捏、掐法,主治妊娠呕吐、耳鸣、咽喉肿痛、肩臂疼痛等病症。

支沟穴 人体的前臂背侧,当阳池穴与肘尖的连线上,腕背横纹上3寸,尺骨与桡骨之间。取穴施以点、揉、掐法,主治便秘、肩臂痛、肋间神经痛、乳汁分泌不足等病症。

天井穴 位于人体的手臂外侧,屈肘时,当肘尖直上1寸凹陷处。取穴施以点、揉、掐法,可清热凉血,主治睑腺炎、淋巴结核及肘关节周围软组织疼痛等病症。

肩髎穴 人体肩部,肩髃穴的后方,手臂外展后肩峰后下方的凹陷处即是。取穴施以点、揉、捏法,可祛风湿、通经络,主治臂痛不能举、胁肋疼痛、中风偏瘫等病症。

颅息穴 在头部,当角孙与翳风之间,沿耳轮连线的上1/3与中1/3交点处。取穴施以点、揉法,可通窍聪耳、泄热镇惊,主治头痛、耳鸣、中耳炎、小儿惊痫等病症。

角孙穴 人体的头部,折耳郭向前,当耳尖直上入发际处。取穴施以点、揉法,可祛湿、降浊、明目,主治白内障、齿龈肿痛、唇燥、呕吐等病症。

丝竹空穴 该穴位于人体的面部,抬起双手,掌心向内,以双手食指揉按两边眉毛外端凹陷处即是。取穴施以点、揉、拨法,主治头痛、头晕、牙痛、癫痫等病症。

经络解析

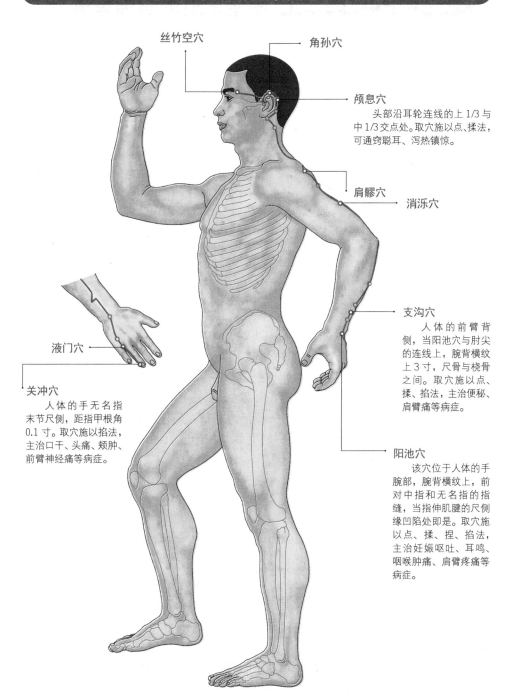

丝竹空穴

角孙穴

颅息穴
头部沿耳轮连线的上 1/3 与
中 1/3 交点处。取穴施以点、揉法，
可通窍聪耳、泻热镇惊。

肩髎穴
消泺穴

支沟穴
人体的前臂背
侧，当阳池穴与肘尖
的连线上，腕背横纹
上 3 寸，尺骨与桡骨
之间。取穴施以点、
揉、掐法，主治便秘、
肩臂痛等病症。

阳池穴
该穴位于人体的手
腕部，腕背横纹上，前
对中指和无名指的指
缝，当指伸肌腱的尺侧
缘凹陷处即是。取穴施
以点、揉、捏、掐法，
主治妊娠呕吐、耳鸣、
咽喉肿痛、肩臂疼痛等
病症。

液门穴

关冲穴
人体的手无名指
末节尺侧，距指甲根角
0.1 寸。取穴施以掐法，
主治口干、头痛、颊肿、
前臂神经痛等病症。

19 足少阳胆经 中精之府的首席管家

足少阳胆经是现在很热门的一条经，它在我们身体里循行的路线较为绵长、复杂，作为掌管人体"中精之府"的首席管家，沿其经络循行的刺激能够改善体内气血的运行，主治胸胁、肝胆病症，热性病，神经系统病症和头侧部、眼、耳、咽喉等病症，以及本经脉所经过部位之病症。

● 循行路线

此经脉起始于外眼角，沿人体耳、头、颈及肢体两侧向下，经足外踝抵于足部第四趾外侧的足窍阴穴。途经瞳子髎、天冲、阳白、目窗、风池、肩井、环跳、风市、阳陵泉、足窍阴等 44 穴。

● 循经取穴

瞳子髎穴 眼外角外侧 1 厘米，在眼眶骨外缘的凹陷中即是该穴。取穴施以点、掐法，主治头痛、三叉神经痛、颜面神经痉挛及多数眼部疾病。

天冲穴 头部，当耳根后缘直上入发际 2 寸，率谷后 0.5 寸处。取穴施以点、揉、拨法，可益气补阳，主治头痛、齿龈肿痛、癫痫、惊恐等病症。

目窗穴 人体头部，当前发际上 1.5 寸，头正中线旁开 2.25 寸处。取穴施以点、揉法，可补气壮阳，主治头痛、近视、面部水肿、上齿龋肿等病症。

风池穴 位于人体的后颈部，后头骨下，两条大筋外缘陷窝中，相当于与耳垂齐平。取穴施以点、揉、拨法，可醒脑明目、快速止痛，主治感冒、头痛、鼻炎、颈项强痛、高血压等病症。

肩井穴 前直乳中，大椎穴与肩峰端连线的中点，也就是乳头正上方与肩线的交接处即是该穴。取穴施以点、揉、拿法，主治肩背痹痛、乳腺炎、神经衰弱、脚气病等病症。

环跳穴 人体的股外侧部，侧卧屈股，当股骨大转子最凸点与骶管裂孔连线的外 1/3 与中 1/3 的交点处。取穴施以点、揉法，主治腰痛、背痛、腿痛、坐骨神经痛等病症。

风市穴 人体大腿外侧的中线上，当腘横纹上 7 寸，或者直立垂手时，中指指尖所在的部位。取穴施以点、揉、拨法，可祛风湿、利腿足，主治脚痛、腰膝酸痛、腰重起坐难等病症。

阳陵泉穴 人体膝盖斜下方，小腿外侧的腓骨小头稍前的凹陷中。取穴施以点、揉、拨法，可疏泄肝胆、清利湿热、舒筋健膝，主治抽筋、胃溃疡、肝炎、高血压、膝关节痛等病症。

经络解析

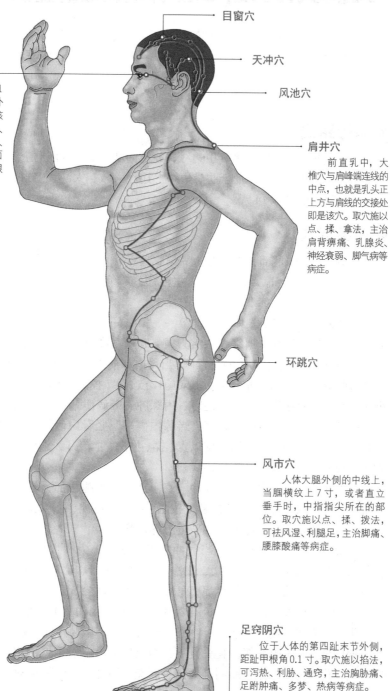

目窗穴

天冲穴

风池穴

瞳子髎穴

　　眼外角外侧 1 厘米，在眼眶骨外缘的凹陷中即是该穴。取穴施以点、掐法，主治头痛、三叉神经痛、颜面神经痉挛及多数眼部疾病。

肩井穴

　　前直乳中，大椎穴与肩峰端连线的中点，也就是乳头正上方与肩线的交接处即是该穴。取穴施以点、揉、拿法，主治肩背痹痛、乳腺炎、神经衰弱、脚气病等病症。

环跳穴

风市穴

　　人体大腿外侧的中线上，当腘横纹上 7 寸，或者直立垂手时，中指指尖所在的部位。取穴施以点、揉、拨法，可祛风湿、利腿足，主治脚痛、腰膝酸痛等病症。

足窍阴穴

　　位于人体的第四趾末节外侧，距趾甲根角 0.1 寸。取穴施以掐法，可泻热、利胁、通窍，主治胸胁痛、足跗肿痛、多梦、热病等病症。

19

足厥阴肝经 体内调理的金钥匙

足厥阴肝经循行的路线不长，穴位不多，但是作用一点也不小，可以说是调理体内气血、治病祛疾的一把金钥匙，主治胸胁、肝胆病症，热性病，神经系统病症和头侧部、眼、耳、咽喉等病症，以及本经脉所经过部位的病症。

● 循行路线

此经脉起于第一趾外侧趾甲边缘，经足内踝、下肢内侧向上，绕阴器过小腹，触胃、属肝、络胆，上行抵于肋骨边缘。途经大敦、太冲、中封、曲泉、足五里、阴廉、章门、期门等14穴。

● 循经取穴

大敦穴 人体足部，第一趾（靠第二趾一侧）甲根边缘约2毫米处。取穴施以掐法，可疏肝治疝、理血清神，主治疝气、缩阴、阴中痛、月经不调、血崩、痫症、小腹疼痛等病症。

太冲穴 该穴位于人体脚背部第一、第二跖骨结合部之前凹陷处。取穴施以掐法，可平肝、理血、通络，主治头痛、眩晕、高血压、失眠、肝炎等病症。

中封穴 此穴位于人体的足背侧，当足内踝前1寸，商丘穴与解溪穴连线之间，胫骨前肌腱的内侧凹陷处即是。取穴施以点、揉、捏法，主治疝气、阴茎痛、遗精、小便不利、胸腹胀满、腰痛、足冷、内踝肿痛等病症。

曲泉穴 人体膝内侧，屈膝，当膝内侧端，胫骨内侧髁的后缘，半腱肌、半膜肌止端的前缘凹陷处。取穴施以点、揉、掐法，主治月经不调、痛经、白带增多、阳痿、头痛目眩、膝髌肿痛等病症。

足五里穴 大腿内侧，当气冲穴直下3寸，大腿根部，耻骨结节的下方，长收肌的外缘。取穴施以点、揉、抠、拨法，可行气提神、通利水道，主治少腹胀痛、小便不通、阴挺、睾丸肿痛、四肢倦怠等病症。

阴廉穴 人体大腿内侧，当气冲穴直下2寸，大腿根部，耻骨结节的下方，长收肌外缘。取穴施以点、揉、拨法，可调经止带、通利下焦，主治月经不调、赤白带下、阴部瘙痒、腰腿疼痛、下肢痉挛等病症。

章门穴 在人体的侧腹部，当第十一肋游离端的下方。取穴施以点、揉法，主治腹痛、腹胀、肠鸣、泄泻、呕吐、神疲肢倦、胸胁疼痛等病症。

期门穴 人体的胸部，乳头直下，与巨阙穴齐平。取穴施以点、揉法，可疏肝理气、化积通淤，主治肋间神经痛、肝炎、胆囊炎、胸胁胀满、呕吐等病症。

经络解析

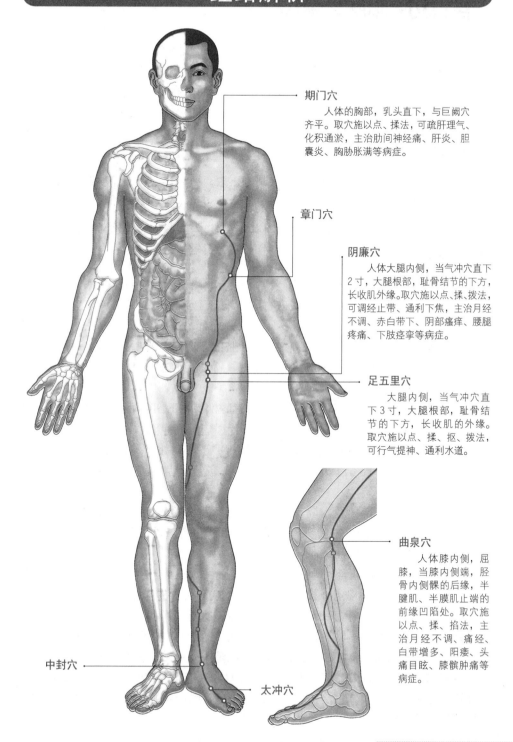

期门穴

人体的胸部，乳头直下，与巨阙穴齐平。取穴施以点、揉法，可疏肝理气、化积通淤，主治肋间神经痛、肝炎、胆囊炎、胸胁胀满等病症。

章门穴

阴廉穴

人体大腿内侧，当气冲穴直下2寸，大腿根部，耻骨结节的下方，长收肌外缘。取穴施以点、揉、拨法，可调经止带、通利下焦，主治月经不调、赤白带下、阴部瘙痒、腰腿疼痛、下肢痉挛等病症。

足五里穴

大腿内侧，当气冲穴直下3寸，大腿根部，耻骨结节的下方，长收肌的外缘。取穴施以点、揉、抠、拨法，可行气提神、通利水道。

曲泉穴

人体膝内侧，屈膝，当膝内侧端，胫骨内侧髁的后缘，半腱肌、半膜肌止端的前缘凹陷处。取穴施以点、揉、掐法，主治月经不调、痛经、白带增多、阳痿、头痛目眩、膝髌肿痛等病症。

中封穴

太冲穴

20

督脉 阳脉之海

督脉是人体奇经八脉之一，总督一身之阳经，六条阳经都与督脉交会于大椎穴。督脉有调节阳经气血的作用，故称为"阳脉之海"，主生殖功能，特别是男性生殖功能。该经脉发生病变，主要表现为脊柱强直、角弓反张、头痛、项强、眩晕、癫痫、癃闭、遗溺、痔疾、女性不孕等病症。

● 循行路线

督脉起于胞中，下出会阴，后行于腰背正中，循脊柱上行，经项部至风府穴，进入脑内，再回出上至头项，沿头部正中线，经头顶、额部、鼻部、上唇，到唇系带处。途经长强、命门、身柱、大椎、哑门、风府、百会、神庭、水沟等28穴。

● 循经取穴

长强穴 位于人体的尾骨端下，当尾骨端与肛门连线的中点处。取穴施以点、揉、拨法，可通任督、调肠腑，促进直肠收缩，主治便秘、腹泻、痔疮、阳痿、癫痫等病症。

命门穴 位于人体腰部的后正中线上，肚脐的正后方，第二腰椎棘突下凹陷处。取穴施以点、按、揉法，可固本培元，主治头痛、腰痛、腰扭伤、坐骨神经痛、阳痿、月经不调等病症。

身柱穴 人体后背部，当后正中线上，第三胸椎棘突下凹陷处。取穴施以点、按、揉法，主治气喘、感冒、咳嗽、肺结核、脊背强痛等病症。

大椎穴 位于人体的颈部下端，第七颈椎棘突下凹陷处即是。取穴施以点、按、揉法，可解表通阳、醒脑宁神，主治感冒、头痛、肩背痛、咳嗽、气喘、中暑、支气管炎等病症。

风府穴 人体头部，后发际正中直上1寸，枕外隆凸直下凹陷中即是该穴。取穴施以点、按、揉法，主治头痛、晕眩、咽喉肿痛、感冒发热、癫狂、癔病、悲恐惊悸、颈项强痛等病症。

百会穴 位于人体头部，当前发际正中直上5寸，或头顶正中线与两耳尖端连线的交点处。取穴施以点、按、揉法，可开窍宁神、平肝息风、升阳固脱，主治失眠、神经衰弱、头痛、眩晕、高血压、鼻孔闭塞等病症。

神庭穴 该穴位于人体的头部，当前发际正中直上0.5寸即是。取穴施以点、按、揉法，主治头晕眼花、呕吐、鼻流清涕、急性鼻炎、失眠、惊悸等病症。

水沟穴 人体上唇中上部，人中沟的上1/3与中1/3的交点。取穴施以掐法，可开窍清热、宁神利腰，主治休克、昏迷、中暑、颜面水肿、晕车、晕船、失神、急性腰扭伤等病症。

经络解析

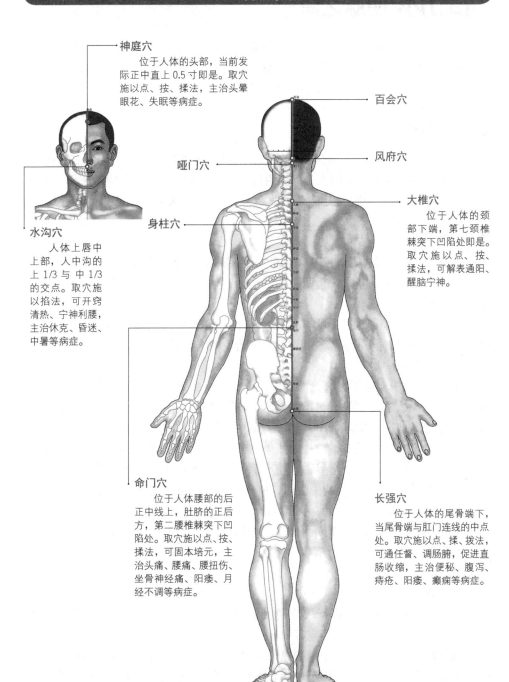

神庭穴
位于人体的头部，当前发际正中直上 0.5 寸即是。取穴施以点、按、揉法，主治头晕眼花、失眠等病症。

水沟穴
人体上唇中上部，人中沟的上 1/3 与 中 1/3 的交点。取穴施以掐法，可开窍清热、宁神利腰，主治休克、昏迷、中暑等病症。

哑门穴

身柱穴

百会穴

风府穴

大椎穴
位于人体的颈部下端，第七颈椎棘突下凹陷处即是。取穴施以点、按、揉法，可解表通阳、醒脑宁神。

命门穴
位于人体腰部的后正中线上，肚脐的正后方，第二腰椎棘突下凹陷处。取穴施以点、按、揉法，可固本培元，主治头痛、腰痛、腰扭伤、坐骨神经痛、阳痿、月经不调等病症。

长强穴
位于人体的尾骨端下，当尾骨端与肛门连线的中点处。取穴施以点、揉、拨法，可通任督、调肠腑，促进直肠收缩，主治便秘、腹泻、痔疮、阳痿、癫痫等病症。

任脉 阴脉之海

任脉是人体的奇经八脉之一，它与全身所有阴经相连，调节全身阴经经气，也被称为"阴脉之海"。其病症即以下焦、产育为主，任脉主治遗尿、遗精、小腹胀痛、胃痛、呃逆、舌肌麻痹、各种疝气病、带下病、女性小腹结块等病症。

● 循行路线

此经脉起始于胞中，下出会阴，经阴毛部，沿腹部和胸部正中线上行，经过咽喉，到达下唇内，环绕口唇，并向上分行至两目下。途经会阴、曲骨、中极、关元、气海、阴交、神阙、下脘、中脘、上脘、巨阙、膻中、璇玑、天突、廉泉、承浆等24穴。

● 循经取穴

会阴穴 在肛门和阴囊根部（女性是大阴唇后联合）连线的中点处。取穴施以按、揉法，可醒神镇惊、通调二阴，主治溺水窒息、产后昏迷、性功能障碍、生殖系统疾病。

中极穴 该穴位于人体下腹部前正中线上，当脐中下4寸处。取穴施以点、按、揉、震法，可助气化、调胞宫、利湿热，主治遗精、阳痿、早泄、月经不调、痛经、带下、子宫脱垂等病症。

关元穴 位于人体下腹部，前正中线上，当脐中下四指横宽，即3寸的位置。取穴施以点、按、揉、颤法，可培肾固本、调气回阳，主治阳痿、早泄、月经不调、痛经、崩漏、带下、不孕、小便频繁等病症。

阴交穴 人体的下腹部，前正中线上，当脐中下1寸。取穴施以点、按、揉法，可调经止带、利水消肿，主治腹痛、泄泻、疝气、小便不利、带下等病症。

神阙穴 该穴位于人体的中腹部，脐中央即是。取穴施以点、按、揉、颤法，可温阳固脱、健运脾胃，主治小儿泻痢、急慢性肠炎、肠鸣、腹痛、中暑等病症。

上脘穴 人体上腹部，前正中线上，当脐中上5寸。取穴施以点、按、揉法，可和胃降逆、化痰宁神，主治反胃、呕吐、胃痛、腹胀、腹痛、咳嗽痰多、膈肌痉挛、肠炎等病症。

膻中穴 人体的胸部，前正中线上，两乳头之间连线的中点即是该穴。取穴施以点、按、揉、推法，可行气降逆、宽胸利膈，主治支气管哮喘、支气管炎、心悸心烦、乳腺炎、肋间神经痛等病症。

廉泉穴 人体颈部，当前正中线上，结喉上方，舌骨上缘凹陷处。取穴施以点、揉、推法，主治舌下肿痛、舌干口燥、喉痹、哮喘、消渴、吞咽困难等病症。

承浆穴 位于人体的面部，当颏唇沟的正中凹陷处。取穴施以点、按、揉法，主治口眼歪斜、面肿牙痛、口腔溃疡、癫痫、糖尿病等病症。

经络解析

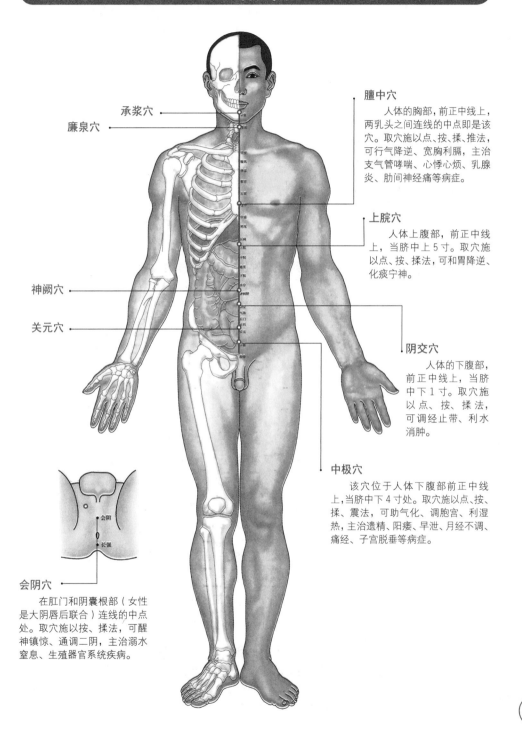

承浆穴

廉泉穴

神阙穴

关元穴

膻中穴
　　人体的胸部,前正中线上,两乳头之间连线的中点即是该穴。取穴施以点、按、揉、推法,可行气降逆、宽胸利膈,主治支气管哮喘、心悸心烦、乳腺炎、肋间神经痛等病症。

上脘穴
　　人体上腹部,前正中线上,当脐中上5寸。取穴施以点、按、揉法,可和胃降逆、化痰宁神。

阴交穴
　　人体的下腹部,前正中线上,当脐中下1寸。取穴施以点、按、揉法,可调经止带、利水消肿。

中极穴
　　该穴位于人体下腹部前正中线上,当脐中下4寸处。取穴施以点、按、揉、震法,可助气化、调胞宫、利湿热,主治遗精、阳痿、早泄、月经不调、痛经、子宫脱垂等病症。

会阴

长强

会阴穴
　　在肛门和阴囊根部(女性是大阴唇后联合)连线的中点处。取穴施以按、揉法,可醒神镇惊、通调二阴,主治溺水窒息、生殖器官系统疾病。

22

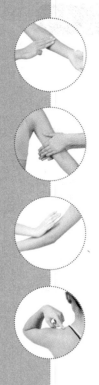

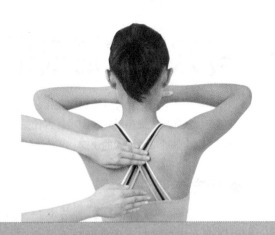

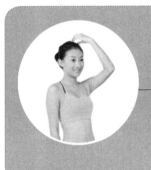

第三章
推拿专家指点你的家庭推拿之路

中医理论与人体经穴构筑了推拿疗法的框架与基础，而相关技术、实战窍门的掌握与领悟，才是人们真正通向应用的进阶之路。本章从实际应用出发，介绍了推拿专家在无数推拿实践过程中所总结出的各种精准便捷取穴法，以及推拿力度控制方面的体悟与经验。此外，还介绍了推拿辅助工具、介质、常用体位，并分别讲解了放松类、拍击类、点穴类、活动关节类、常规部位、小儿推拿、正骨推拿等常用的技术手法。

23

寻穴定位速成指南 快速准确取穴的诀窍

潜藏于人体的穴位与经络纵横交错、星罗棋布，对于不熟悉它们的人来说，快速寻找与准确定位就如同大海捞针一般困难。古代先贤们在不断地摸索与实践积累过程中，逐步总结出以下几个快速准确取穴的诀窍。

● 标志参照法

固定标志 人体的体表骨节突起、肌肉凹陷、皮肤褶皱等就像一个个指路标引导着人们快速、准确地找到目标穴位。如关节、眉毛、指甲、乳头、肚脐等都是常见判断穴位的标志。

活动标志 不同于时刻存在与显现的固定标志，人体部分关节、肌肉、肌腱、皮肤在经过相应动作姿势之后会显现出一定的突起、凹陷、褶皱等变化与痕迹，人们可以寻迹这些活动着的标志确定某些穴位的具体位置，如在颧骨弓下线凹陷处，张口有骨隆起、闭口凹陷的是下关穴等。

● 身体度量法

当寻找一些与标志参照物距离较远的穴位时，标志参照的准确度、实用性已被渐渐模糊或减小，这时就出现了一个相对更为准确与实用的身体度量法。它利用人体的部位以及线条作为简单的参考度量，将特定的人体部位均分成若干等份（也称作骨度分寸），再以人体自身的手指作为量取距离的尺度，即中医里的"同身寸"一说，从而准确地确定具体穴位的位置。需要注意的是，人有高矮胖瘦，其各自的骨节也有着长短不同，虽然两人同时各测得 1 寸长度，但实际距离却可能是不同的，因此在具体应用"同身寸"测量时，应遵循自测自身的原则。

手拇指横宽：拇指指间关节横宽 1 寸，为 1.5~2 厘米。

二指尺寸法：并拢的食指和中指指幅横宽 1.5 寸，为 2~3 厘米。

三指尺寸法：并拢的食指、中指和无名指指幅横宽 2 寸，约 6 厘米。

四指尺寸法：并拢的食指到小指指幅横宽 3 寸，约 7 厘米。

● 徒手寻穴法

触摸法 以拇指指腹或其他四指手掌触摸皮肤，如果感觉到皮肤有粗糙感，或是会有尖刺般的疼痛，或是有硬结，那可能就是穴位所在。

抓捏法 以食指和拇指轻捏感觉异常的皮肤部位，前后揉一揉，当揉到经穴部位时，感觉会特别疼痛，而且身体会自然地抽动想逃避。

按压法 用指腹轻压皮肤圈揉，对于在抓捏皮肤时感到疼痛想逃避的部位以按压法确认，如果指头碰到有点状、条状的硬结就可确定是经穴的所在位置。

快速准确地寻找穴位

标志参照法

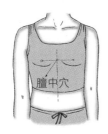

膻中穴

固定标志

人体体表骨节突起、肌肉凹陷、皮肤褶皱等都可作为固定参照点，如膻中穴位在左右乳头中间的凹陷处。

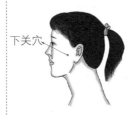

下关穴

活动标志

依据人体特定动作而在体表显露的痕迹确定穴位，如在颧骨弓下线凹陷处，张口有骨隆起，闭口凹陷的是下关穴。

身体度量法

身体度量法利用人体的部位以及线条作为简单的参考度量，将特定的人体部位均分成若干等份，再以人体自身的手指作为量取距离的尺度，即中医里的"同身寸"一说，从而准确地确定具体穴位的位置。

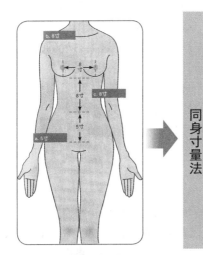

同身寸量法

拇指指间关节横宽1寸，为1.5~2厘米。

并拢的食指和中指指幅横宽1.5寸，为2~3厘米。

并拢的食指、中指和无名指指幅横宽2寸,约6厘米。

并拢的食指到小指指幅横宽3寸，约7厘米。

徒手寻穴法

触摸法	以拇指指腹或其他四指手掌触摸皮肤，感到皮肤粗糙或是会有尖刺般的疼痛，或是有硬结，即可能是穴位所在
抓捏法	以食指和拇指轻轻捏揉感觉异常的皮肤部位，经穴位置的痛感明显，且身体会自然地抽动而逃避
按压法	以指腹轻压皮肤圈揉，对于抓捏皮肤时感到疼痛想逃避的部位以按压法确认，经穴所在位置的指头触感常有点状、条状的硬结

(23)

恰到好处的学问 推拿力度的完美控制

推拿疗法是借助于外力直接作用于人体损伤或其他特定部位，通过特定的手法、力度、用力方向、用力频率与持续时间的把握来调整人体机体的功能以达到调节人体生理、病理的变化，进而达到治病强身的目的，而恰如其分地控制推拿的力度则成为推拿疗法一门学问。

● 力度的轻与重

推拿手法、用力的方向、频率以及持续时间，都可以在了解和熟悉后较为轻松地掌握，唯有推拿力度的把握较为复杂和困难，不知从何谈起。推拿的力度过轻，会对人体不产生任何作用，而力度过重，又会对人体产生不良影响，可见推拿力度的完美控制对于人们来说就变得尤为重要。

根据推拿力度的大小，可分为最轻、较轻、适中、较重、最重五个较为模糊的等级。其中最轻的力度可达皮毛，承受者会感到舒适柔和，通常用来松弛神经、放松肌肉以及推拿前后阶段的身心放松；较轻的力度可达血脉，承受者会有温暖、舒适、酸胀之感，通常用来疏通经络、行气活血；适中的力度可达肌肉，承受者会有酸胀、压迫之感，但可忍受，推拿之后会有浑身畅快之感，这类力度的使用较为常见，通常用来解痉止痛；较重的力度可达筋腱或脏腑之间，承受者会有明显的酸胀、压迫、放射之感，通常用来解除粘连、调理经络；最重的力度可达骨骼，这类力度的推拿手法使用并不多见，讲究对大力的控制与力度的突然爆发，主要应对于各类正骨推拿，因其对施术者的技术、经验、临场应变能力要求较高，所以具体应用时须谨慎。

● 力度的辨证施与

推拿施术者对于力度的完美掌控除了取决于其自身的能力以外，推拿承受者性别、年龄、体质状况、病症轻重缓急、损伤部位深浅的辨证判断更是一切诊断治疗、施术策略、具体操作的根基。如应对老人、幼儿或身体劳累、虚弱者，推拿力度宜轻，而成年人、身体强壮者推拿力度可适当加重；应对人体损伤、病症初期时，推拿力度宜轻，而人体损伤、病症晚期时，推拿力度可适当加重；应对人体较为敏感的部位或穴位时，推拿力度宜轻，而其他一般部位或穴位的推拿力度可适当加重；应对有较长病史的慢性病患者，推拿力度宜轻，而病症反应较急患者的推拿力度可适当加重。

总体上，推拿的力度要做到平稳均匀、连贯有效、轻重相宜。稍重的力度必须要以承受者的耐受程度为限，不可过高。

推拿的力度掌控

不同推拿力度的效果

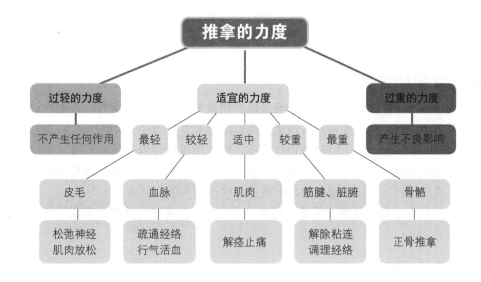

推拿的力度

- 过轻的力度 —— 不产生任何作用
- 适宜的力度
  - 最轻
  - 较轻
  - 适中
  - 较重
  - 最重
- 过重的力度 —— 产生不良影响

- 皮毛 —— 松弛神经 肌肉放松
- 血脉 —— 疏通经络 行气活血
- 肌肉 —— 解痉止痛
- 筋腱、脏腑 —— 解除粘连 调理经络
- 骨骼 —— 正骨推拿

推拿力度的辨证判断

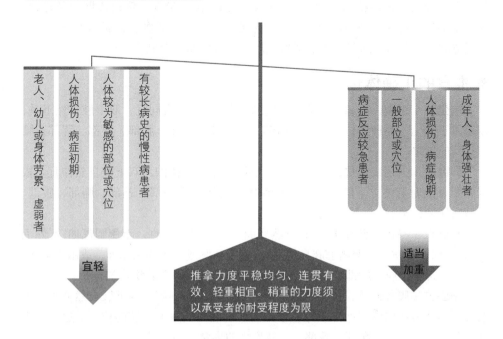

宜轻
- 老人、幼儿或身体劳累、虚弱者
- 人体损伤、病症初期
- 人体较为敏感的部位或穴位
- 有较长病史的慢性病患者

推拿力度平稳均匀、连贯有效、轻重相宜。稍重的力度须以承受者的耐受程度为限

适当加重
- 病症反应较急患者
- 一般部位或穴位
- 人体损伤、病症晚期
- 成年人、身体强壮者

24

借力而行，因势施导 推拿辅助用品与体位

在人们进行人体经络穴位推拿的过程中，特别是自我推拿时，合理地借助一些身边常见的用具和推拿介质来辅助推拿，不但可以帮忙达到准确、有效地刺激穴位与反射区，还能在一定程度上提升推拿的效果，从而起到事半功倍的作用。

● 推拿辅助工具

圆珠笔 材质坚硬且细长的东西最适合用来做穴位点揉的道具。手指尽可能地握住笔的前端，用笔头指点或按压穴位。注意不要使用过于尖锐的笔尖部位。

梳子 紧握梳子把柄轻轻地拍打头皮，或者用梳子缓慢地梳理头发。拍打时一开始先慢慢地、轻轻地，再逐渐增加强度，其技巧要有节奏感，此种手法能促进头部血液循环，消除头部、眼部的疲劳。应选用木质、宽齿梳子为佳。

此外还有牙刷、牙签、叉子、雨伞、毛巾、高尔夫球、核桃等市场常见各类推拿用具。

● 推拿介质

推拿介质又称推拿润滑剂，总体上可分为粉剂、油剂、水剂和酒剂四类，用以减少推拿时皮肤之间的摩擦或兼具一定的药物疗效。如可润滑皮肤的滑石粉、爽身粉，静气安神的精油，消肿止痛的红花油，温经散寒、润滑皮肤的冬青膏，加强手部热力透入的香油，温热散寒的葱姜汁，行气、活血、止痛的木香水，清凉退热的洁净凉水，通经活络、活血祛风、除湿散寒的白酒等。

● 推拿的正确体位

端坐位：正坐，屈膝、屈髋各90度，双脚分开与肩同宽，双上肢自然下垂，双手置于膝上。此种体位适用于头面部、颈项部、肩部、胸部、胁部、背部、腰部疾病的推拿。

仰卧位：去枕或低枕，面部朝上，上肢自然置于体侧，双下肢自然伸直。根据需要可随时调整上下肢的位置。此种体位适用于头面部、颈部、胸部、腹部、下肢疾病的推拿。

侧卧位：身体一侧在下;双腿自然屈曲，或下侧腿伸直，上侧腿屈曲;下侧上肢屈肩、屈肘各90度,上侧上肢自然垂直,置于体侧或撑于体前床面。适用于头部、颈部、肩部、上肢、胸部、胁部、背部、腰部、髋部、下肢疾病的推拿。

俯卧位：腹部向下，去枕，面部朝下，或头歪向一侧，双下肢自然伸直，上肢置于体侧或屈肘置于面部下方，根据需要可随时调整上下肢的位置。适用于头部、颈项部、背部、腰部、臀部、下肢疾病的推拿。

推拿的预先准备与基本体位

推拿的辅助工具

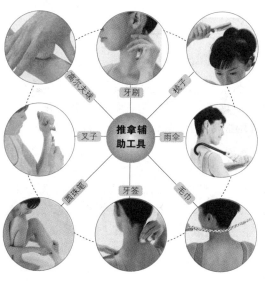

推拿辅助工具

高尔夫球　牙刷　梳子　叉子　雨伞　圆珠笔　牙签　毛巾

常用推拿介质

粉剂▶ 润滑皮肤的滑石粉、爽身粉。

水剂▶ 温热散寒的葱姜汁；行气、活血、止痛的木香水；清凉退热的洁净凉水。

油剂▶ 静气安神的精油；消肿止痛的红花油；温经散寒、润滑皮肤的冬青膏；加强手部热力透入的香油。

酒剂▶ 通经活络、活血祛风、除湿散寒的白酒。

推拿的体位

端坐位推拿

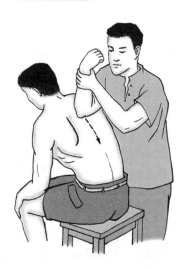

仰卧位推拿

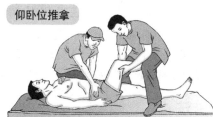

侧卧位推拿

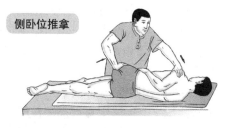

俯卧位推拿

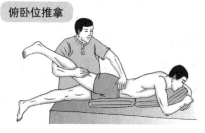

第三章　推拿专家指点你的家庭推拿之路

25

推拿放松类手法 缓和紧张，舒筋活络

推拿放松类手法是人们借助指、掌、肘等部位作用于人体特定穴位与部位，通过不同的手法来达到缓和紧张、舒筋活络的功效。

● 擦法

用手指或手掌着力于一定部位上，顺指尖方向直线擦动皮肤，去而不返，力度轻柔，多次擦动可使患者体表产生一定热度，具有行气活血、疏通经络、消肿止痛、健脾和胃、温阳散寒的作用。常用擦法有指擦法、掌擦法和鱼际擦法。

● 揉法

是指用手指、掌根、手掌大鱼际或全掌螺纹面部分，着力于体表施术部位上，做轻柔和缓的回旋揉动。揉法轻柔缓和，刺激量小，适用于全身各部位，具有宽胸理气、消积导滞、活血化淤、消肿止痛、祛风散寒、舒筋活络、缓解痉挛等作用。

● 拿法

"捏而提起谓之拿"，是指以拇指与食指、中指或拇指与其他四指相对用力，呈钳形，持续而又有节奏地提捏或捏揉肌肤。拿法包括三指拿、四指拿、五指拿三种，多适用于颈项、肩部、腋下及四肢部位。拿法刺激较强，常应用于较厚的肌肉筋腱，具有祛风散寒、通经活络、行气开窍、解痉止痛、去淤生新等作用。

● 推法

以指、掌、拳、肘着力于人体体表特定穴位或患处上，进行单方向的直线或弧形推动的方法，称为推法。用拇指桡侧缘或食指、中指螺纹面在按摩部位做直线单方向动作，称为直推法，动作要求轻快而连续；平推法是推法中用力较重的一种手法，动作要求用力放稳，速度放缓；分推法是指作用力方向朝两侧同时推进；合推法是指利用手掌根部或手指推拿面积较大或需加强效果时，以双手交叉重叠的方式推压；旋推法则是指推拿作用力在旋转揉动同时保持向前推压。推法可在人体各部位使用，具有行气活血、疏通经络、舒筋理肌、消积导滞等作用。

● 搓法

用双手掌面夹住肢体或用单手、双手掌面着力于施术部位，交替搓动或往返搓动，叫做搓法。夹搓法是以两手掌面夹住需按摩部位，以肘关节和肩关节为支点，前臂与上臂部发力，做相反方向的快速搓动，并同时做上下往返的动作。

推拿放松类常用手法

擦法

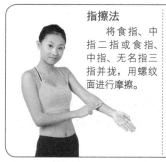

指擦法
　　将食指、中指二指或食指、中指、无名指三指并拢，用螺纹面进行摩擦。

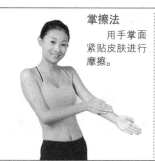

掌擦法
　　用手掌面紧贴皮肤进行摩擦。

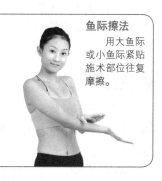

鱼际擦法
　　用大鱼际或小鱼际紧贴施术部位往复摩擦。

揉法

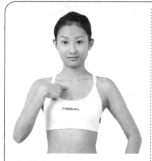

指揉法
　　用拇指、食指、中指的指端或螺纹面垂直向特定部位按揉。

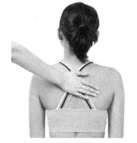

掌揉法
　　用手掌大鱼际或掌根着力于施术部位做轻柔缓和的揉动。

搓法

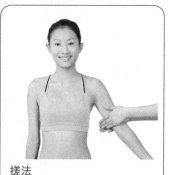

搓法
　　用双手掌面夹住肢体或用单手、双手掌面着力于施术部位，做交替搓动或往返搓动。

推法

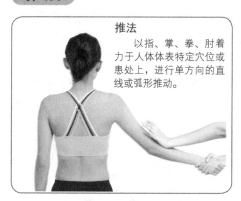

推法
　　以指、掌、拳、肘着力于人体体表特定穴位或患处上，进行单方向的直线或弧形推动。

拿法

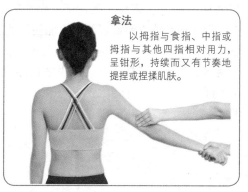

拿法
　　以拇指与食指、中指或拇指与其他四指相对用力，呈钳形，持续而又有节奏地提捏或捏揉肌肤。

26

推拿拍击类手法 松缓肌筋，理气活血

推拿拍击类手法是人们借助指、掌、拳等部位作用于人体特定穴位与部位，通过不同的手法来达到松缓肌筋、理气活血的功效。

● 拍法

拍法是指用单手平掌、空心掌或双手合掌的方式，以手掌掌面、掌缘、掌背或小指及尺侧部位着力，附着于人体体表的穴位或患处，进行平稳而有节奏的反复拍打动作。

拍法主要作用于人体肩背、腰臀及下肢部，具有舒筋活络、行气活血、解除痉挛、促进毛细血管扩张等作用。

根据手法姿势与着力部位的不同，拍法主要分为平掌拍击法、空心掌拍击法、掌背拍击法、侧掌拍击法、合掌拍击法等。通常用来治疗人体四肢麻木、半身不遂、肌肉萎缩、风湿性疼痛、局部反应迟钝、肌肉痉挛等病症。

● 击法

击法是指用手指、手掌、拳头，运用不同的手法对人体穴位或特定部位进行反复弹、叩、剁、敲等动作。

击法可作用于人体各部，具有舒筋通络、调和气血、提神醒脑、缓解疲劳等作用，常在推拿疗法结束时使用。

指击法是指用手指的末端着力反复叩击，多用于头部，指击法的操作力度与频率应根据部位以及所需效果的不同而不同，一般施与头部的指击法力度舒适柔和、频率较快，施与胸腹腰背及四肢的指击法则根据所需效果可适当加力。拳击法是指施术者手握空拳或实拳，以拳背或小鱼际侧反复击打，根据实际情况与考虑效果的不同，也可以结合掌的手法，如隔掌拳击或掌拳交替拍击，有的时候也称之为"捶打"，多用于腰背部，由于拳击法的刺激强度较大，为以防不良后果，人体胸腹和其他重要器官部位不能使用此法。小鱼际击法是指施术者将手掌伸直，以单手或双手小鱼际部位着力于人体反复击打，多用于腰背、下肢部。掌击法是指施术者将手指自然松开，以手掌根部着力于特定部位反复击打，多用于腰臀和下肢部。

推拿拍击类常用手法

拍法

　　拍法是指用单手平掌、空心掌或双手合掌的方式，以手掌掌面、掌缘、掌背或小指及尺侧部位着力，附着于人体体表的穴位或患处，进行平稳而有节奏的反复拍打动作。

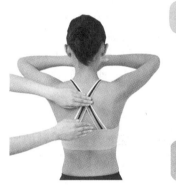

平掌拍击法　空心掌拍击法　掌背拍击法　侧掌拍击法　合掌拍击法

▼

作用于人体肩背、腰臀及下肢

▼

舒筋活络、行气活血、解除痉挛、扩张毛细血管

▼

治疗四肢麻木、半身不遂、肌肉萎缩、风湿性疼痛、局部反应迟钝、肌肉痉挛

击法

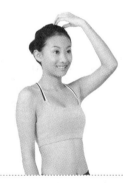

指击法
　　指击法是指用手指的末端着力反复叩击体表，根据具体位置的不同灵活掌握力度与频率。

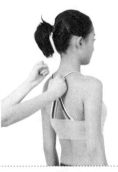

拳击法
　　拳击法是指施术者手握空拳或实拳，以拳背或小鱼际侧反复击打，刺激强度较大。

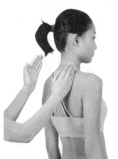

小鱼际击法
　　小鱼际击法是指施术者将手掌伸直，以单手或双手小鱼际部位着力于人体反复击打。

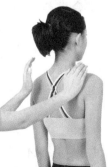

掌击法
　　掌击法是指施术者将手指自然松开，以手掌根部着力于特定部位反复击打。

推拿点穴类手法 刺激穴位，疏通经络

推拿点穴类手法是人们借助指、拳、肘以及其他辅助点穴工具，通过不同的手法与方式达到刺激穴位、疏通经络的功效。

● 点法

用指端或屈曲的指间关节部着力，持续点压，刺激患者的某些穴位，称为点法。点法作用面积小，刺激大，适用于全身穴位，具有疏通经络、活血止痛、开通闭塞、调理脏腑等作用。拇指点法是指以拇指指端按压体表穴位的方法；屈指点法是指弯曲手指时，用拇指指间关节桡侧或食指近侧指间关节点压施术部位的点穴方法。

● 摩法

是指用手指或手掌在身体特定部位以腕关节为主动，做逆时针或顺时针的回旋摩动，或直线往返摩动。摩法是推拿手法中最轻柔的一种，力度仅仅限于皮肤及皮下，常应用于胸腹与四肢部。具有理气和中、消积导滞、祛淤消肿、健脾和胃、清肺排浊等作用。

● 按法

这是最常用的推拿手法，是以手指、手掌置于人体体表之上，先轻后重，逐渐用力向下压某个部位或穴位。常与揉法结合，具有安心宁神、镇静止痛、开闭通塞、放松肌肉、矫正畸形等作用。其中，指按法是用拇指、食指、中指的指端或螺纹面垂直向穴位或局部做定点穴位按压；掌按法是利用手掌根部、手指合并或双手交叉重叠的方式，针对定点穴位进行自上向下的按压；肘按法是将肘关节弯曲，用肘端突出的尺骨鹰嘴针对定点穴位施力按压，刺激性较强。

● 捏法

以拇指和其他手指对合相向用力，均匀地捏拿皮肉，称为捏法。适用于头颈、腰背及四肢，具有舒筋活络、行气活血、消积化淤、调理脾胃等作用。其中，用拇指指腹和中指中节桡侧面相对用力，将肌肉提起做一捏一放动作，称之为"两指捏法"；用拇指直面顶住皮肤，食指和中指在前按压，三指同时用力提拿肌肤，双手交替向前移动，称之为"三指捏法"。

● 掐法

用拇指指尖着力，重按穴位而不刺破皮肤的方法，称为掐法，也叫切法、抓法。本法适用较敏锐的穴位，具有开窍醒脑、回阳救逆、调和阴阳、疏通经络等作用。

推拿点穴类常用手法

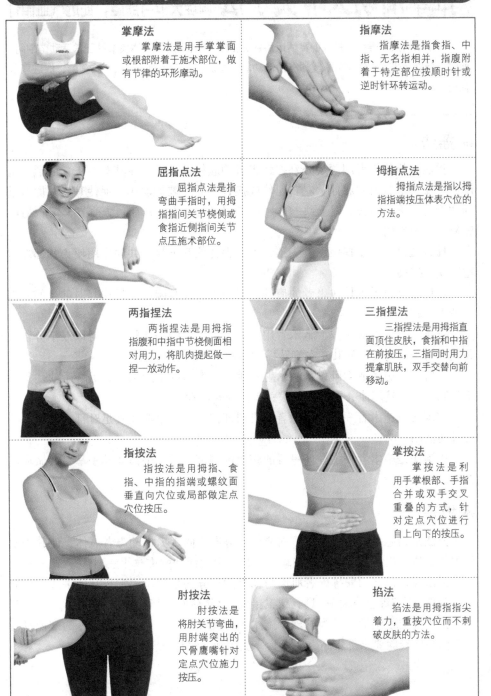

掌摩法
掌摩法是用手掌掌面或根部附着于施术部位，做有节律的环形摩动。

指摩法
指摩法是指食指、中指、无名指相并，指腹附着于特定部位按顺时针或逆时针环转运动。

屈指点法
屈指点法是指弯曲手指时，用拇指指间关节桡侧或食指近侧指间关节点压施术部位。

拇指点法
拇指点法是指以拇指指端按压体表穴位的方法。

两指捏法
两指捏法是用拇指指腹和中指中节桡侧面相对用力，将肌肉提起做一捏一放动作。

三指捏法
三指捏法是用拇指直面顶住皮肤，食指和中指在前按压，三指同时用力提拿肌肤，双手交替向前移动。

指按法
指按法是用拇指、食指、中指的指端或螺纹面垂直向穴位或局部做定点穴位按压。

掌按法
掌按法是利用手掌根部、手指合并或双手交叉重叠的方式，针对定点穴位进行自上向下的按压。

肘按法
肘按法是将肘关节弯曲，用肘端突出的尺骨鹰嘴针对定点穴位施力按压。

掐法
掐法是用拇指指尖着力，重按穴位而不刺破皮肤的方法。

28

29

推拿活动关节类手法 调理关节与筋腱，促进气血循行

推拿活动关节类手法是人们灵活运用各类推拿手法，在人体肢体关节的正常活动范围内，通过屈伸旋转等方式使关节恢复原有活动功能的手法，能够起到调理关节与筋腱、促进气血循行的功效。

● 摇法

摇法是指施术者用两手分别握住患者的肢体关节，并在其关节正常的活动范围内，使关节做前后屈伸、左右屈伸或换转摇晃等被动动作，促使其恢复原有活动功能的手法。摇法适用于颈、项、肩、腰及四肢关节，具有润滑关节、松解粘连、整复错位等作用。

摇颈法是以一手扶住患者头顶，另一手托住其下颊，共同作用使头颈部左右适度换转摇动。

摇肩法是以一手扶住患者的肩部，另一手握住其腕部或托住其肘部，使肩部关节做环转活动。

摇腰法是患者取坐位，施术者用双腿夹住患者的一条腿，同时以双手分别扶住其两肩，共同发力使其左右旋转摇动。

摇髋法是患者取仰卧位，施术者一手托住患者的足跟部位，另一手扶住其膝部使膝关节自然屈曲，再发力使髋关节做环转活动。

摇踝法是施术者一手托住患者的足跟部位，另一手握住其足趾部，使踝关节做环转活动。

摇腕法是施术者一手握住患者的腕上部固定，另一手握住其手掌，并做环转摇动。

● 扳法

扳法是指施术者用双手反方向或同一方向协同用力扳动患者肢体，使其受术的关节部位在正常活动范围内被动达到最大限度活动的推拿手法。

扳法操作前必须安排患者肌肉与韧带的充分放松阶段，常与其他手法配合应用于颈部、腰部等全身关节，具有纠正错位、解除粘连、通利关节、舒筋活络等作用。

由于此类手法活动较为剧烈，施术者对关节活动范围、发力程度的掌控以及丰富的临床经验要求都较高，所以具体应用须谨慎行事。

推拿活动关节类常用手法

摇法

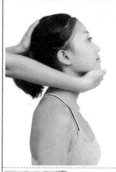

摇颈法
摇颈法是以一手扶住患者头顶，另一手托住其下颊，共同作用使头颈部左右适度换转摇动。

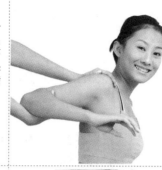

摇肩法
摇肩法是以一手扶住患者的肩部，另一手握住其腕部或托住其肘部，使肩部关节做环转活动。

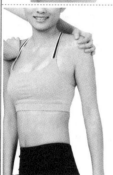

摇腰法
摇腰法是患者取坐位，施术者用双腿夹住患者的一条腿，同时以双手分别扶住其两肩，共同发力使其左右旋转摇动。

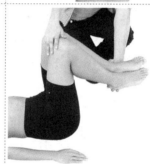

摇髋法
摇髋法是患者取仰卧位，施术者一手托住患者的足跟部位，另一手扶住其膝部使膝关节自然屈曲，再发力使髋关节做环转活动。

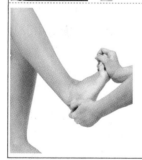

摇踝法
摇踝法是施术者一手托住患者的足跟部位，另一手握住其足趾部，使踝关节做环转活动。

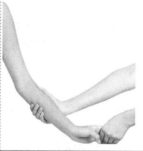

摇腕法
摇腕法是施术者一手握住患者的腕上部固定，另一手握住其手掌，并做环转摇动。

扳法
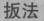

注意事项：扳法操作前，必须让患者的肌肉与韧带处于充分放松的状态，由于此类手法活动较为剧烈，施术者对关节活动范围、发力程度的掌控以及丰富的临床经验要求都较高，所以具体应用须谨慎行事。

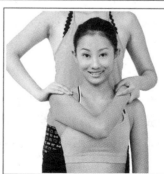

扳法
扳法是指施术者用双手反方向或同一方向协同用力扳动患者肢体，使其受术的关节部位在正常活动范围内被动达到最大限度活动的推拿手法。

(29)

常规部位推拿手法 海纳百川，形意为先

人们在进行推拿活动与总结过程中，发现某些独立或复合性推拿手法对于人体特定穴位或部位有着显著的功效，于是将其区分、整理出来，就形成了所谓的常规部位推拿手法。

这些功效显著、各有所长、形态各异的推拿手法被人们赋予了许多灵动形象而又趣味横生的名称，依据其应用部位的不同简略介绍如下：

● 头部

一指禅推法 以拇指指端、螺纹面或偏峰着力于施术部位，沉肩、垂肘、悬腕，透过腕关节的摆动和拇指关节的屈伸活动来回推动。此法适用于头部、胸背与四肢的穴位，具有舒筋活血、调和营卫、祛淤消积、健脾和胃、温通经络等作用。

双运太阳法 以两手拇指指腹按压于面部两侧的太阳穴并做环形推揉。此法力度宜轻，具有通经活络、安神醒脑等作用。

● 颈部

二龙戏珠法 以单手拇指、食指指腹相对而向，虚力捏揉颈部喉结的两侧。此法力度宜轻，具有疏通经络、消炎止痛、解除咽喉不适的作用。

● 肩部

捏拿肩井法 以双手或单手反复捏拿肩部肌肉与肩井穴。此法力度适中，具有调理经络、舒筋活血、缓解肌肉紧张的作用。

● 躯干部

开胸理气法 以双手掌面轻按于人体胸部正中线，然后分别沿着肋部间隙向双侧同时分推。此法具有疏通经络、调和气血、舒肝宣肺的作用。

顺藤摸瓜法 以单手手掌着力于人体后侧，沿颈部后侧、脊柱及两侧膀胱经、下肢后侧至足跟部的线路上由上而下直推，力度舒适，取顺藤摸瓜之形而得名。具有舒筋活血、调和气血的作用。

● 四肢部

喜鹊搭桥法 以单手拇指、食指的指尖着力于受术者指甲双侧的经络部位依次捏拿点压。此法刺激感略强，有疏通经络、调和气血、散风开窍之效。

阴阳抱膝法 以双手掌心分别按抚于受术者膝关节内外两侧，并一张一弛有节奏地做环形揉按。此法具有通络活血、散风止痛的作用。

常规部位推拿手法

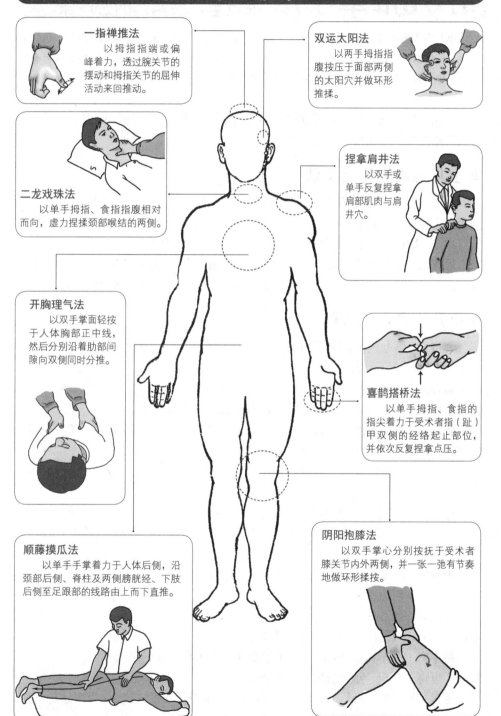

一指禅推法
　　以拇指指端或偏峰着力，透过腕关节的摆动和拇指关节的屈伸活动来回推动。

双运太阳法
　　以两手拇指指腹按压于面部两侧的太阳穴并做环形推揉。

二龙戏珠法
　　以单手拇指、食指指腹相对而向，虚力捏揉颈部喉结的两侧。

捏拿肩井法
　　以双手或单手反复捏拿肩部肌肉与肩井穴。

开胸理气法
　　以双手掌面轻按于人体胸部正中线，然后分别沿着肋部间隙向双侧同时分推。

喜鹊搭桥法
　　以单手拇指、食指的指尖着力于受术者指（趾）甲双侧的经络起止部位，并依次反复捏拿点压。

顺藤摸瓜法
　　以单手手掌着力于人体后侧，沿颈部后侧、脊柱及两侧膀胱经、下肢后侧至足跟部的线路由上而下直推。

阴阳抱膝法
　　以双手手心分别按抚于受术者膝关节内外两侧，并一张一弛有节奏地做环形揉按。

30

小儿推拿手法 准爸爸、准妈妈的必修课

　　小儿推拿虽然与成人推拿相差不大，都是以取穴和手法来达到强身祛病的目的，但是由于小儿形体弱小，血气未充，脏腑柔嫩，因此具体的手法又和成人有所差异。即便两者有的手法名称一致，其动作及作用也均有不同，在取穴上也与成人推拿有着一定的区别。

　　小儿皮肤娇嫩，在使用手法时要取姜汁、葱白头汁、酒精等作为润泽剂，以加强治疗作用。小儿推拿手法，适用于 5 岁以下的儿童。

◉ 小儿推拿的常用手法

　　推法 分为直推法、分推法两种。用拇指螺纹面或食指、中指二指面在部 (穴) 位上作直线推动，称为直推法；用两手拇指自穴位中点分别推向两端，名为分推法。

　　揉法 用中指螺纹面或掌根部贴住穴位，作轻柔缓和的回旋动作。

　　捏脊法 用拇指顶住皮肤，食指、中指前移，提拿皮肉，自尾椎两旁双手交替向前，推动至大椎两旁，称为捏脊法。如捏三次提拿一次，名为捏三提一法。

◉ 小儿推拿常用穴位

　　大椎穴 第七颈椎棘突下凹陷处。用拇指螺纹面作揉法，名为揉大椎。主治发热、惊风、感冒、咳嗽。

　　肩井穴 肩胛冈上窝的上方。用两食指或中指尖端作按法，名为按肩井；用拇指、食指作拿法，名为拿肩井。主治风寒感冒，胃脘疼痛。

　　肺俞穴 第三胸椎下旁开一寸半。用两拇指或食指、中指尖端作揉法，名为揉肺俞。主治发热、咳嗽、气喘、痰雍潮热。

　　脊柱穴 自大椎穴起至尾骶椎。用食指、中指螺纹面由上而下直推，称为推脊柱。主治发热、腹泻、小儿麻痹后遗症。

　　龟尾穴 尾椎骨端。用拇指端作揉法名为揉龟尾。主治泄泻、痢疾、脱肛、便秘。

　　膻中穴 二乳头中点。用拇指分左右推至乳头，称为分推膻中。主治呕吐、嗳气、痰多、胸闷、咳嗽。

　　中脘穴 胸骨下端至脐中点 (脐上 4 寸)。用中指尖作揉法，名为揉中脘；亦可用掌根摩，名为摩中脘。主治呕吐、腹泻、腹胀、痞满、食积、痰喘。

　　丹田穴 脐下一寸半。用中指或拇指螺纹面作揉法。主治小腹胀满、遗尿、小便少而赤，或尿闭、疝气以及体质虚弱。

　　脐中穴 肚脐中央即神阙穴。用中指端或掌根作揉法，名为揉脐。主治腹泻、腹胀、腹疼、食积、小便癃闭、大便燥积等。

　　足三里穴 膝下 3 寸，胫骨外侧一横指处。用拇指端按或揉，称为按揉足三里。主治消化不良、腹胀、泄泻、呕吐。

小儿推拿

小儿推拿常用手法

 揉　法 ▶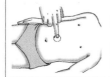

揉法
　　用中指螺纹面或掌根部贴住穴位，作轻柔缓和的回旋动作。

 推　法 ▶

直推法
　　以拇指指腹在部（穴）位上作直线推动。

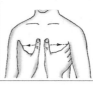

分推法
　　以两手拇指自穴位中点分别推向两端。

 捏脊法 ▶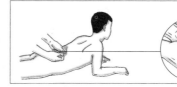

捏脊法
　　用拇指顶住皮肤，食指、中指前移，提拿皮肉，自尾椎两旁双手交替向前，推动至大椎两旁。

小儿推拿常用穴位

穴位	寻穴定位	推拿手法	主治疾病
大椎穴	第七颈椎棘突下凹陷处	用拇指螺纹面作揉法	发热、惊风、感冒、咳嗽
肩井穴	肩胛冈上窝的上方	用两食指或中指尖端作按法，或用拇指、食指作拿法	风寒感冒，胃脘疼痛
肺俞穴	第三胸椎下旁开一寸半	用两拇指或食指、中指尖端作揉法	发热、咳嗽、气喘、痰雍潮热
脊柱穴	自大椎穴起至尾骶椎	用食指、中指螺纹面由上而下直推	发热、腹泻、小儿麻痹后遗症
龟尾穴	尾椎骨端	用拇指端作揉法	泄泻、痢疾、脱肛、便秘
膻中穴	二乳头中点	用拇指分左右推至乳头	呕吐、嗳气、痰多、胸闷、咳嗽
中脘穴	胸骨下端至脐中点（脐上4寸）	用中指尖作揉法，或亦可用掌根摩	呕吐、腹泻、腹胀、痞满、食积、痰喘
丹田穴	脐下一寸半	用中指或拇指螺纹面作揉法	小腹胀满、遗尿、小便少而赤，或尿闭、疝气以及体质虚弱
脐中穴	肚脐中央即神阙穴	用中指端或掌根作揉法	腹泻、腹胀、腹疼、食积、小便癃闭、大便燥积
足三里穴	膝下3寸，胫骨外侧一横指处	用拇指端按或揉	消化不良、腹胀、泄泻、呕吐

正骨推拿手法 专门应对脱位与骨折的推拿

作为推拿疗法中独立、完整的一个重要支系，正骨推拿是指那些专门应对人体骨骼脱位、骨折，通过不同的手法直接作用于伤患部位，减缓伤痛并促使其恢复到正常结构位置与活动机能的推拿之法。

人体骨骼由骨密质和骨松质两部分组成，而在各类骨骼创伤中最常见的病变就是骨骼脱位（也有称脱臼）与骨折。当人体在急骤运动中突发力量冲击关节，致使关节囊破裂，从而造成关节各骨之间的错位或脱节，即为脱位；而由外力作用或自身疾病所致骨骼脆弱而引发的骨骼断裂或折断，即为骨折。

病症相对较为严重、复杂的骨折按其损伤程度分为完全性骨折和不完全性骨折；按断骨是否刺破皮肉分为开放性骨折和闭合性骨折。骨骼脱位、多数闭合性骨折以及经过清创消毒处理后的半开放性骨折都可以通过正骨推拿来恢复原有结构位置与活动机能。

● 常用的正骨推拿手法

触诊法 在对骨折进行复位前，用手仔细触摸骨折端。先轻后重，由浅入深，从远到近，并可与健康肢体作比较，全面了解骨折的局部情况，明确骨折的类型（完全或不完全性骨折）以及移位的情况（前后重叠，左右侧方或成角移位），然后根据具体情况确定复位的方法和步骤。

拔伸牵引 用于有重叠移位的骨折，是最重要最基本的方法。在助手的配合下，分别握住骨折的远近两段并进行对抗牵引，使重叠的骨折端拉开，为其他手法做好准备。

旋转屈伸 用于有旋转或成角移位的骨折，尤其在关节附近的骨折，往往须用该方法复位。在牵引下将骨折的远段旋转、屈伸，放于一定的位置，使骨折的远近两段恢复在同一轴线上。

端提挤按 用于有侧方移位的骨折。两手分别握骨折两端，凡突起者予以挤按；凡陷凹者予以端提，达到两断端平整的目的。

夹挤分骨 用于两骨并列部位的双骨折（尺桡骨）。用两手拇指及食指、中指、无名指三指由骨折部的两面（掌背面）夹挤两骨间隙，使骨间膜张开，靠拢的骨折断端便分开，并列的双骨折就能像单骨折一样一起复位。

折顶法 在肌肉较丰富的部位或横断骨折重叠移位较多，单靠拔伸牵引不能达到复位的目的，应使用折顶法。以两拇指并列抵压骨折突出的一端，以两手其余四指重叠环抱骨折下陷的一端，在牵引下，两拇指用力挤按突出的骨端，并使骨折处的成角加大，达到将骨折两端挤按相接，再突然用环抱的四指将下陷的骨端猛向上提，进行反折，同时拇指继续推突出的骨端，这样便能纠正移位畸形。

正骨推拿手法

人体骨骼

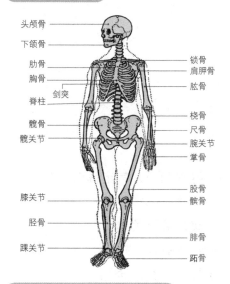

头颅骨
下颌骨
肋骨
胸骨
脊柱
剑突
髋骨
髋关节
膝关节
胫骨
踝关节

锁骨
肩胛骨
肱骨
桡骨
尺骨
腕关节
掌骨
股骨
髌骨
腓骨
跖骨

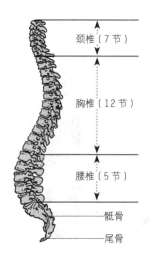

颈椎（7节）
胸椎（12节）
腰椎（5节）
骶骨
尾骨

常用正骨推拿手法

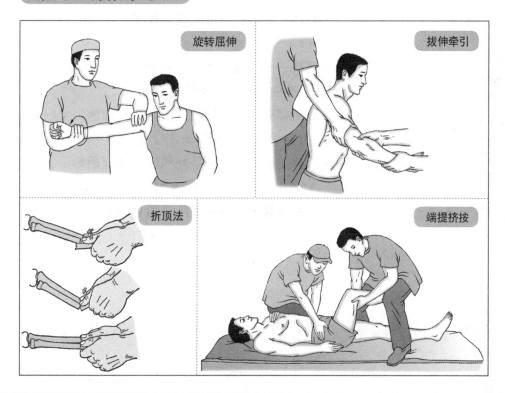

旋转屈伸

拔伸牵引

折顶法

端提挤按

32

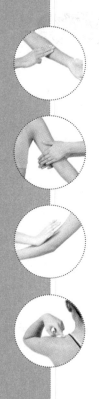

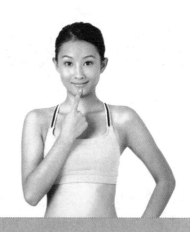

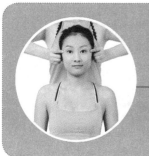

第四章
家庭推拿小疗法

在现实生活中，人们的身体总是会不时感受到体内各种变化，有时这种感受很清晰地转变为痛感、不适与疲劳，有时这种感受又很细微地影响着人们脆弱的身体与神经。这类病症要么稍瞬即逝，要么潜伏多年，还远未达到需专门跑一趟医院的程度，可却又在某些时候确实地影响到了人们的生活。这时，一个小小的推拿法往往可以帮人们轻松地解决困扰、重新找回健康。

33 头痛、头晕 寻根溯源，气定神闲

头痛通常是指非搏动性的持续性钝痛，如带子紧束头部或呈头周缩箍感、压迫感或沉重感，偏头痛发作时眼眶后搏动性头痛，也可为全头痛，常伴恶心、呕吐、疲劳感等；头晕则分为回转性眩晕、诱发性眩晕、浮动性眩晕和动摇性眩晕等。

● 病理分析

外伤性头痛包括头部局部外伤、脑震荡、脑挫伤、颅内血肿；发热性头痛包括感冒、上呼吸道感染、肺炎等，不包括颅内感染、外伤、肿瘤等中枢性高热；中毒性或药物性头痛包括酒精中毒、一氧化碳中毒、铅中毒、苯中毒等；五官科疾病如眼病、龋齿、齿槽脓肿等引起的头痛；此外，高血压也会伴有头痛。

而头晕目眩是脑神经失调的一种表现，回转性眩晕主要症状为天旋地转，诱发性眩晕通常发生在突然将头后仰或坐着站起时，浮动性眩晕会使人好像踩在棉花上，动摇性眩晕则会让人如临地震，出现上下动摇的眩晕感。如果只是偶然发生，可能是因熬夜、用脑过度、或室内空气太闷，造成脑缺氧所致。但若是一再发生，则要考虑贫血、低血糖、直立性低血压、高血压、颅内压降低、神经衰弱、午睡不当、鼻炎、贫血、药物副作用等原因。

● 取穴推拿

太阳穴 该穴位于人体的面部，耳郭之前，前额两侧，外眼角延长线的上方，两眉梢后凹陷处即是。正坐，举起双手，掌心向内，食指的指腹向内，按揉耳郭前面，前额两侧，外眼角延长线的上方，两眉梢后凹陷处的太阳穴，力度适中，每次按揉 2 分钟。

神庭穴 该穴位于人体的头部，当前发际正中直上 0.5 寸即是。正坐或仰卧，双手举过头，手掌心朝下，手掌放松，自然弯曲，手指尖下垂，大约成瓢状，中指指尖触碰的部位即为神庭穴；左右手的中指的指尖垂直，相并放在穴位上；指甲或指背轻触；用双手中指的指尖揉按穴位，或者用指甲尖掐按穴位；每次揉按或掐按 3~5 分钟。

头部 正坐，以单手或双手抓捏头部上方及侧上方部位，力度适中，每次抓捏 5 分钟左右。

丝竹空穴 该穴位于人体的面部，抬起双手，掌心向内，以双手食指揉按两边眉毛外端凹陷处即是。正坐，抬起双手，掌心向内，食指的指腹向内，其余四指自然并拢，以双手食指揉按两边眉毛外端凹陷处的丝竹空穴，有酸、胀、痛的感觉；左右两侧穴位每天早晚各按揉一次，每次揉按 1~3 分钟。

取穴推拿

快速取穴

神庭穴
该穴位于人体的头部，当前发际正中直上0.5寸即是。

丝竹空穴
该穴位于人体的面部，抬起双手，掌心向内，以双手食指揉按两边眉毛外端凹陷处即是。

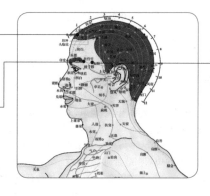

太阳穴
该穴位于人体的面部，耳郭之前，前额两侧，外眼角延长线的上方，两眉梢后凹陷处即是。

推拿方法

太阳穴
举起双手，掌心向内，食指的指腹向内，按揉耳郭前面，前额两侧，外眼角延长线的上方，两眉梢后凹陷处的太阳穴。

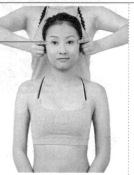

力度	手法	时间
★★★	指按	2分钟

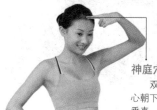

神庭穴
双手举过头，手掌心朝下，左右手的指尖垂直，相并放在神庭穴上，以食指指尖揉按或指甲掐按该穴。

力度	手法	时间
★★★	按揉	3~5分钟

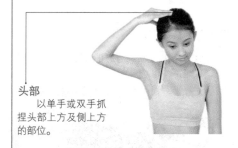

头部
以单手或双手抓捏头部上方及侧上方的部位。

力度	手法	时间
★★★	抓捏	5分钟

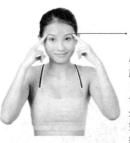

丝竹空穴
抬起双手，掌心向内，食指的指腹向内，其余四指自然并拢，以双手食指按揉两边眉毛外端凹陷处的丝竹空穴，有酸、胀、痛的感觉。

力度	手法	时间
★★	揉按	1~3分钟

第四章　家庭推拿小疗法

33

头痛、头晕的对症药膳

● 当归炖猪心

材料：

鲜猪心 1 个，党参 20 克，当归 15 克，延胡索 10 克，姜末、盐、料酒各适量

做法：

①猪心洗净，剖开。

②党参、当归、延胡索洗净，再一起放入猪心内，用竹签固定。

③在猪心上，撒上姜末、料酒，再将猪心放入锅中，隔水炖熟；去除药渣，再加盐调味即可。

功效：

本品具有益气补血、活血化淤的功效，适合血虚、血淤型头痛患者食用。

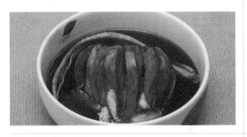

● 虫草炖雄鸭

材料：

冬虫夏草 5 枚，雄鸭 1 只，姜片、葱花、陈皮末、胡椒粉、盐、味精各适量

做法：

①将冬虫夏草用温水洗净。

②鸭洗净，斩块，再将鸭块放入沸水中焯去血水，然后捞出。

③将鸭块与虫草先用大火煮开，再用小火炖软后加入姜片、葱花、陈皮末、胡椒粉、盐、味精，调味后即可。

功效：

本品具有益气补虚、补肾强身作用，适合肾虚头痛患者食用。

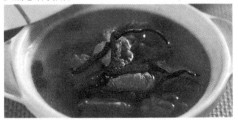

● 龟板杜仲猪尾汤

材料：

炒杜仲 30 克，龟板 25 克，猪尾 600 克，盐 2 小匙

做法：

①猪尾剁段洗净，余烫捞起，再冲净一次。

②龟板、炒杜仲洗净。

③将上述材料盛入炖锅，加 6 碗水以大火煮开，转小火炖 40 分钟，加盐调味。

功效：

本品具有滋阴补肾、益气补虚的功效，适合肾虚型头痛患者食用。

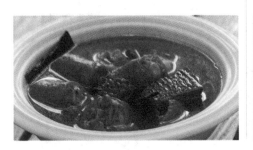

● 核桃仁鱼头汤

材料：

桂圆肉 25 克，青鱼头一个（约 500 克），豆腐 250 克，核桃仁 15 克，姜片 10 克，葱段 15 克，胡椒粉及盐各适量

做法：

①将桂圆肉、核桃仁洗净；豆腐洗净，切成大块。

②鱼头去鳞，去内脏，洗净。

③将鱼头、豆腐、姜片、葱段、核桃仁、桂圆肉一同放入锅中，用大火煮沸后转小火煮 30 分钟，加盐、胡椒粉调味即可。

功效：

本品具有活血化淤、通窍止痛的功效，适合血淤型头痛患者食用。

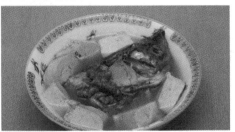

● 桂圆山药红枣汤

材料：

山药 150 克，红枣 6 颗，桂圆肉 100 克，冰糖适量

做法：

①山药削皮，洗净，切小块；红枣、桂圆肉洗净。

②煮锅内加 3 碗水煮开，加入山药煮沸，再下红枣；待山药煮熟、红枣松软，加入桂圆肉；等桂圆的香味渗入汤中即可熄火。

③根据个人口味加入适量冰糖调味即可。

功效：

本品具有滋阴养血、活络止痛的功效，适合血虚型头痛患者食用。

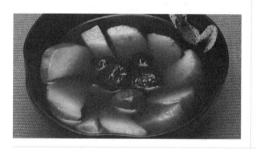

● 当归川芎鱼头汤

材料：

三文鱼头 1 个，川芎 10 克，当归 10 克，枸杞子 15 克，西蓝花 150 克，蘑菇 3 朵，盐 6 克

做法：

①鱼头去鳞、鳃，洗净；西蓝花、蘑菇洗净，撕成小朵。

②将川芎、当归、枸杞子洗净，以 5 碗水熬至约剩 3 碗水，放入鱼头煮至将熟。

③加入西蓝花和蘑菇煮熟，加盐调味即成。

功效：

本品具有活血化淤、养血止痛的功效，适合血虚、血淤型头痛患者食用。

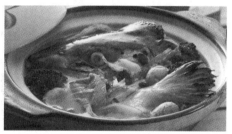

● 红枣当归鸡腿眼

材料：

鸡腿 100 克，猕猴桃 80 克，红枣 5 颗，当归 2 克，食用油、酱油各适量

做法：

①红枣、当归放入碗中，倒入米酒浸泡 3 个小时。

②鸡腿用酱油拌匀，放置 5 分钟入油锅炸至两面呈金黄色，取出，切块。

③鸡腿块入锅，倒入碗中的米酒、红枣、当归，转中火煮 15 分钟，捞出转盘。

④猕猴桃洗净，剥皮，切片，装盘即可食用。

功效：

鸡肉温中健脾、滋补养身，猕猴桃调理中气，红枣、当归益气补血，食用此品可促进人体血液循环，气行顺畅，从而使脑部供血正常，减少头晕目眩症状的发生。

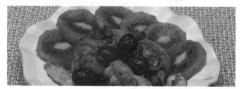

● 黑豆苁蓉汤

材料：

淡菜 200 克，黑豆 250 克，肉苁蓉 10 克，姜少许，盐适量

做法：

①铁锅不加油，倒入黑豆炒至裂开，用清水洗去浮渣，晾干。

②肉苁蓉、淡菜、姜洗净，肉苁蓉和姜切片备用。

③煲锅内放适量水，放入姜片开大火煮沸。

④放入黑豆、肉苁蓉、淡菜，用中火煲 3 个小时，起锅前加盐调味即可。

功效：

黑豆益气补虚，降血脂；淡菜、肉苁蓉皆补肝肾，益精血，可治气血不足。三者同食，可治因气虚、血虚而出现的头晕目眩。

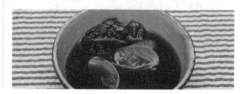

● 猪肝汤

材料：

猪肝 300 克, 小白菜适量, 盐 1/4 茶匙, 米酒、淀粉、香油、姜丝适量

做法：

①猪肝洗净, 切片, 沾淀粉后氽烫, 捞出备用。

②烧开 3 杯水, 水开后投入小白菜、盐、姜丝, 最后再把猪肝加入, 稍沸熄火。

③淋上米酒及香油即可。

功效：

本品具有补血养肝、增强肝脏的藏血功能的作用, 可缓解肝血亏虚引起的两目干涩、面色苍白、头晕目眩等症状。

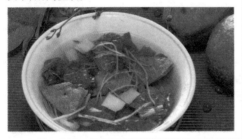

● 归芪补血乌鸡汤

材料：

乌鸡 1 只, 当归、黄芪各 15 克, 盐适量

做法：

①乌鸡洗净, 剁块, 放入沸水中氽烫, 待 3 分钟后捞起, 冲净, 沥水。

②当归、黄芪分别洗净, 备用。

③乌鸡和当归、黄芪一道入锅, 加 6 碗水, 以大火煮开, 转小火续炖 25 分钟, 煮至乌鸡肉熟烂, 以盐调味即可。

功效：

此汤能促进血液循环和造血功能, 适合贫血、体虚等引起的头晕患者食用。

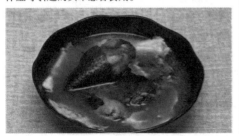

● 枸杞子菊花粥

材料：

枸杞子 20 克, 粳米 100 克, 菊花 5 克, 白糖适量

做法：

①枸杞子、粳米洗净, 泡发, 备用。

②砂锅加水, 放入枸杞子、粳米, 先用大火煮开, 后改小火慢熬。

③待粳米开花、枸杞子煮烂, 放入菊花, 加盖焖 5 分钟, 再加白糖拌匀即成。

功效：

枸杞子益气养血, 粳米补中益气、滋阴健脾, 菊花具有疏风清热之功效, 可治头痛、晕眩。三味配伍, 对由气虚、血虚而致头晕目眩者有一定的帮助。

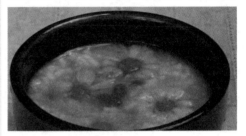

● 当归桂圆鸡肉汤

材料：

鸡胸肉 175 克, 桂圆肉 10 颗, 当归 5 克, 盐 4 克, 葱段 2 克, 姜片 3 克

做法：

①将鸡胸肉洗净切块, 桂圆肉洗净, 当归洗净备用。

②汤锅上火倒入水, 调入盐、葱段, 姜片, 下入鸡大胸肉、桂圆肉、当归煲至成熟即可。

功效：

本品具有补脾养血、宁心安神的功效, 适合心血虚型贫血引起的头晕患者食用。

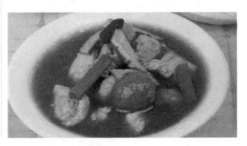

● 天麻地龙炖牛肉

材料：

牛肉500克，天麻、地龙各10克，盐、胡椒粉、味精、葱段、姜片、酱油、料酒各适量

做法：

①牛肉洗净，切块，入锅加水烧沸，略煮捞出，牛肉汤待用。

②天麻、地龙洗净。

③油锅烧热，加葱段、姜片煸香，加酱油、料酒和牛肉汤烧沸，加盐、胡椒粉、味精、牛肉、天麻、地龙同炖至肉烂，拣去葱段、姜片即可。

功效：

天麻能息风、定惊，治眩晕、头风头痛、肢体麻木、半身不遂、语言謇涩。牛肉能强肾健体。因此，本品有平肝息风、通络止痛的功效，适合偏头痛的患者食用。

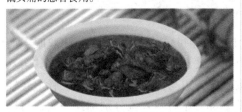

● 菊花枸杞绿豆汤

材料：

枸杞子10克，干菊花8克，绿豆120克，高汤适量，红糖8克

做法：

①将绿豆淘洗干净，泡发；枸杞子、干菊花用温水洗净，备用。

②净锅上火倒入高汤烧开，下入绿豆煮至快熟时，再下入枸杞子、干菊花，煲至绿豆熟透。

③最后调入红糖搅匀即可。

功效：

本品清热祛暑、养肝明目，夏季常饮可预防中暑的发生。

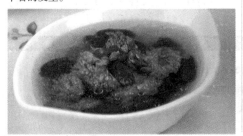

● 天麻川芎鱼头汤

材料：

丝瓜300克，蒜20克，盐5克，味精1克，生抽少许

做法：

①丝瓜去皮后洗净，切成块状，排入盘中。

②蒜去皮，剁成蓉，下油锅中爆香，再加盐、味精、生抽拌匀，舀出淋于丝瓜排上。

③将丝瓜入锅蒸5分钟即可。

功效：

丝瓜能清暑凉血、祛风化痰、通经络、行血脉，还能用于治疗热病身热烦渴；蒜能杀菌、促进食欲、调节血脂、血压、血糖，两者合用，对血淤头痛有一定的食疗作用。

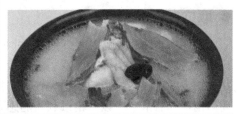

● 天麻枸杞子鱼头汤

材料：

鲑鱼头1个，西蓝花150克，蘑菇3朵，天麻、当归、枸杞子各10克，盐2小匙

做法：

①鲑鱼头洗净，西蓝花洗净切小朵，蘑菇洗净，对切为两半。

②将天麻、当归、枸杞子以5碗水熬至剩4碗水左右，放入鱼头煮至将熟。

③将西蓝花、蘑菇加入煮熟，调入盐即可。

功效：

本品具有平肝潜阳、活血化淤的功效，对因高血压、高脂血症、动脉硬化引起的头痛有很好的疗效。

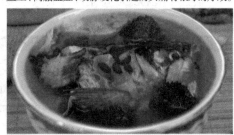

眼部疲劳 舒缓疲劳是关键

人们在眼部疲劳时，不仅会感到眼部疼痛，有时也会出现视物模糊不清的情况，进而还会引起头痛、头重、肩膀僵硬等病症。而调节性眼部疲劳、肌性眼部疲劳甚至可能导致近视、散光，或左右眼度数不同的老花眼等。

● 病理分析

眼部疲劳是人们长时间用眼，或注意力长时间过度集中而导致眨眼次数减少，角膜表面干燥，产生角膜刺激的各种症状。现代人过长时间注意电脑显示器而没有适当的放松与调节，容易导致一些眼部疾病。此外，用眼不卫生，或在强光或弱光等环境条件下长时间看书，或佩戴度数不符的眼镜，都有可能产生眼部的疲劳。

● 取穴推拿

睛明穴 双目内眦内上方约 0.1 寸的凹陷处即是该穴。正坐，轻闭双眼，两只手的手肘支撑在桌面上，双手的手指自然交叉，掌心相对，除拇指外，其余八指的指尖朝上；以拇指的指甲尖轻轻掐按鼻梁旁边与内眼角的中点；在骨上轻轻前后刮揉，有酸、胀以及稍微刺痛的感觉；每天左右两穴位分别刮揉一次，每次 1~3 分钟，也可以两侧穴位同时刮揉。

瞳子髎穴 眼外角外侧 1 厘米，在眼眶骨外缘的凹陷中即是该穴。正坐或者仰卧，两只手屈肘举上，手肘弯曲并支撑在桌上，掌心向着自己；把双手食指放在头部的旁侧，相对用力，垂直揉按该穴，有酸、胀、痛感；左右两穴，每天早晚各揉按一次，每次揉按 1~3 分钟，或者两侧穴位同时揉按。

● 健康食疗

桑叶茶 桑叶能够止咳、去热，以其泡茶饮用既可治疗头昏眼花，消除眼部疲劳，还能起到消肿清血、补肝美肤的功效。

材料：桑叶 5 克。

制法：先将桑叶用手撕碎放入茶袋中，再将茶袋放入杯中以开水冲泡后即可饮用。

健康贴士

日常生活中应注意减少眼部受到强光、反射光的刺激，电脑荧光屏的亮度要适当。

注意眼睛休息，通常来说连续用眼 1 个小时，应适当休息 5~10 分钟。

不要在移动的交通工具上看电视或者看书。

取穴推拿

快速取穴

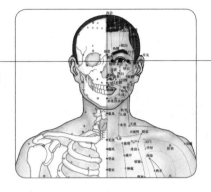

睛明穴
双目内眦内上方约
0.1 寸的凹陷处即是该穴。

瞳子髎穴
眼外角外侧1厘米，
在眼眶骨外缘的凹陷中
即是该穴。

推拿方法

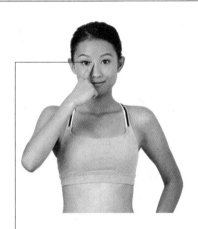

睛明穴
　　轻闭双眼，两只手的手肘支撑在桌面上，双手的手指自然交叉，掌心相对，除拇指外，其余八指的指尖朝上；以拇指的指甲尖轻轻掐按鼻梁旁边与内眼角中点的睛明穴；在骨上轻轻前后刮揉，有酸、胀以及稍微刺痛的感觉。

力度	手法	时间
★★	指压	1~3 分钟

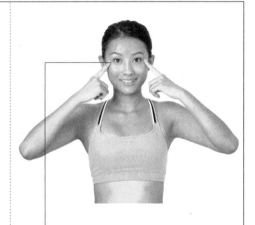

瞳子髎穴
　　两只手屈肘朝上，手肘弯曲并支撑在桌上，掌心向着自己；把双手食指放在头部的旁侧，相对用力，垂直揉按瞳子髎穴，有酸、胀、痛感。

力度	手法	时间
★★	指压	1~3 分钟

34

鼻塞 循序疏导，开塞通窍

身体虚弱或每逢气候突变时，人体总是容易出现感冒、鼻塞、流鼻涕等病症。通常来说，鼻塞与流鼻涕总是相伴而生，这也就是老人们所俗称的鼻子不通气。

● 病理分析

鼻塞是耳鼻喉科常见的症状之一，凡是能够影响到人体鼻腔呼吸通道宽狭的病变都能引起本病。急性鼻炎会鼻塞、流鼻涕，并且常常短短几天之内就会达到高潮，通常会在一周左右的时间内好转，可能会伴有发热、头昏等全身症状。

● 取穴推拿

迎香穴 迎香穴位于人体面部鼻翼旁开约 1 厘米的皱纹中，正坐或仰卧，双手轻握拳状，食指、中指并拢，中指指尖贴在鼻翼的两侧，食指指尖所在的位置即是迎香穴。以食指的指腹垂直按压该穴，有酸麻的感觉；也可单手拇指与食指弯曲，直接垂直按压该穴；每次按压 1~3 分钟。

素髎穴 鼻尖的正中央即是该穴。正坐或仰卧，单手食指伸直，其余四指自然合拢，以食指的指腹直接按压鼻尖正中的素髎穴，每次按压 1~3 分钟。

● 健康食疗

葱根茶 葱可发汗解表、散寒通阳，由于伤风感冒而出现鼻塞症状时，人们可以通过食用葱来缓解发热、头痛、鼻塞的症状。

材料：茶叶 10 克，生葱根 3 条，银花 5 克。

制法：将上述材料放入备好的容器中，以滚水冲泡，代茶饮用。

健康贴士

经常出现鼻塞症状的人平时应注意均衡地摄取饮食，并养成勤加锻炼的习惯，以提高人体自身的免疫力。

在天气寒冷的时候，应注意对鼻部的保暖。此外，多喝水、多食用温和的食物，避免辛辣刺激的食物，都可以有效改善鼻塞的症状。

取穴推拿

快速取穴

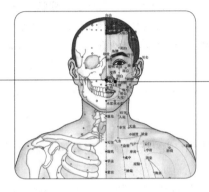

素髎穴 ——●

　　鼻尖的正中央
即是该穴。

●—— 迎香穴

　　位于人体面部鼻翼
旁开约1厘米的皱纹中，
双手食指、中指并拢，
中指指尖贴在鼻翼的两
侧，食指指尖所在的位
置即是迎香穴。

推拿方法

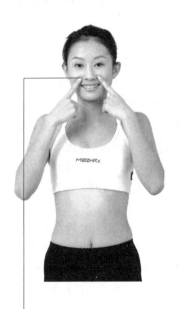

迎香穴

　　双手轻握拳状，以食指的指腹垂直按压
迎香穴，有酸麻的感觉；也可单手拇指与食
指弯曲，直接垂直按压该穴。

力度	手法	时间
★★	按揉	1~3 分钟

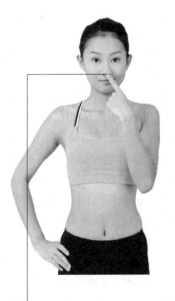

素髎穴

　　单手食指伸直，其余四指自然合
拢，以食指的指腹直接按压鼻尖正中
的素髎穴。

力度	手法	时间
★★	指压	1~3 分钟

35

牙痛 星状放散，缓解疾患

俗话说"牙痛不是病，疼起来真要命"。牙痛的主要临床表现为牙齿疼痛、咀嚼困难、遇冷热酸甜疼痛加重。风热牙痛呈阵发性，遇风发作，牙龈红肿；胃火牙痛牙龈红肿较为严重，可能出脓渗血，口气臭，大便秘结；虚火牙痛时牙齿隐隐作痛，牙龈略微红肿，久则龈肉萎缩，牙齿浮动。

● 病理分析

无论是牙齿还是牙周出现的疾病都可能导致牙痛，此外风火、胃火、肝火、虚火、龋齿或过敏也都可能造成牙齿疼痛。

中医认为，牙痛为风热邪毒滞留脉络，或肝火循经上侵，或肾阴不足，虚火上扰而致。风火邪毒侵犯，伤及牙体及牙龈是风热牙痛；胃火上蒸，又爱吃辛辣，引动胃火循经上蒸牙床是胃火牙痛；肾阴亏损，虚火上炎，牙失荣养是虚火牙痛。

● 取穴推拿

承浆穴 位于人体的面部，当颏唇沟的正中凹陷处。正坐或仰卧，稍稍仰起头，伸出右手放在下巴前，手掌心向内，四指并拢微微弯曲，伸出食指轻轻放在下巴处的承浆穴上；以食指指尖垂直按揉该穴，有酸麻和痛的感觉。

颧髎穴 位于人体面部颧骨尖处的下缘凹处，大约与鼻翼下缘平齐，即当目眦直下，颧骨下缘凹陷处。正坐，目视前方，口唇稍微张开（这样更易深入穴道）；轻举双手，掌心朝向面颊；用食指指尖垂直按压颧髎穴，按压的时候，力度稍微由下往上轻轻揉按，更容易体会出穴位处的酸胀感；左右两侧，每次各按揉 1~3 分钟，或者两侧穴位同时按揉。

颊车穴 位于下颌角前上方大约一横指处，按之凹陷处（大约在耳下 1 寸），用力咬牙时，咬肌隆起的地方。正坐或者仰卧，以双手拇指指腹按压颊部咬肌隆起处的颊车穴，有酸胀感；可以同时左右揉按（也可单侧揉按）；每次按压 1~3 分钟。

阳溪穴 手掌侧放，翘起拇指，在手腕背侧，腕横纹两筋间凹陷中即是该穴。一手臂持平，另一只手轻握手背拇指弯曲，用指甲垂直掐按阳溪穴，会产生颇为酸胀的感觉；分别掐按左右手，每次各掐按 1~3 分钟。

> **健康贴士**
>
> 注意保持口腔卫生，坚持每天早晚各刷牙一次。常用淡盐水漱口，食后必漱口，漱口水要反复在口中鼓动，以减少病菌滋生。

取穴推拿

快速取穴

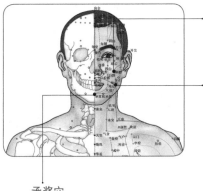

颧髎穴
　　面部，当目眦直下，颧骨下缘凹陷处。

颊车穴
　　下颌角前上方，按之凹陷，咬牙时咬肌隆起之处。

承浆穴
面部，当颏唇沟的正中凹陷处。

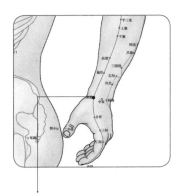

阳溪穴
手掌侧放，翘起拇指，在手腕背侧，腕横纹两筋间凹陷中即是。

推拿方法

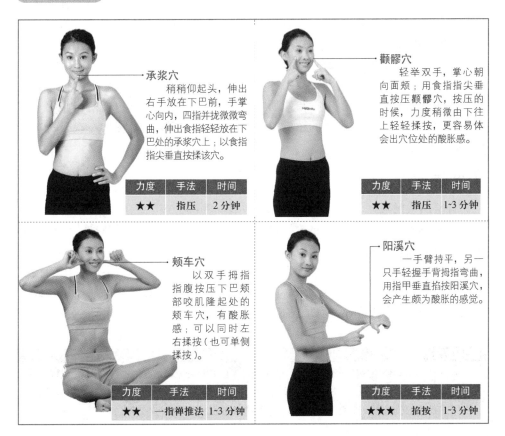

承浆穴
　　稍稍仰起头，伸出右手放在下巴前，手掌心向内，四指并拢微微弯曲，伸出食指轻轻放在下巴处的承浆穴上；以食指指尖垂直按揉该穴。

力度	手法	时间
★★	指压	2分钟

颧髎穴
　　轻举双手，掌心朝向面颊；用食指指尖垂直按压颧髎穴，按压的时候，力度稍微由下往上轻轻揉按，更容易体会出穴位处的酸胀感。

力度	手法	时间
★★	指压	1~3分钟

颊车穴
　　以双手拇指指腹按压下巴颊部咬肌隆起处的颊车穴，有酸胀感；可以同时左右揉按（也可单侧揉按）。

力度	手法	时间
★★	一指禅推法	1~3分钟

阳溪穴
　　一手臂持平，另一只手轻握手背指弯曲，用指甲垂直掐按阳溪穴，会产生颇为酸胀的感觉。

力度	手法	时间
★★★	掐按	1~3分钟

36

落枕 揉捏一通，浑身轻松

落枕也被人们称之为"失枕"，这种时常发生的病症在人们入睡前常无任何症状，然而在早晨起床后却感到颈背部的肌肉明显酸痛，颈部活动受限。这说明了落枕病痛的发生时间是在人们睡眠之后，与睡枕及睡眠姿势有着密切的关系。

◉ 病理分析

落枕是由于人们睡眠时头部姿势不当，或者睡枕的高低不适，从而造成颈肩部外感风寒所致。少数患者因颈部突然扭转或肩扛重物，出现部分肌肉扭伤或发生痉挛。患者颈部一侧或两侧疼痛、僵硬，屈伸受限，有的疼痛可延伸至头部、上背部及上臂部。

◉ 取穴推拿

风池穴 位于人体的后颈部，后头骨下，两条大筋外缘陷窝中，相当于与耳垂齐平。正坐，施术者站在患者的身后，左手轻按其头部，右手反复按揉其颈部两侧的肌肉，并以拇指点拿后颈部的风池穴，有酸、胀、痛的感觉，重按时鼻腔还会有酸胀感；左右两穴位，每次按揉1~3分钟。

肩井穴 前直乳中，大椎穴与肩峰端连线的中点，也就是乳头正上方与肩线的交接处即是该穴。正坐，双手抱在一起，掌心向下，放在肩上；把中间三指放在肩颈交会处，双手中指指腹所在位置即是肩井穴，以中指的指腹向下按拿肩井穴，会有酸麻、胀痛的感觉；左右两穴，每天早晚各按揉一次，每次按揉1~3分钟。

◉ 健康小疗法

食醋加热贴敷法 取食醋适量，加热至不烫手为度，然后用纱布醮热醋在颈背痛处热敷，可用两块纱布轮换操作，使痛处保持一定的湿热感，同时活动颈部。每次30分钟，每日2~3次。

白酒姜片治疗法 当落枕程度较轻时，先将适量白酒洒于手心，用酒按摩有酸痛感的颈项部位至发热；然后取姜切片随头颈部轻轻摇动来回擦拭，此方可调和气血，疏风散邪，缓解或消除落枕。

健康贴士

为了更好地避免落枕的困扰，人们选用睡枕时应注意其不能过高或过低，一般女性所用睡枕高度控制在8~10厘米，男性所用睡枕高度控制在10~15厘米。此外，睡觉之前盖被不要忘记将脖子部位掩好，天气炎热的时候，不要将颈部长时间对着电风扇吹。

取穴推拿

快速取穴

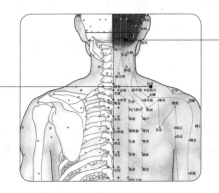

风池穴
位于人体的后颈部，后头骨下，两条大筋外缘陷窝中，相当于与耳垂齐平。

肩井穴
前直乳中，大椎穴与肩峰端连线的中点，也就是乳头正上方与肩线的交接处即是该穴。

推拿方法

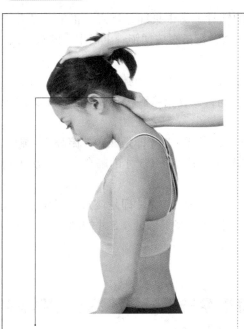

风池穴
施术者站在患者的身后，左手轻按其头部，右手反复按揉其颈部两侧的肌肉，并以拇指点拿后颈部的风池穴，有酸、胀、痛的感觉，重按时鼻腔还会有酸胀感。

力度	手法	时间
★★★	点拿	1~3 分钟

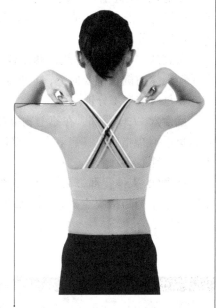

肩井穴
双手抱在一起，掌心向下，放在肩上；把中间三指放在肩颈交会处，双手中指指腹所在位置即是肩井穴，以中指的指腹向下按拿肩井穴，会有酸麻、胀痛的感觉。

力度	手法	时间
★★★★	按拿	1~3 分钟

膈肌痉挛 推按理气，胸中"烦恼"全扫光

膈肌痉挛，也叫"打嗝"，在百姓生活中早已司空见惯，这是由人体膈肌间歇性的收缩痉挛所引发的体内气逆上冲，喉间呃呃连声，声短而频，不能自制。其呃声或高或低，或疏或密，间歇时间不定，以致胸膈郁闷、脘中不适、情绪不安等。一年四季均可发生。

● 病理分析

胃失和降，膈间气机不利，胃气上逆动膈，或寒热宿食，燥热内盛，或气郁痰阻，脾胃虚弱，皆影响胃气的顺降，从而刺激膈神经，反射性地致使膈肌出现间歇性的收缩痉挛，出现不断"打嗝"的现象。

● 取穴推拿

缺盆穴 距离前正中线 4 寸，人体的锁骨上窝中央即是该穴。正坐，以人体前正中线为基准，左右量测 4 寸的距离；以食指指腹按揉锁骨上窝中央的缺盆穴，每次按揉 1 分钟。

天突穴 人体前正中线，两锁骨中间，胸骨上窝中央的位置即是该穴。正坐，单手循人体前侧正中线向上，至两锁骨中间，以食指指腹按揉胸骨上窝中央的天突穴，每次按揉 1 分钟。

膈俞穴 人体背部，在第七胸椎棘突下，旁开 1.5 寸即是该穴。俯卧位，施术者以单手拇指指腹点揉患者背部第七胸椎棘突下旁开 1.5 寸的膈俞穴，每次大约点揉 2 分钟。

脾俞穴 人体背部，在第十一胸椎棘突下，旁开 1.5 寸即是该穴。俯卧位，施术者以单手拇指指腹点揉患者背部第十一胸椎棘突下旁开 1.5 寸的脾俞穴，每次大约点揉 2 分钟。

健康贴士

膈肌痉挛者可以尝试饮少量水，在呃逆的同时咽下或尽量屏气，有的时候可以止住呃逆；但大汗久渴、久病体虚者，不宜过量饮水，否则损伤脾胃，导致肺胃之气逆而下降、呃逆频发。

此外，人们的日常饮食应注意食宜温暖，不宜生冷，如冷饮、冷水、拌凉菜、冷粥等；膳食中应有适当汤汁类食物同进，否则，干硬、黏稠的食物会刺激食管或胃肠道，或促使随食物裹挟进体内的气体上逆而至呃逆。

超简单推拿消百病全书

取穴推拿

快速取穴

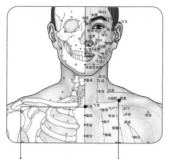

膈俞穴
人体背部，在第七胸椎棘突下，旁开1.5寸即是该穴。

脾俞穴
人体背部，在第十一胸椎棘突下，旁开1.5寸即是该穴。

天突穴
人体前正中线，两锁骨中间，胸骨上窝中央的位置即是该穴。

缺盆穴
距离前正中线4寸，人体的锁骨上窝中央即是该穴。

推拿方法

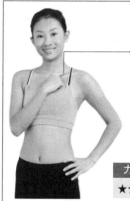

缺盆穴
以人体前正中线为基准，左右量测4寸的距离；以食指指腹按揉锁骨上窝中央的缺盆穴。

力度	手法	时间
★★★	按揉	1分钟

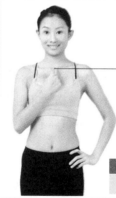

天突穴
单手循人体前侧正中线向上，至两锁骨中间，以食指指腹按揉胸骨上窝中央的天突穴。

力度	手法	时间
★★	按揉	1分钟

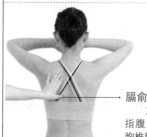

膈俞穴
施术者以单手拇指指腹点揉患者背部第七胸椎棘突下旁开1.5寸的膈俞穴。

力度	手法	时间
★★★	点揉	2分钟

脾俞穴
施术者以单手拇指指腹点揉患者背部第十一胸椎棘突下旁开1.5寸的脾俞穴。

力度	手法	时间
★★★	点揉	2分钟

腹痛（腹胀） 舒畅气血，调理阴阳

日常生活中的腹痛常指人体胃脘以下，脐部周围可由多种原因引起的不同程度的疼痛；腹胀则是指一种更为常见的消化系统疾病，它既可是一种主观上的感觉，患者感到腹部的一部分或全腹部胀满；也可以是一种客观上的检查所见，发现患者腹部一部分或全腹部膨隆。

● 病理分析

人体出现腹痛或腹胀通常都是由消化系统的疾病所引发，过多地摄取生冷类食物、食糜在腹内停留时间过长、脾肾两虚以及气血不畅，都会致使腹痛或腹胀的情况发生。因此，对于此类病症的推拿手法通常以舒畅气血、调理阴阳为主，以促进胃肠功能的恢复而减轻疼痛。

● 取穴推拿

大横穴 人体的中腹部，距脐中4寸，正坐或仰卧，右手五指并拢，手指朝下，将拇指放于肚脐处，则小指边缘与肚脐所对的位置即是该穴。以两手中指指尖垂直下压（此时吸气、缩腹效果更佳）揉按大横穴，有胀痛的感觉，每次按揉5分钟。

气海穴 位于体前正中线，脐下1寸半的位置即是该穴。仰卧位，施术者右手食指和中指并拢，食指横放于肚脐处，则中指边缘与体前正中线相交的位置即是气海穴；以单手中指指腹着力，点揉、振颤患者的气海穴，每次5分钟。

● 健康食疗

姜片花椒粥 具有温中理气的功效，适宜肠胃病患者食用。

材料：粳米100克，花椒10克，姜2片，盐适量。

制法：将粳米洗净，加水800毫升，烧开；将花椒和姜片一起放入，小火煮成粥，下盐调味即可。

健康贴士

对于腹痛、腹胀的推拿治疗，施术者应在排除急症的前提下，以轻柔的手法进行穴位推拿。此外，人们也应注意不食或少食不易消化的食物；不要进食太快或边走边吃；不要在不良情绪时进食，因为不良情绪能使人体的消化功能减弱，从而引发腹痛或腹胀。

超简单推拿消百病全书

取穴推拿

快速取穴

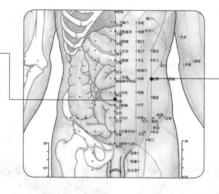

气海穴

位于体前正中线，脐下1寸半的位置即是该穴。仰卧位，施术者右手食指和中指并拢，食指横放于肚脐处，则中指边缘与体前正中线相交的位置即是气海穴。

大横穴

人体的中腹部，距脐中4寸，正坐或仰卧，右手五指并拢，手指朝下，将拇指放于肚脐处，则小指边缘与肚脐所对的位置即是该穴。

推拿方法

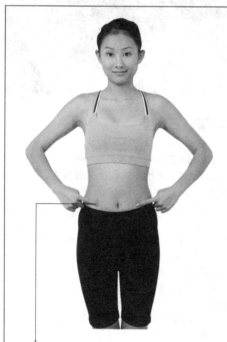

大横穴

以两手中指指尖垂直下压（此时吸气、缩腹效果更佳）揉按大横穴，有胀痛的感觉。

力度	手法	时间
★★	揉按	5分钟

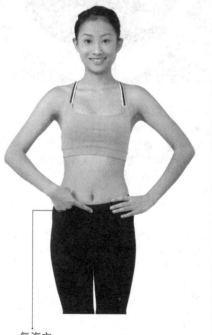

气海穴

以单手中指指腹着力，点揉、振颤患者的气海穴。

力度	手法	时间
★★	点揉、振颤	5分钟

39

腹痛（腹胀）的对症药膳

● 桂圆小米粥

材料：

桂圆肉 30 克，红糖 20 克，小米 100 克

做法：

①将桂圆去壳取肉，与淘洗干净的小米一起入锅。

②加水 800 毫升，用大火烧开后转用小火。

③熬煮成粥，调入红糖即成。

功效：

本品具有疏肝理气的功效，适合肝气犯胃型的腹痛患者食用。

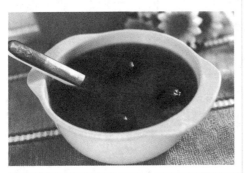

● 车前草猪肚汤

材料：

红豆 30 克，猪肚 2 个，猪肉 250 克，蜜枣 3 颗，鲜车前草 150 克，薏苡仁 30 克，南、北杏仁各 10 克，盐 5 克，花生油、淀粉各适量

做法：

①猪肚用花生油、淀粉反复搓擦，以去除黏液和异味，洗净，飞水后，去除切块。

②鲜车前草、薏苡仁、红豆、南北杏等分别洗净。

③将 1600 毫升清水放入瓦煲内，煮沸后加入所有原材料，大火煲滚后改用小火煲 2 个小时，加盐调味即可。

功效：

本品具有健脾、补虚、利湿的功效，适合湿热中阻型的腹胀患者。

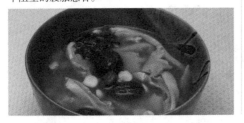

● 山楂麦芽猪腱汤

材料：

猪腱、山楂、麦芽各适量，盐 2 克，鸡精 3 克

做法：

①山楂洗净，切开去核；麦芽洗净；猪腱洗净，斩块。

②锅上水烧开，将猪腱余去血水，取出洗净。

③瓦煲内注水用大火烧开，下入猪腱、麦芽、山楂，改小火煲 2.5 个小时，加盐、鸡精调味即可。

功效：

本品具有消食导滞、疏肝理气的功效，适合饮食停滞、肝气犯胃引起的腹痛、腹胀。

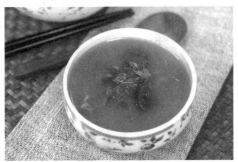

● 清蒸石斑鱼

材料：

石斑鱼 350 克，盐、辣椒面各 3 克，料酒、酱油各 10 克，红椒、葱丝、姜丝、香菜段各适量

做法：

①石斑鱼处理干净，加盐、料酒腌渍；红椒洗净，切丝。

②将石斑鱼放入盘内，放上红椒、葱丝、姜丝，入蒸笼蒸熟后取出。

③油锅烧热，调入辣椒面、酱油，加清汤烧沸，浇在鱼上，撒上香菜即可。

功效：

本品具有消食除胀的功效，适合饮食停滞的引起的腹痛（腹胀）。

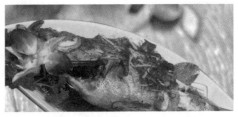

● 牛奶煮荞麦

材料：

鸡蛋 2 个，荞麦 200 克，牛奶、白糖各适量

做法：

①将荞麦洗净后放入锅中炒香后盛出，再放入搅拌机中打成碎末。

②将鸡蛋打入杯中，冲入开水。

③把用开水冲好的鸡蛋倒入牛奶中，倒入荞麦粉、白糖煮至入味即可。

功效：

本品具有消食导滞的功效，适合饮食停滞型的急性腹痛（腹胀）患者。

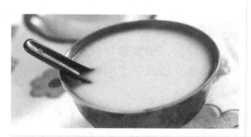

● 黄连甘草饮

材料：

黄连 8 克，甘草、连翘、玄参、玉竹各 5 克，白糖适量

做法：

①将上述黄连、甘草、连翘、玄参、玉竹洗净，放入炖盅内，然后加入适量的清水，用小火蒸煮大约 5 分钟。

②取汁倒入杯中加入适量白糖水，搅拌均匀等稍凉后即可饮用。每日 3 次，温热服食。

功效：

本品清热泻火、生津止渴，可辅助治疗口腔溃疡、目赤肿痛、热泻腹痛、肺结核、咽喉肿痛等症。

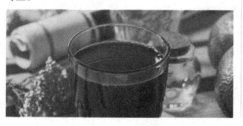

● 枳实金针河粉

材料：

厚朴、枳实各 10 克，金针菇 45 克，黄豆芽 5 克，胡萝卜 15 克，河粉 90 克，清水或高汤 400 毫升，盐 1 小匙，白胡椒粉小半匙，调味料适量

做法：

①全部药材洗净置于锅中，加水以小火加热至沸，约 1 分钟后关火，滤取药汁备用。

②胡萝卜洗净，切丝；黄豆芽洗净，去除根须；河粉放入开水中煮熟，捞出。

③河粉、药汁入锅煮沸，加入黄豆芽、胡萝卜、金针菇煮熟，放入调味料拌匀即可食用。

功效：

本品具有理气宽中、疏肝解郁的功效，适合肝胃不和引起的腹痛、腹胀。

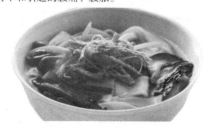

● 猪肚炖莲子

材料：

莲子 40 个，猪肚 1 副，香油、盐、葱、姜、蒜各适量

做法：

①猪肚洗净，刮除残留在猪肚里的余油；莲子用清水泡发，去除苦心，装入猪肚内，用线将猪肚的口缝合。

②将猪肚放入沸水中余烫一下，接着清炖至猪肚完全熟烂。

③捞出洗净，将猪肚切成丝，与莲子一起装入盘中，加各种调味料拌匀，即可。

功效：

此道菜具有清心、开胃、安定心神、调理肠胃功能的作用。

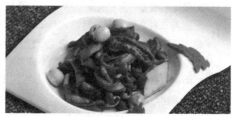

食欲不振 轻点重压，胃口即开

"食欲"是指人体一种出于本能所产生的想要进食的生理需求，如果这种需求低落、甚至消失，即可称为"食欲不振"。简单地说，食欲不振就是没有想吃东西的欲望。

● 病理分析

人体经常处于疲劳或者精神紧张的状态，可能导致暂时性的食欲不振；过食、过饮、运动量不足、慢性便秘，也都是引起食欲不振的因素；女性在怀孕初期，或由于口服避孕药的副作用，会导致食欲不振；慢性胃炎、胃癌以及肝病的初期，也都有可能出现一定程度的食欲不振。

● 取穴推拿

中脘穴 人体前正中线上，脐中上 4 寸即是该穴。正坐，双手食指、中指、无名指并拢，左手无名指横放于肚脐处，右手无名指与左手食指并列紧贴，则右手食指与体前正中线相交的位置即是中脘穴。以单手食指或中指指腹轻柔点压中脘穴，每次点压 3 分钟。

足三里穴 外膝眼下 3 寸，距胫骨前嵴 1 横指，当胫骨前肌上即是。正坐，屈膝 90 度，手心对髌骨（左手对左腿，右手对右腿），手指朝向下，无名指指端处即是该穴。屈膝，除拇指外，其余四指并拢，放在外膝眼直下四横指处，以拇指指腹垂直用力按压足三里穴，有酸痛、胀麻的感觉，并因人的不同感觉向上或者向下扩散，每次按压 5 分钟。

● 健康食疗

茭白鲫鱼汤 营养丰富、滋味鲜美，较适宜食欲不振或饮酒过度人食用。
材料：鲫鱼 500 克，茭白 250 克，盐适量。
制法：将鲫鱼洗净切块，茭白切片，将两味食材放入锅中加水适量同煮至鱼烂熟，放少许盐调味即可，取汤饮用。

> **健康贴士**
>
> 在饮食习惯上应注意定时定量，饮食定时可以使肠胃的消化液分泌及蠕动等形成规律，使摄入的食物得到完全消化，可以很大程度上预防人体患上食欲不振。
>
> 正常三餐之外不要随意吃大量零食，没有约束地随意吃糖果、糕点等零食会造成人体消化液分泌紊乱，进而食欲减退。尽量创造良好的饮食环境，在整洁、安静、空气清新、精神愉快的环境中进餐，消化液的分泌不仅不会受到抑制，反而可增进人体食欲。在新鲜空气中进行适当的户外活动可促进新陈代谢，避免过度疲劳，保证充足的睡眠，可有助于食物的消化与吸收。

取穴推拿

快速取穴

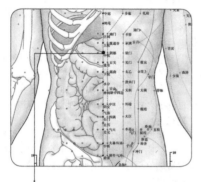

中脘穴

人体前正中线上，脐中上4寸的位置。正坐，双手食指、中指、无名指并拢，左手无名指横放于肚脐处，右手无名指与左手食指并列紧贴，则右手食指与体前正中线相交的位置即是。

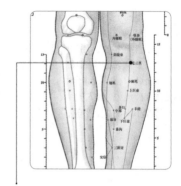

足三里穴

外膝眼下3寸，距胫骨前嵴1横指，当胫骨前肌上的位置。正坐，屈膝90度，手心对髌骨（左手对左腿，右手对右腿），手指朝向下，无名指指端处即是该穴。

推拿方法

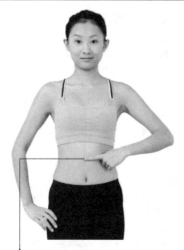

中脘穴

以单手食指或中指指腹轻柔点压脐中正上方4寸位置的中脘穴。

力度	手法	时间
★★	点压	3分钟

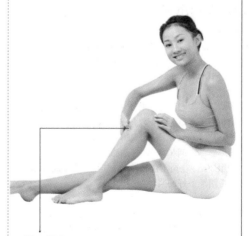

足三里穴

屈膝，除拇指外，其余四指并拢，放在外膝眼直下四横指处，以拇指指腹垂直用力按压足三里穴，有酸痛、胀麻的感觉。

力度	手法	时间
★★★★★	按压	5分钟

40

食欲不振的对症药膳

● 胡椒猪肚汤

材料：

猪肚 1 个，蜜枣 5 个，胡椒 15 克，盐适量

做法：

①猪肚加盐、生粉搓洗，用清水漂洗干净。

②将洗净的猪肚入沸水中氽烫，刮去白膜后捞出，将胡椒放入猪肚中，以线缝合。

③将猪肚放入砂煲中，加入蜜枣，再加入适量清水，大火煮沸后改小火煲 2 个小时，猪肚拆去线，加盐调味即可。

功效：

胡椒可暖胃健脾；猪肚能健脾益气、开胃消食，两者合用，可增强食欲。

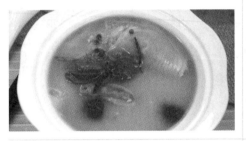

● 草莓小虾球

材料：

芍药 10 克，当归 5 克，草莓 3 个，虾仁 300 克，鲜山药 50 克，吐司 3 片，莲藕粉 1 小匙，水 1 大匙，米酒 1 小匙

做法：

①芍药、当归洗净，和水煮滚，适时取汁备用；吐司切小丁；草莓去蒂洗净，切 4 片。

②虾仁洗净和米酒同腌 20 分钟，拭干，同山药一同剁碎，加调味料，拍打成泥。

③用虾泥、吐司丁包裹草莓，炸至金黄色起锅备用，最后用准备好的浆汁勾芡即可。

功效：

草莓清暑解热，生津止渴，利咽止咳，开胃消食。可治疗咳嗽、咽喉肿痛、声音嘶哑、烦热口干。腹泻和尿路结石患者不宜多食。

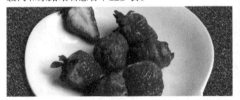

● 山楂山药鲫鱼汤

材料：

鲫鱼 1 条，山楂、山药各 30 克，盐、姜片、味精各适量

做法：

①鲫鱼去鳞、腮和内脏，洗净切块；山楂、山药洗净。

②起油锅，放姜爆香，再下鱼块稍煎，取出备用。

③将全部材料装入锅中，加水适量，以大火煮沸，再改小火煮 1~2 个小时，调入盐、味精即可。

功效：

鲫鱼药用价值极高，可补虚弱、温胃进食等；山药滋阴养脾；山楂具有消食化积之效，是消食健胃的好帮手。饮服此汤可促使食欲不振者恢复好的胃口。

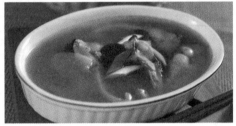

● 豆蔻山药炖乌鸡

材料：

乌鸡 500 克，肉豆蔻、草豆蔻、山药各 10 克，葱白、姜、盐、味精各适量

做法：

①乌鸡洗净，除去内脏，斩件；肉豆蔻、草豆蔻、山药、葱白分别洗净，备用。

②将肉豆蔻、草豆蔻、山药、葱白、姜、乌鸡放入砂锅内，加清水炖熟烂。

③再加适量盐、味精即可。

功效：

本品具有温补脾阳、固涩止泻的功效，适合脾肾阳虚型的慢性肠炎患者。肉豆蔻具有温中下气、消食固肠的功效，临床上常用于健胃，对有脾胃虚寒、食欲不振、腹胀、肠鸣腹痛者较适宜。

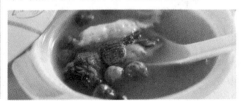

● 杨桃紫苏梅甜汤

材料：

麦门冬 15 克，天门冬 10 克，杨桃 1 颗，紫苏梅 4 颗，紫苏梅汁 1 大匙，冰糖 1 大匙，纱布袋 1 个

做法：

①全部药材放入纱布袋；杨桃表皮以少量的盐搓洗，切除头尾，再切成片状。

②药材与全部材料放入锅中，以小火煮沸，加入冰糖搅拌溶化。

③取出药材，加入紫苏梅汁拌匀，待降温后即可食用。

功效：

　　本药膳具有生津、润心肺、助消化的功效。紫苏具有下气消痰、润肺、宽肠的功效。杨桃中糖类、果酸含量丰富，有助消化、滋养、保健的功能，还可以解渴消暑、润喉顺气。

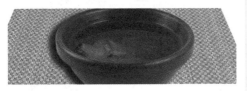

● 内金核桃燕麦粥

材料：

燕麦 50 克，鸡内金 20 克，核桃仁、玉米粒、鲜奶各适量，白糖 3 克

做法：

①燕麦泡发洗净，核桃仁去杂质，鸡内金洗净。

②锅置火上，加入少量水，倒入鲜奶，放入燕麦煮开。

③加入核桃仁、鸡内金、玉米粒同煮至浓稠状，调入白糖拌匀即可。

功效：

　　燕麦能健脾益气、补虚止汗、养胃润肠；鸡内金能消积滞、健脾胃，治食积胀满、呕吐反胃、疳积、消渴；适合食欲不振者食用。

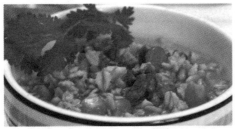

● 清心莲子田鸡汤

材料：

人参、黄芪、茯苓、柴胡、莲子各 10 克，姜、地骨皮、麦门冬、车前子、甘草各 5 克

做法：

①将莲子淘洗干净，所有药材放入纱布包中扎紧；两者都放入锅中，加 6 碗水以大火煮开，再转小火熬煮约 30 分钟。

②将田鸡用清水冲洗干净，剁成块，放入汤中一起煮沸。

③捞出装材料的纱布包，加盐调味即可。

功效：

　　此汤选用健脾而且易于消化吸收的田鸡肉为主，可以补益脾胃、增进食欲。莲子补而不燥，可以健脾胃、止泻。姜则能够和胃调中，与田鸡一起煮汤食用可健脾开胃以助消化。

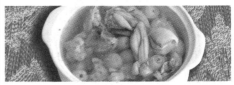

● 莲子山药甜汤

材料：

白木耳 100 克，莲子 1/2 碗，百合 1/2 碗，红枣 5~6 颗，山药 1 小段，冰糖适量

做法：

①白木耳洗净泡开备用，红枣划几个刀口。

②白木耳、莲子、百合、红枣同时入锅煮约 20 分钟，待莲子、白木耳软了，将已去皮切块的山药放入一起煮。

③最后放入冰糖调味即可。

功效：

　　莲子健脾养心，山药益肾摄精，红枣补心补血，百合、白木耳耳滋阴固肺，适合食欲不振者食用。

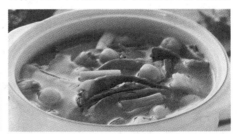

便秘 疏导通肠，生活规律更健康

便秘，主要是指人体大便的次数减少，间隔的时间延长，粪便在肠道内过久的停留，因失去了水分的润滑而变得粪质干燥，排出困难。常伴随着腹胀、腹痛、食欲减退、嗳气反胃等症状。慢性便秘则多无明显症状，但常伴有头昏、头痛、容易疲劳倦怠等神经官能症状。

● 病理分析

造成人体便秘的主要原因是燥热内结，气虚传送无力，或血虚肠道干涩，以及阴寒凝结等；平时没有养成定时排便的习惯，忽视正常的便意，排便反射受到抑制，日久也会引起便秘；饮食过于精细少渣，缺乏食物纤维，粪便体积减小，黏滞度增加，在肠内运动缓慢，水分过量被吸收也能导致便秘。

● 取穴推拿

中脘穴 人体前正中线上，脐中上 4 寸即是该穴。正坐，双手食指、中指、无名指并拢，左手无名指横放于肚脐处，右手无名指与左手食指并列紧贴，右手食指与体前正中线相交的位置即是中脘穴。以单手拇指指端运用一指禅推法推压脐中正上方 4 寸位置的中脘穴，每次持续 2 分钟。

大横穴 人体的中腹部，距脐中 4 寸，正坐或仰卧，右手五指并拢，手指朝下，将拇指放于肚脐处，小指边缘与肚脐所对的位置即是该穴。以双手拇指指端为着力点，运用一指禅推法推压大横穴，每次持续 2 分钟。

命门穴 位于人体腰部的后正中线上，肚脐的正后方，第二腰椎棘突下凹陷处，用指压时有强烈的压痛感。正坐或俯卧，双手伸到腰背后，拇指在前，四指在后；一只手拇指指腹着力于命门穴，另一只手辅助按压，双手协同用力按揉，有酸胀、疼痛的感觉，可双手轮换按揉，每次按揉 1 分钟。

小肠俞穴 背正中线旁开 1.5 寸，平第一骶后孔。俯卧位，双手伸到腰背后，拇指在前，其余四指自然并拢，以拇指指腹用力按揉背正中线旁开 1.5 寸，与第一骶后孔齐平的小肠俞穴，每次按揉 1 分钟。

健康贴士

人们应养成每天定时排大便的习惯，即使没有便意也要定时临厕，建立良好的排便条件反射；日常饮食中应多加注意对富含维生素B₂食物的摄取，禁食温燥的食物，少食性涩收敛的食物，常吃含粗纤维丰富的各类蔬菜与水果；早晨醒来应空腹饮一杯淡盐水或蜂蜜水，再配合腹部推拿或转腰活动，促使水在肠胃的振动来加强通便的作用。

取穴推拿

快速取穴

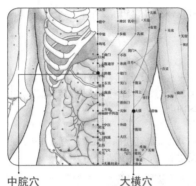

中脘穴
人体前正中线上，脐中上4寸的位置。

大横穴
人体的中腹部，距脐中4寸的位置。

命门穴
位于人体腰部的后正中线上，第二腰椎棘突下凹陷处。

小肠俞穴
背正中线旁开1.5寸，平第一骶后孔。

推拿方法

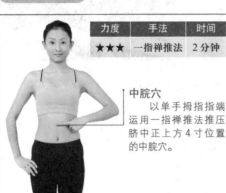

力度	手法	时间
★★★	一指禅推法	2分钟

中脘穴
以单手拇指指端运用一指禅推法推压脐中正上方4寸位置的中脘穴。

力度	手法	时间
★★	一指禅推法	2分钟

大横穴
以双手拇指指端为着力点，运用一指禅推法推压大横穴。

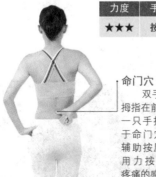

力度	手法	时间
★★★	按揉	1分钟

命门穴
双手伸到腰背后，拇指在前，四指在后；一只手拇指指腹着力于命门穴，另一只手辅助按压，双手协同用力按揉，有酸胀、疼痛的感觉。

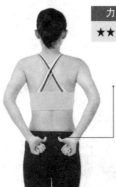

力度	手法	时间
★★★★	按揉	1分钟

小肠俞穴
双手伸到腰背后，拇指在前，其余四指自然并拢，以拇指指腹用力按揉背正中线旁开1.5寸，与第一骶后孔齐平的小肠俞穴。

便秘的对症药膳

超简单推拿消百病全书

● 黄连杏仁汤

材料：
黄连 5 克，杏仁 20 克，白萝卜 500 克，盐适量

做法：
①黄连洗净；杏仁浸泡，去皮；白萝卜洗净，切块。
②白萝卜与杏仁、黄连一起放入碗中，移入蒸锅中，隔水炖。
③待白萝卜炖熟后，调入盐即可。

功效：
本品具有清热泻火、润肠通便、止咳化痰的功效，对肠热便秘、痔疮以及肺燥、久咳、气急等症有食疗作用。

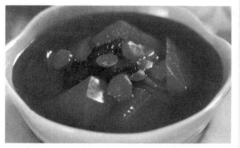

● 五仁粥

材料：
花生仁、核桃仁、杏仁各 20 克，郁李仁、火麻仁各 10 克，绿豆 30 克，小米 70 克，白糖 4 克

做法：
①小米、绿豆均泡发洗净；花生仁、核桃仁、杏仁均洗净。
②锅置火上，加入适量清水，放入除白糖以外所有准备好的材料，开大火煮开。
③再转中火煮至粥呈浓稠状，调入白糖拌匀即可。

功效：
此粥有润肠通便、清热泻火的功效，适合便秘患者食用。

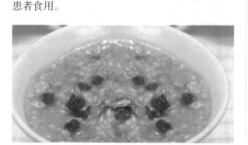

● 菠菜拌核桃仁

材料：
菠菜 400 克，核桃仁 150 克，香油 20 毫升，盐 4 克，鸡精 1 克

做法：
①将菠菜洗净，焯水，装盘待用；核桃仁洗净，入沸水锅中余水至熟，捞出，倒在菠菜上。
②用香油、盐和鸡精调成味汁，淋在菠菜核桃仁上，搅拌均匀即可。

功效：
本品具有润肠通便的功效，适合老年人便秘、习惯性便秘以及痔疮等患者食用。

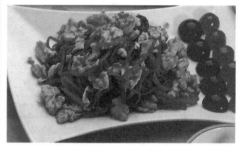

● 土豆炒蒜薹

材料：
土豆 300 克，蒜薹 200 克，盐 3 克，鸡精 2 克，蒜 5 克，酱油、水淀粉各适量

做法：
①土豆洗净去皮，切条状；蒜薹洗净，切段；蒜去皮洗净，切末。
②锅入水烧开，放入蒜薹焯水后，捞出沥干备用。
③锅下油烧热，入蒜爆香后，放入土豆、蒜薹一起炒，加盐、鸡精、酱油调味，待熟时用水淀粉勾芡装盘即可。

功效：
本品含有丰富的膳食纤维，具有促进胃肠蠕动、预防便秘和痔疮的功效。

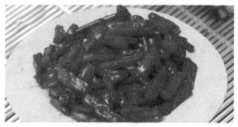

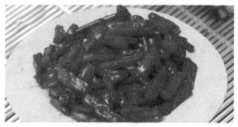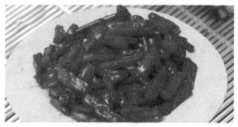

● 大黄通便茶

材料：

大黄 10 克，番泻叶 10 克，蜂蜜 20 毫升

做法：

①番泻叶洗净，备用。

②大黄用适量水煎煮半个小时。

③熄火加番泻叶、蜂蜜，加盖闷 10 分钟，取汁即可。

功效：

本品具有清热、泻火的作用，适合胃肠燥热引起的燥屎便结、腹部疼痛的患者食用。

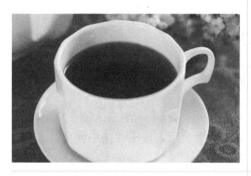

● 胡萝卜山竹汁

材料：

胡萝卜 50 克，山竹 2 个，柠檬 1 个

做法：

①将胡萝卜洗净，去掉皮，切成薄片；将山竹洗净，去掉皮；柠檬洗净，切成小片。

②将准备好的材料放入搅拌机，加水搅打成汁即可。

功效：

本品具有清热泻火、滋阴润肠的功效，适合肠胃积热的便秘者，症见舌苔黄腻、口气臭秽、咽干口渴、腹胀等。

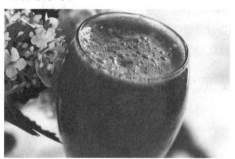

● 油菜拌花生仁

材料：

油菜 300 克，花生仁 100 克，醋、香油各适量，盐 3 克，鸡精 1 克

做法：

①将油菜洗净，沥干，入沸水锅中焯水，沥干，装盘；花生仁洗净，入油锅中炸熟，捞出控油，装盘。

②将醋、香油、盐和鸡精调成味汁，淋在油菜和花生仁上，搅拌均匀即可。

功效：

油菜具有润肠通便、活血化淤、消肿解毒、强身健体的功效。对于便秘所致的舌红苔黄腻、口臭等有很好的食疗作用。

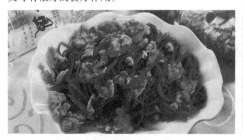

● 冰糖芦荟羹

材料：

芦荟 200 克，樱桃 10 克，冰糖 60 克

做法：

①芦荟洗净，去皮，切成薄片，放入淡盐水中浸泡。

②樱桃洗净备用。

③将芦荟取出放入炖盅内，加水和冰糖，起锅后放入樱桃点缀即可。

功效：

芦荟具有伤口康复、治疗皮疹、改善皮肤敏感、修复晒伤排毒养颜等功能。芦荟还是美容、减肥、防治便秘的佳品，对脂肪代谢、胃肠功能、排泄系统都有很好的调整作用。

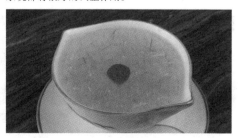

痔疮 改善血液循环，告别"难言之隐"

痔疮是指直肠下端黏膜下和肛管皮肤下静脉扩大和曲张所形成的静脉团。位于肛门周围的称为外痔，一枚或数枚，质硬而坚，时痒时痛；位于肛门内的则称为内痔，经常可见到便后出血的症状。

● 病理分析

人体肛门部位受冷或受热，长期便秘、腹泻等疾病，过久坐立以及过量饮酒、多吃辛辣食物等不良习惯都会刺激肛门和直肠，使痔静脉丛充血而导致痔疮。此外，一些疾病如腹内肿瘤、子宫肿瘤、卵巢肿瘤、前列腺肥大等也会间接引发痔疮。在中医看来，痔疮的出现与人体阴阳失调、气血不畅、过度劳累密切相关。

● 取穴推拿

秩边穴 位于人体背正中线旁开3寸，平第四骶后孔。正坐或俯卧，双手伸到腰背后，拇指在前，其余四指自然并拢，以拇指指腹用力按压背正中线旁开3寸，与第四骶后孔齐平的秩边穴，每次按压2分钟。

长强穴 位于人体的尾骨端下，当尾骨端与肛门连线的中点处。正坐或俯卧，右手伸到臀后，用食指或中指用力按揉尾骨端与肛门连线中点处的长强穴；便秘、腹泻或者有痔疮的人，会有酸胀的感觉，同时会感到酸胀感向体内和四周扩散，可用左右两手轮换按揉，每次按揉5分钟左右。

● 健康食疗

黑木耳羹 黑木耳营养丰富，具有补气血、润肺清肠、止血的功效。

材料：黑木耳30克。

制法：将黑木耳洗净，放入锅中，加水少许，以小火煮成羹，服食即可。

健康贴士

应注意保持肛门周围的清洁，最好每天定时排便，不要强忍大便，蹲厕时间不宜过长或过分用力。经常参加适量的体育锻炼，以调和气血、增强免疫力。

日常饮食上多摄取富含维生素与膳食纤维的蔬菜与水果，少食辛辣刺激的食物；对于司机、孕妇、办公室工作人员等久坐人员来说，还可以每天安排做10次提肛动作来预防痔疮。

取穴推拿

快速取穴

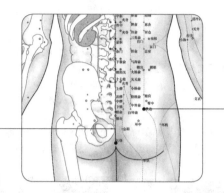

长强穴
位于人体的尾骨端下,当尾骨端与肛门连线的中点处。

秩边穴
位于人体背正中线旁开3寸,平第四骶后孔。

推拿方法

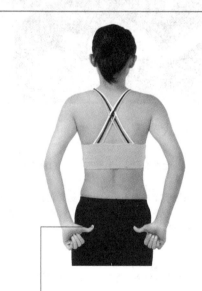

秩边穴
双手伸到腰背后,拇指在前,其余四指自然并拢,以拇指指腹用力按压背正中线旁开3寸,与第四骶后孔齐平的秩边穴。

力度	手法	时间
★★★★	按压	2分钟

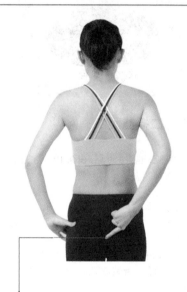

长强穴
右手伸到臀后,用食指或中指用力按揉尾骨端与肛门连线中点处的长强穴;便秘、腹泻或者有痔疮的人,会有酸胀的感觉,同时会感到酸胀感向体内和四周扩散。

力度	手法	时间
★★★	按揉	5分钟

42

痔疮的对症药膳

● 生地绿茶饮

材料：
绿茶 6 克，生地 5 克

做法：
①将绿茶、生地放入保温杯。
②先冲入沸水，第一遍水用来冲洗茶叶，约 1 分钟后将水倒掉。
③再冲沸水，泡 20 分钟后即可饮用。

功效：
本品具有清热解毒、润肠通便、改善微循环的功效，适合便秘、痔疮、癌症及心脑血管疾病患者食用。

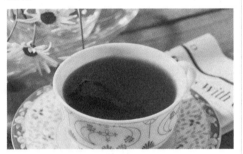

● 核桃仁拌韭菜

材料：
核桃仁 300 克，韭菜 150 克，白糖 10 克，白醋 3 克，盐 5 克，香油 8 克

做法：
①韭菜洗净，焯熟，切段。
②锅内放入油，待油烧至五成热下入核桃仁炸成浅黄色捞出。
③在另一只碗中放入韭菜、白糖、白醋、盐、香油拌匀，和核桃仁一起装盘即成。

功效：
核桃仁以大而饱满、色泽黄白、油脂丰富、无油臭味且味道清香的为佳。

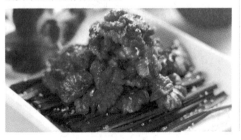

● 鱼肚甜汤

材料：
赤小豆 100 克，鱼肚 200 克，白糖 10 克

做法：
①将鱼肚洗净，备用。
②赤小豆洗净，备用。
③将鱼肚、赤小豆、白糖一同放在砂锅内，加适量清水，大火煮开，转中火炖熟烂即可。

功效：
此汤具有清热解毒、止血消肿的功效，适合痔疮、肠炎等患者食用。

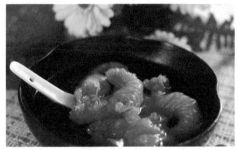

● 槐花大米粥

材料：
槐花适量，大米 80 克，牛蒡 15 克，白糖 3 克

做法：
①大米淘洗干净，置于冷水中泡发半个小时后，捞出沥干水分；槐花、牛蒡洗净，装入纱布袋，下入锅中，加适量水熬取汁备用。
②锅置火上，倒入清水，放入大米，以大火煮至米粒开花。
③加入槐花牛蒡汁煮至浓稠状，调入白糖拌匀即可。

功效：
此粥清热润肠、凉血止血，适合痔疮出血、便血等出血患者食用。

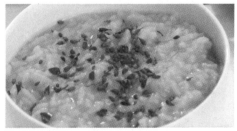

● 地黄乌鸡汤

材料：

生地黄10克,牡丹皮10克,红枣6颗,午餐肉100克,乌鸡1只（约重1500克）,姜、盐、味精、料酒、骨头汤各适量

做法：

①将生地黄洗净，切成薄片；红枣、牡丹皮洗净；午餐肉切片。

②乌鸡去内脏及爪尖，切成方块，入开水中余去血水。

③将骨头汤倒入净锅中，放入所有材料，炖至鸡肉熟烂即可。

功效：

此汤具有补虚损、凉血止血的功效，对痔疮出血有一定的疗效。

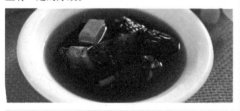

● 核桃仁乌鸡粥

材料：

乌鸡肉200克，核桃100克，大米80克，枸杞子30克，姜末、鲜汤、盐、葱花各适量

做法：

①核桃去壳，取肉；大米淘净；枸杞子洗净；乌鸡肉洗净，切块。

②油锅烧热，爆香姜末，下乌鸡肉过油，倒入鲜汤，放入大米烧沸，下核桃仁和枸杞子，熬煮。

③小火将粥焖煮好，调入盐调味，撒上葱花即可。

功效：

本品具有清热滋阴、补肾养血的功效，适合湿热下注、肝肾阴虚型的痔疮患者。

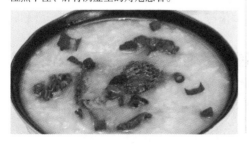

● 猴头菇螺片汤

材料：

螺肉、猴头菇各50克，山药、五味子、豆蔻仁、鱼腥草、黄芪、桂圆肉各10克，玉竹、盐各5克，瘦肉、龙骨各100克

做法：

①先将猴头菇用水浸泡20分钟，挤干水分；瘦肉洗净，切片；龙骨洗净，斩段。

②螺肉用盐搓洗干净。

③将所有的材料装入纱布袋扎紧，与瘦肉、龙骨一起放入煲内，加水适量，大火煲沸，再小火煲2个小时，汤成后取出纱布袋即可。

功效：

本品具有清热利尿的功效，适合湿热下注型的痔疮患者。

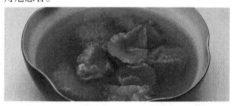

● 韭菜花烧猪血

材料：

韭菜花100克，猪血150克，上汤200毫升，盐5克，味精2克，红椒1个，油15毫升，辣椒酱30克，豆瓣酱20克

做法：

①猪血切块，韭菜花切段，红椒切块。

②锅中水烧开，放入猪血焯烫，捞出沥水。

③油烧热，爆香红椒，加入猪血、上汤及调味料煮入味，再加入韭菜花煮熟即可。

功效：

本品具有温补脾肾的功效，适合脾肾阳虚型的痔疮患者食用。

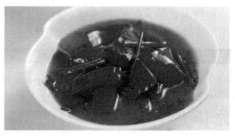

心悸 舒缓身心，稳定情绪

在日常生活中，人们有时会莫名其妙地出现心跳、心慌，时作时息，并伴有善惊易恐、坐卧不安，甚则不能自主的症状出现，这种症状即是我们所说的"心悸"。临床上有时也多会伴有胸闷气短、头晕目眩、四肢乏力等症状。

● 病理分析

受焦虑、紧张、情绪激动、精神创伤等因素的影响，人体中枢神经的兴奋和抑制过程发生了障碍，心血管系统也随之产生紊乱，从而导致心悸。此外，体力活动太少，稍有活动或少许劳累身体便不能适应，因而产生过度的心血管反应，也能导致心悸。中医将这种不因惊吓而出现心跳不宁的心悸症状原因归结为气滞血淤、劳心伤脾等因素。

● 取穴推拿

心俞穴 位于人体背部，当第五胸椎棘突下，旁开 1.5 寸。正坐或俯卧，将并拢的食指和中指按在背部脊柱第五胸椎棘突下，第五胸椎棘突下与中指右侧相对应的位置即是该穴。施术者单手手掌放于患者背后，以拇指指腹按压心俞穴，每次按压 5 分钟。

脑空穴 位于人体头部，枕外隆凸上缘外侧、头正中线旁开 2.25 寸。正坐，双手上抬，以食指或拇指指尖按揉头正中线旁开 2.25 寸、枕外隆凸上缘外侧的脑空穴，每次按揉 3 分钟。

● 健康食疗

莲子茯苓猪心汤 此汤补心健脾，养心安神，适用于神经衰弱引起的烦躁失眠、心悸等症状。

材料：猪心 1 个，莲子 60 克，红枣 5 颗，桂圆 5 颗，茯苓 10 克，葱、姜、酱油、盐、味精、香油各适量。

制法：将猪心洗净，切成小块，放入清水中浸泡以去除血污；莲子去心，红枣、桂圆、茯苓洗净，桂圆剥壳取肉；将锅里放植物油烧热，将葱姜爆香，加酱油、盐和清水，放入猪心、莲子、桂圆、红枣、茯苓，大火烧沸，小火煮至莲子酥软，加少许味精和香油调味即可。

健康贴士

人们应多加注意劳逸结合，适当减少房事，在确保规律的作息时间基础上进行饮食倾向、口味上的控制，减少动物脂肪类食物以及咸、辣类饮食的摄入，加强体育锻炼，培养开朗乐观的心态。

取穴推拿

快速取穴

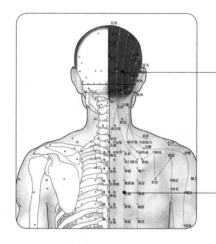

脑空穴
　　位于人体头部，枕外隆凸上缘外侧、头正中线旁开2.25寸。

心俞穴
　　位于人体背部，当第五胸椎棘突下，旁开1.5寸。将并拢的食指和中指按在背部脊柱第五胸椎棘突下，第五胸椎棘突下与中指右侧相对应的位置即是。

推拿方法

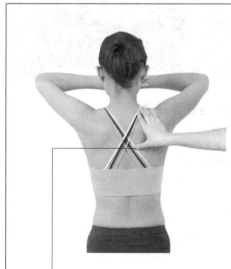

心俞穴
　　施术者单手手掌放于患者背后，以拇指指腹按压第五胸椎棘突下旁开1.5寸的心俞穴。

力度	手法	时间
★★★	按压	5分钟

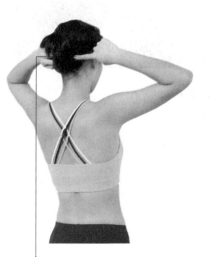

脑空穴
　　正坐，指尖按揉头正中线旁开2.25寸、枕外隆凸上缘外侧的脑空穴。

力度	手法	时间
★★	按揉	3分钟

43

心悸的对症药膳

● 茯苓杏片松糕

材料：

红枣 8 颗，茯苓 5 克，杏仁 10 克，大米 500 克，米酒、白糖各适量

做法：

①把大米浸泡后磨成粉。按白糖 10%、米酒 15%、水量 45% 的比率混合，在 30℃下发酵 8 个小时。

②将红枣去核切成丝，茯苓用水煮熟，杏仁切成碎粒，撒在面团上。

③把和好的面团放在松糕框或蒸锅里，加盖蒸 20 分钟以上。

功效：

本药膳能补益气血，清火排毒，利尿消肿。其中的茯苓是化痰祛湿的良药，能排出身体多余的水分，化解因痰湿内阻引起的胸闷气短，心悸心慌。杏仁以其苦味同样起到利水除湿的效果。米酒则能行气活血，安神助眠，有助于保证休息，恢复体力。

● 黄芪甘草鱼汤

材料：

防风 5 克，甘草 5 克，白术 10 克，红枣 3 颗，黄芪 3 钱，虱目鱼肚 1 片，芹菜少许，盐、味精、淀粉各适量

做法：

①将虱目鱼肚洗净，切成薄片，放少许淀粉，轻轻搅拌均匀，腌渍 20 分钟，备用。药材洗净、沥干，备用。

②锅置火上，倒入清水，将药材与虱目鱼肚一起煮，用大火煮沸，再转入小火续熬至味出时，放适量盐、味精调味，起锅前加入适量芹菜即可。

功效：

此汤适合平时虚弱无力、呼吸短促、畏寒怕风、体型瘦弱、容易感冒的人食用。还有延缓衰老、增强免疫功能的功效，老人可用来作为日常保健菜肴。白术、黄芪的结合，还可补气血、壮元阳，适用于气虚、血虚、阳痿不举、早泄、梦遗等男性常见病症。

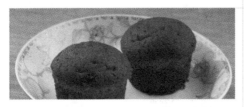
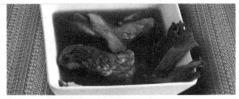

● 玉竹炖猪心

材料：

玉竹 50 克，猪心 500 克，姜、葱、花椒、味精、白糖、香油、盐、卤汁各适量

做法：

①将玉竹洗净切成段，用水稍润。将猪心剖开洗净，与姜、葱、花椒同置锅内，用中火煮到猪心六分熟时捞出晾凉。

②将猪心、玉竹放在卤汁锅内，用小火煮，熟后捞起，切片。

③猪心与玉竹一起放入碗内，在锅内加适量卤汁，再放入盐、白糖、味精和香油加热成浓汁，将浓汁均匀地淋在猪心里外。

功效：

此汤能安神宁心、养阴生津。主治冠心病，以及由热病伤阴引起的干渴烦躁。具有养阴、润燥、除烦、止渴等功效，可治热病阴伤、咳嗽烦渴、虚劳发热、消渴易饥、尿频等症。

● 虫草海马汤

材料：

冬虫夏草 2 克，海马 4 只，新鲜大鲍鱼 1 个，鸡肉 500 克，猪瘦肉 200 克，金华火腿 30 克，姜 2 片，花雕酒 3 克，盐 2 克，鸡精 2 克，味精 3 克，浓缩鸡汁 2 克

做法：

①将海马洗净，用瓦煲煸去异味；鸡肉洗净剁成块；猪瘦肉切成大粒；金华火腿切成粒。

②将切好的材料过水去掉杂质，放入炖盅，放入锅中隔水炖 4 个小时后，放入调味料调味即成。

功效：

此汤能健脾补肾、益气壮阳。凡有病久体虚、肢冷自汗、阳痿遗精、腰膝酸痛、心悸气短、失眠多梦、盗汗等症状的人，均可服食此汤进行治疗。此汤对心血管疾病、呼吸系统疾病、性功能障碍、肾功能衰竭、肝脏疾病、肿瘤等疾病均有很好的治疗作用。

● 桂圆煲猪心

材料：

桂圆 35 克，党参 10 克，红枣 15 克，猪心 1 个，姜片 15 克，盐、鸡精、香油各适量

做法：

①猪心洗净，去肥油，切小片，红枣洗净去核，党参洗净切段备用。

②净锅上火，放入适量清水，待水沸放入切好的猪心汆烫去除血水，捞出沥干水分。

③砂锅上火，加入清水 2000 毫升，将猪心及备好的材料放入锅内，大火煮沸后改用小火煲约 2 个小时，最后再加调味料即可。

功效：

桂圆营养丰富，有补血安神、健脑益智、补养心脾的功效。但孕妇食用会引起流产或早产，故孕妇忌食。

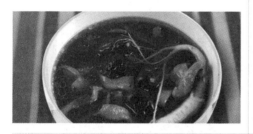

● 当归芍药炖排骨

材料：

当归、芍药、熟地、丹参各 15 克，川芎、三七各 7.5 克，排骨 500 克，米酒 1 瓶，水 4 碗

做法：

①将排骨洗净，汆烫去腥，再用冷开水冲洗干净，沥水，备用。

②将当归、芍药、熟地、丹参、川芎入水煮沸，放入排骨，加米酒，待水煮开，转小火，续煮 30 分钟。

③最后加入磨成粉的三七拌匀，适度调味即可。

功效：

丹参既能补血，又能活血，常用于脸色萎黄、嘴唇及指甲苍白、头晕眼花、心慌心悸、舌质淡等病症；也可用于少血色等血虚症，是女性的调养佳品，凡妇女月经不顺、血虚经闭、胎产诸病症均可使用；此外，还可用于疗治血虚、肠燥、便秘等病。

● 松仁雪花粥

材料：

松仁 15 克，柏子仁 15 克，红枣（去核）6 颗，糯米 150 克，蛋清 2 个（约 60 克），冰糖 2 大匙，纱布袋 1 个

做法：

①松仁、红枣分别用清水洗净；柏子仁用纱布袋包起备用。

②糯米洗净泡水 2 个小时后，和其他材料一起放入锅中，加水熬煮成粥状，取出药材包后，加入冰糖拌至溶化。

③再将打散的蛋清淋入，搅拌均匀即可。

功效：

本药膳有很好的安心宁神，养心养血的功效。其中的松仁除了有补益气虚、安神益智的作用，还因其含有丰富的油脂，而具有润滑肠道，帮助排便的功效。

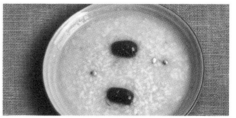

● 酸枣仁大米粥

材料：

酸枣仁（熟）15 克，大米 100 克，白糖适量，清水适量

做法：

①将酸枣仁、大米分别洗净，酸枣仁用刀切成碎末。

②砂锅洗净置于火上，倒入大米，加水煮至粥将熟，加入酸枣仁末，搅拌均匀，再煮片刻。

③起锅前，加入白糖，甜味由自己决定，调好味即可。

功效：

酸枣仁养心、安神、敛汗，和大米搭配煮粥有宁心、益气、镇静安神的作用。适用于神经衰弱、心悸、失眠、多梦等症。二者合用可改善睡眠，增强脑力。

43

身心倦怠 提神醒脑，干劲十足

现实生活中巨大的生活压力以及工作中频繁的加班、熬夜常让人们觉得身心俱疲，然而繁重的工作与激烈的竞争又迫使人们不得不对此习以为常，稍有松懈都可能为此付出惨痛的代价。身心倦怠就如同一个上班族挥之不去的梦魇，频繁地出入于人们的周边空间。

● 病理分析

身心倦怠的人会有疲惫不堪、四肢乏力、困倦嗜睡等感觉。主要有三种因素能够引发这类症状：一是来自于身体的疲劳信号，长时间或者高强度的肌肉活动，致使人体内囤积起大量新陈代谢的废物（如二氧化碳和乳酸），从而引发身体倦态；二是源自于其他病症的特殊信号，如贫血、消化道疾病等都有可能伴随着身心倦怠的特征；三是来自于心理健康的反应，长时间的紧张、郁闷、忧虑心态如果得不到适当缓解与发泄，就会引发身心倦怠与失眠，而后者将会使这种糟糕的身体状况变得更糟。

● 取穴推拿

少冲穴 小指末节桡侧，距指甲根角 0.1 寸处即是该穴。手平伸，掌心向下，用另手轻握小指,弯曲拇指,指尖到达的小指指甲下缘，以右手拇指、食指相对着力，按压小指边缘处的少冲穴，每次按压 3~5 分钟。

肩井穴 前直乳中，大椎穴与肩峰端连线的中点，也就是乳头正上方与肩线的交接处即是该穴。正坐，双手抱在一起，掌心向下，放在肩上；把中间三指放在肩颈交会处，双手中指指腹所在位置即是肩井穴，以中指的指腹向下按揉肩井穴，会有酸麻、胀痛的感觉。

风府穴 人体头部，后发际正中直上 1 寸，枕外隆凸直下凹陷中即是该穴。正坐，抬起单手至肩膀高度，手掌掌心朝前置于头后，以食指或拇指指腹按揉风府穴，每次按揉 2 分钟。

风池穴 位于人体的后颈部，后头骨下，两条大筋外缘陷窝中，相当于与耳垂齐平。正坐，施术者站在患者的身后，左手轻按其头部，右手反复按揉其颈部两侧的肌肉，并以拇指点揉后颈部的风池穴，有酸、胀、痛的感觉，每次点揉 3 分钟。

健康贴士

应注意多加休息，在确保规律的饮食时间与均衡的膳食营养以外，可以适当进行体育锻炼，以一种愉悦的心态面对生活与压力。在高强度的工作之余，不时进行肢体伸展与小范围活动，从而使身心都能得到一定程度的放松。

取穴推拿

快速取穴

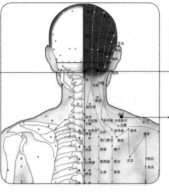

风府穴
人体头部，后发际正中直上1寸，枕外隆凸直下凹陷中即是。

风池穴
位于人体的后颈部，后头骨下，两条大筋外缘陷窝中，相当于与耳垂齐平。

肩井穴
前直乳中，大椎与肩峰端连线的中点，也就是乳头正上方与肩线的交接处即是。

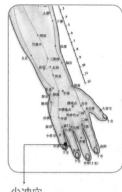

少冲穴
小指末节桡侧，距指甲根角0.1寸处即是该穴。

推拿方法

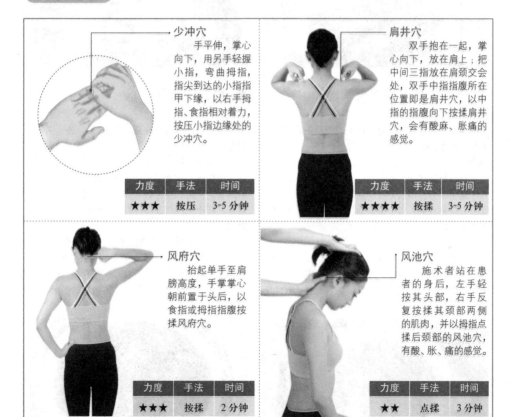

少冲穴
手平伸，掌心向下，用另手轻握小指，弯曲拇指，指尖到达的小指指甲下缘，以右手拇指、食指相对着力，按压小指边缘处的少冲穴。

力度	手法	时间
★★★	按压	3~5分钟

肩井穴
双手抱在一起，掌心向下，放在肩上；把中间三指放在肩颈交会处，双手中指指腹所在位置即是肩井穴，以中指的指腹向下按揉肩井穴，会有酸麻、胀痛的感觉。

力度	手法	时间
★★★★	按揉	3~5分钟

风府穴
抬起单手至肩膀高度，手掌掌心朝前置于头后，以食指或拇指指腹按揉风府穴。

力度	手法	时间
★★★	按揉	2分钟

风池穴
施术者站在患者的身后，左手轻按其头部，右手反复按揉其颈部两侧的肌肉，并以拇指点揉后颈部的风池穴，有酸、胀、痛的感觉。

力度	手法	时间
★★	点揉	3分钟

身心倦怠的对症药膳

● 红枣当归鸡腿

材料：

红枣 5 克，当归 2 克，鸡腿 100 克，猕猴桃 80 克，油适量

做法：

①红枣、当归放入碗中，倒入米酒，浸泡 3 个小时左右。

②鸡腿用酱油抹匀，放置 5 分钟，入油锅中炸至两面呈金黄色；取出、切块。

③鸡腿块放入锅中，倒入做法①中材料，转中火煮 15 分钟，取出装盘，猕猴桃洗净、削皮、切片，装盘即可食用。

功效：

本菜品可以补血安神，帮助脑力工作者补充脑力，帮助工作紧张的都市人缓解沉重的压力，舒缓紧张的情绪。红枣和当归在一起搭配使用，滋补效果更佳。

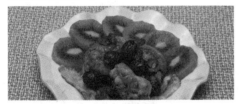

● 太子参莲子羹

材料：

菠萝 150 克，莲子 300 克，太子参 10 克，葱花、冰糖、水淀粉各适量

做法：

①太子参泡软，洗净切片；菠萝切块。

②莲子洗净放碗中，加水，加入冰糖、太子参，上蒸笼蒸至莲子熟烂后取出。

③锅内加清水，放入冰糖熬化，再放入菠萝、莲子、太子参，连同汤汁一起下锅，烧开后用水淀粉勾芡，盛入碗内撒上葱花即可食用。

功效：

太子参健脾益气、可治精神疲乏；莲子具有清心安神的作用，可使人心情平静；菠萝健脾胃、固元气。三者同食，可滋阴益气、安神宁心。

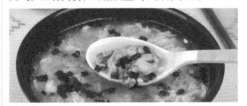

● 节瓜山药莲子煲老鸭

材料：

老鸭 400 克，节瓜 150 克，莲子、山药各适量，盐 3 克，味精 2 克

做法：

①所有材料都洗净，老鸭切件，氽水；节瓜去皮切片；莲子去心，山药去皮切块。

②所有材料入锅，锅中添加适量清水，大火煮沸后改小火慢炖 2.5 个小时，调入盐、味精即可。

功效：

老鸭有养胃滋阴、大补虚劳之效，山药补肺、脾、肾三脏之气，节瓜、莲子健脾胃。以上诸药都有健脾胃的功效，使之配合身体正常运行，有助于消除疲劳。

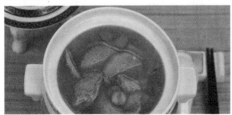

● 黑豆牛肉汤

材料：

黑豆 200 克，牛肉 500 克，姜 15 克，盐 3 克

做法：

①黑豆淘净，沥干；姜洗净，切片。

②牛肉切块，放入沸水中氽烫，捞起冲净。

③黑豆、牛肉、姜片盛入煮锅，加适量的水以大火煮开，转小火慢炖 50 分钟，调味即可。

功效：

牛肉营养价值高，滋补效果佳，尤其是维生素 B_{12} 的重要食源，维生素 B_{12} 对健全神经组织、维护神经系统健康具重要疗效，并有助于促进精力集中及提高记忆力；有助维持体内氧的平衡，使脑部机能运作顺畅。

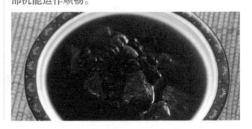

● 核桃仁豆腐汤

材料：

核桃仁 100 克，豆腐 1 块，高汤、酱油、香油和香菜各适量

做法：

①锅置火上，以少许油热过之后，将核桃仁放入，用小火慢炒，炒熟后压碎备用。

②嫩豆腐切丁，用温盐水浸泡些时间，可使豆腐滑嫩且不易煮烂，在高汤内炖煮 20 分钟，加酱油后，再煮 5 分钟。

③放入核桃仁，稍勾芡后即可起锅，上桌前滴几滴香油，撒上香菜即可。

功效：

核桃仁中的磷脂，对脑神经有良好的保健作用。核桃仁中含有锌、锰、铬等人体不可缺少的微量元素，有促进葡萄糖利用、胆固醇代谢和保护心血管的功能。平时嚼些核桃仁，有缓解疲劳的作用。

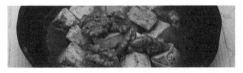

● 补脑益智家常面

材料：

茯苓 10 克，栀子 5 克，家常面 90 克，猪里脊薄片 60 克，胡萝卜、白萝卜、牛蒡、小白菜各 100 克，黑香菇、芹菜各 75 克

做法：

①全部材料洗净、切块备用。将胡萝卜、白萝卜、牛蒡等药材放入锅中。

②以大火煮沸，再转小火续煮 30 分钟，即成药膳高汤。

③高汤入锅，加入小白菜和猪里脊薄片（事先腌渍过），家常面入滚水煮熟取出即可。

功效：

本药膳具有增强脑力、益气、利尿、消积、促进胃肠蠕动的功效。其中茯苓可润肠道，健脾和胃，宁心安神。搭配具有浓郁芳香的栀子，可以行气醒脑，使紧张的大脑得到放松。

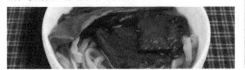

● 莲子百合排骨汤

材料：

莲子、百合各 100 克，枸杞子少许，排骨 500 克，米酒、盐、味精适量

做法：

①将排骨洗净，剁块，放入沸水中汆烫一下，去除血水，捞出备用。

②将莲子和百合一起洗净，莲子去心，百合剥成块备用。

③将所有的材料一同放入锅中炖煮至排骨完全熟烂，起锅前加入调味料及枸杞子即可。

功效：

本药膳具有安定心神、舒缓神经、改善睡眠、增强体力的功效，可以提高人们的工作和生活效率。另外，此汤还可以祛咳化痰、润肺生津，是现代都市人生活必备的一道药膳。

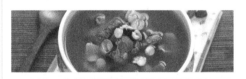

● 西洋参甲鱼汤

材料：

西洋参 10 克，红枣 3 颗，枸杞子适量，无花果 20 克，甲鱼 500 克

做法：

①甲鱼血放净，并与适量清水一同放入锅内加热至水沸，西洋参、无花果、红枣均洗净备用。

②将甲鱼捞出剥去表皮，去内脏洗净，剁成小块，略汆烫后备用。

③将 2000 毫升清水放入锅内煮沸后，加入所有材料，大火煲开后改用小火煲 3 个小时，加盐调味即可。

功效：

此汤特别适合那些工作繁忙、压力过大的白领女性，可以补气养阴、清火除烦，而且养胃。西洋参由于品性温和，适合大多数人进补之用，而且四季皆宜。

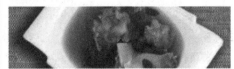

44

焦虑烦躁 平心静气，调整心态

人们有时会感到心情焦虑烦躁、易慌易怒，一般都与生活、工作中繁重的压力有关，多数是由头脑及身体的自主神经失衡所致。其实这也是一种疾病的表现，中医上称之为"心烦躁动"之证。烦为心热、郁烦；躁为躁急、躁动。烦与躁常同时出现，但是一般有先后之别，若先躁后烦，则称为躁烦。

● 病理分析

烦躁有虚实寒热之分。在外感热病中，凡不经汗下而烦躁者多实，汗下后烦躁者多虚。当人们心情焦虑烦躁时，要赶快动一动身体，尽量伸展身体肌肉；如不想运动的话，可以自行调整呼吸，边采腹式呼吸边伸直背部肌肉。

● 取穴推拿

巨阙穴 人体前正中线上，脐上 6 寸的位置即是该穴。仰卧，单手放置于人体上腹部的正中线上，左右肋骨相交的地方再向下两指宽距的位置，即是巨阙穴；以手掌掌心按揉该穴，每次按揉 5 分钟。

神门穴 该穴位于人体手腕关节部位，腕掌横纹尺侧端凹陷处。正坐，平伸手掌，掌心朝上，屈肘向上约 45 度，在无名指和小指掌的侧向外方；用另一只手的四指握住手腕，拇指弯曲，用指甲尖垂直掐按豆骨下、尺骨端的神门穴位凹陷处，有酸胀和痛感，每次掐按 3 分钟。

● 健康食疗

茼蒿炒猪心 具有开胃健脾，降压补脑的功效，适用于烦躁不安、头昏失眠、神经衰弱的患者。

材料：茼蒿 350 克，猪心 250 克，葱花、盐、味精、料酒、白糖各适量。

制法：将茼蒿去梗洗净切段；猪心洗净切片；锅中放油烧热，放葱花炝锅，投入猪心片煸炒至水干，加入盐、料酒、白糖，煸炒至熟；把茼蒿倒入锅内，继续煸炒至熟，等到茼蒿入味，放入味精即可盛出。

健康贴士

可借助电吹风来温热巨阙穴及手肘外侧，待自主神经逐渐调整好后，心情便会自然好转。此外，选择合理的发泄途径与平复方法，如适当进行体育运动、收听舒缓的音乐，也都可以在一定程度上消除心理焦虑与烦躁。

多摄入营养丰富的新鲜果蔬与鱼类，减少动物类脂肪的摄取，对调节体内酸碱平衡、缓解焦虑烦躁有一定效果。加强自我对心理的调节，努力以一种平淡、坦然的心态去面对生活与工作。

取穴推拿

快速取穴

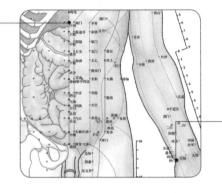

巨阙穴
　　人体前正中线上,脐上6寸的位置即是该穴。

神门穴
　　该穴位于人体手腕关节部位,腕掌横纹尺侧端凹陷处。

推拿方法

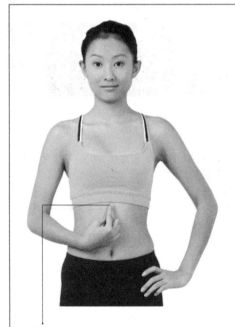

巨阙穴
　　单手放置于人体上腹部的正中线上,左右肋骨相交的地方再向下两指宽的位置,即是巨阙穴;以手掌掌心按揉该穴。

力度	手法	时间
★★★	按揉	5分钟

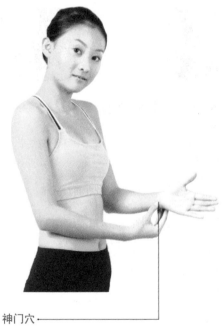

神门穴
　　平伸手掌,掌心朝上,屈肘向上约45度,在无名指和小指掌的侧向外方;用另一只手的四指握住手腕,拇指弯曲,用指甲尖垂直掐按豆骨下、尺骨端的神门穴位凹陷处,有酸胀和痛感。

力度	手法	时间
★★	掐按	3分钟

45

焦虑烦躁的对症药膳

● 党参茯苓粥

材料：

白术、党参、茯苓各 15 克，甘草 5 克，红枣 3 颗、薏苡仁（或胚芽米）适量

做法：

①将红枣、薏苡仁洗净；红枣去核，备用。

②将白术、党参、茯苓、甘草用清水洗净，加入 4 碗水煮沸后，再转以小火煎成 2 碗，滤取出药汁。

③在煮好的药汁中加入薏苡仁或胚芽米、红枣，以大火烧开，再转入小火熬煮成粥，加入适当的调味料即可。

功效：

本药膳可益气、和胃、生津，治疗脾胃虚弱、气血两亏。适用于消瘦、食欲不振、病后身体虚弱等症。茯苓性味甘淡平，具有渗湿利水，健脾和胃，宁心安神的功效。

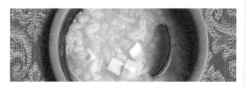

● 莲子茯神猪心汤

材料：

莲子 200 克，茯神 25 克，猪心 1 个，葱 2 根，盐 2 小匙

做法：

①猪心氽烫去除血水，捞起，再放入清水中处理干净。

②莲子(去心)、茯神冲净，入锅，然后加 4 碗水熬汤，以大火煮开后，转小火约煮 20 分钟。

③猪心切片，放入熬好的汤中，煮滚后加葱段、盐即可起锅。

功效：

猪心含有蛋白质、脂肪及多种维生素、矿物质，能维护神经系统、消化功能，对预防抑郁症，治疗神经衰弱有一定效果。加上莲子和茯神都具有宁心安神、稳定情绪的作用，故此汤是养心安神的佳品。

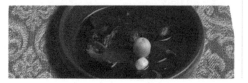

● 四仙莲藕汤

材料：

百合、红枣、茯苓、山药各 200 克，莲藕片 100 克、冰糖 2 大匙

做法：

①将所有的材料用清水洗净，红枣泡发。

②砂锅洗净置于火上，加入所有药材，以大火煮开，再转入小火，滤取药汁。加适量的水烧开，倒入药汁和莲藕片，以中火煮 30 分钟，直到藕片变软。

③待所有的材料煮软后，加入冰糖，再煮大约 15 分钟，用勺子调匀即可。

功效：

本药膳中的茯苓、莲藕具有益脾安神、益胃健脾、养血补益的功效。莲藕有一定健脾止泻作用，能增进食欲，促进消化，开胃健中，有益于胃纳不佳、食欲不振者恢复健康。

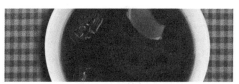

● 白芍排骨汤

材料：

白芍 10 克、蒺藜 10 克、莲藕 300 克、小排骨 250 克、纱布袋 1 个、盐 2 小匙、姜适量。

做法：

①白芍、蒺藜装入纱布袋扎紧；莲藕用清水洗净，切块。

②小排骨洗净，氽烫后捞起，再用凉水冲洗，沥干，备用。

③将上述材料放进煮锅，加 6~7 碗水，大火烧开后转小火约 30 分钟，加盐调味即可。

功效：

本药膳能清热凉血，平肝解郁，缓解更年期气血淤滞引起的胸胁胀痛、焦虑烦躁、乳房疼痛等症状。莲藕有很好的清热祛火解毒的功效，搭配蒺藜，能有效地消除更年期肿胀。

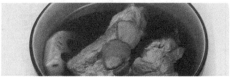

● 鸡丝炒百合金针

材料：

新鲜百合 1 粒、新鲜金针菜 200 克、鸡胸肉 200 克、盐 1 小匙、黑胡椒末少许。

做法：

①鸡胸肉洗净，去除血水，切丝备用。百合剥瓣，处理干净，去除老边和心。

②金针菜去除蒂洗净，放入开水中烫一下，捞起备用。

③油锅加热，陆续下鸡丝、金针菜、百合、调味料、适量水一起翻炒，炒至百合呈半透明状即可。

功效：

　　这道菜可以增强机体抵抗力，改善精神紧张、焦虑的症状，还能够维护神经系统和脑机能的正常运作，减轻偏头痛。

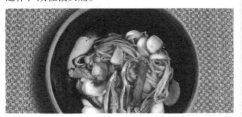

● 草本瘦身茶

材料：

玫瑰花、决明子、山楂、陈皮、甘草、薄荷叶各适量，白糖少量

做法：

①将玫瑰花、决明子、山楂、陈皮、甘草、薄荷叶分别洗净。

②放入水中煮 10 余分钟，滤去药渣。③加适量白糖即可饮用。

功效：

　　本品可清肝明目、行气解郁、消食化积、降压降脂，可用于治疗食后腹胀、烦躁易怒、目赤肿痛、便秘、高血压、肥胖症等症。

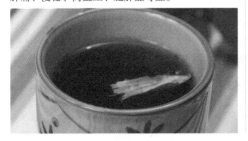

● 金针木耳肉片

材料：

金针菜（干）100 克，黑木耳 1 朵，猪肉片 200 克，上海青 1 根，盐 2 小匙

做法：

①金针去硬梗打结，以清水泡软，捞起，沥干。

②黑木耳洗净，泡发至软，切粗丝；上海青洗净切段。

③煮锅中加 1 碗水煮沸后，放入金针、黑木耳、肉片，待肉片将熟，再加入上海青，加盐调味，待水再沸腾一次即成。

功效：

　　黑木耳中的维生素 K，可以预防血栓的发生，防治动脉粥样硬化和冠心病。

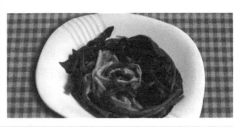

● 柏子仁大米粥

材料：

柏子仁适量，大米 80 克，盐适量

做法：

①大米泡发洗净；柏子仁洗净。

②锅置火上，倒入清水，放入大米，以大火煮至米粒开花。

③加入柏子仁，以小火煮至呈浓稠状，调入盐拌匀即可。

功效：

　　本品具有养心安神、解郁助眠的作用，可缓解抑郁症患者失眠多梦、心慌心悸、忧郁、焦虑、食欲不振等症状。

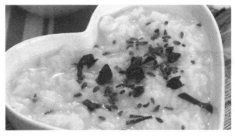

忧愁抑郁 补益脏腑，养心安神

　　在现代都市生活中,巨大的生活压力与高速的工作节奏,让很多人倍感忧愁、苦闷和抑郁。这类病症常表现为神情低落、反应迟钝、少言寡语,时常感觉胸口犹如堵着一座大山,喘不过气来。

● 病理分析

　　导致人们忧愁、抑郁的原因，除了长期服用某些药品（如高血压患者所常服用的降压药具有一定的副作用）之外，人体内分泌失调也会引发烦躁不安、失眠多梦、抑郁健忘等状况，而更多的则是因为人们精神紧张、自信不足，长期处于压力之下逐渐囤积起心理阴影。中医则将其归结为肝郁脾虚、气滞血淤等所致。

● 取穴推拿

　　百会穴 位于人体头部，当前发际正中直上 5 寸，或头顶正中线与两耳尖端连线的交点处。正坐，抬起单手高举过头，除拇指外其余四指自然并拢，以拇指指端点按头顶的百会穴，有酸胀、刺痛的感觉，每次点按 3 分钟。

　　中府穴 胸前壁的外上方、云门穴下 1 寸、前正中线旁开 6 寸，平第一肋间隙处。人体锁骨外侧端下缘的三角窝中心是云门穴，由此三角窝正中垂直往下推一条肋骨（平第一肋间隙）处即是该穴；男性乳头外侧旁开两横指，往上直推三条肋骨处也是该穴。正坐或仰卧，以右手中指或食指、中指并拢的指腹按揉胸前壁外上方，锁骨外端下，感到有酸痛闷胀之处的中府穴，每次按揉 1~3 分钟。

　　神门穴 该穴位于人体手腕关节部位，腕掌横纹尺侧端凹陷处。正坐，平伸手掌，掌心朝上，屈肘向上约 45 度，在无名指和小指掌的侧向外方；用另一只手的四指握住手腕，拇指弯曲，用指甲尖垂直掐按豆骨下、尺骨端的神门穴位凹陷处，有酸胀和痛感，每次掐按 3 分钟。

　　少府穴 该穴位于人体第四、第五掌骨之间，屈指握拳时，小指尖处。正坐，伸手、仰掌、屈肘向上约 45 度，以小指、无名指屈向掌中，当小指与无名指尖之中间与感情线交会处即是穴位；用一只手的四指轻握另一只手的手背，拇指弯曲，用指尖按压少府穴，有酸胀的感觉，每次揉按 3~5 分钟。

健康贴士

　　患有此类疾病的人，应积极参加体育锻炼，舒畅心情，不去计较成败得失，多加自我肯定，培养良好的自信心，才能走出心理阴霾，重现生命的蓝天。

取穴推拿

快速取穴

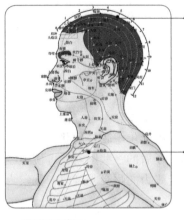

百会穴
头顶正中线与两耳尖端连线的交点处。

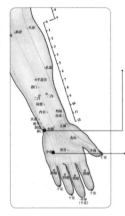

神门穴
腕掌横纹尺侧端凹陷处。

中府穴
胸前壁的外上方、云门穴下1寸，平第一肋间隙处。

少府穴
该穴位于人体第四、第五掌骨之间，屈指握拳时，小指尖处。

推拿方法

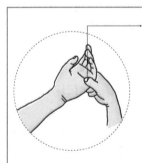

少府穴
伸手仰掌、屈肘向上约45度，用一只手的四指轻握另一只手的手背，拇指弯曲，用指尖按压少府穴，有酸胀的感觉。

力度	手法	时间
★★★	按压	3~5分钟

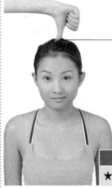

百会穴
抬起单手高举过头，除拇指外其余四指自然并拢，以拇指指端点按头顶的百会穴，有酸胀、刺痛的感觉。

力度	手法	时间
★★★★	点按	3分钟

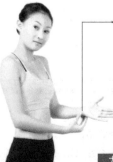

神门穴
平伸手掌，掌心朝上，屈肘向上约45度，在无名指和小指掌的侧向外方；用另一只手的四指握住手腕，拇指弯曲，用指甲尖垂直掐按豆骨下、尺骨端的神门穴位凹陷处。

力度	手法	时间
★★★	掐按	3分钟

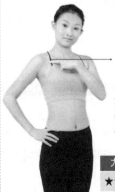

中府穴
以右手中指或食指、中指并拢的指腹，按揉胸前壁外上方，锁骨外端下，感到有酸痛闷胀之处的中府穴。

力度	手法	时间
★★★	按揉	1~3分钟

神经衰弱 舒经益气，放松神志

神经衰弱又称自主神经失调，属于神经官能症的一种，是一种常见的慢性疾病。常见的症状有失眠、多梦、头痛、头昏，记忆力减退，注意力不集中，自我控制的能力减弱，容易激动，同时还伴有心慌气短，出汗较多，食欲不振，有时出现便秘。

● 病理分析

神经衰弱的人比起正常人来说，更容易疲劳，进而工作和学习方面的兴趣与动力也骤减，且对于较大的声音、较强的光线，容易引起焦虑眩晕的状况。精神因素是造成神经衰弱的主因。凡是能够引起长期内心矛盾的一些因素，可使神经活动过程强烈而持久地处于紧张状态，超过神经系统张力的耐受限度时，就较为容易引发神经衰弱。

● 取穴推拿

百会穴 位于人体头部，当前发际正中直上 5 寸，或头顶正中线与两耳尖端连线的交点处。正坐，抬起单手高举过头，除拇指外其余四指自然并拢，以拇指指端点按头顶的百会穴，有酸胀、刺痛的感觉，每次点按半分钟。

风府穴 人体头部，后发际正中直上 1 寸，枕外隆凸直下凹陷中即是该穴。正坐，抬起单手至肩膀高度，手掌掌心朝前置于头后，以食指或拇指指腹按揉风府穴，每次按揉半分钟。

风池穴 位于人体的后颈部，后头骨下，两条大筋外缘陷窝中，相当于与耳垂齐平。正坐，施术者站在患者的身后，左手轻按其头部，右手反复拿按后颈部的风池穴，有酸、胀、痛的感觉，左右两穴位，每次拿按半分钟。

神门穴 该穴位于人体手腕关节部位，腕掌横纹尺侧端凹陷处。正坐，平伸手掌，掌心朝上，屈肘向上约 45 度，在无名指和小指掌的侧向外方；用另一只手的四指握住手腕，拇指弯曲，用指甲尖垂直掐按尺骨端的神门穴位凹陷处，有酸胀和痛感，每次掐按半分钟。

健康贴士

要消除患者"身患重疾"的顾虑，坚持自我推拿，树立战胜疾病的信心。饮食方面要忌喝咖啡、浓茶、酒。适当参加体育活动，不但有助于正常神经活动的恢复，而且也能增强体质。体力劳动对本病患者十分有益，有些患者进行一些体力劳动或锻炼后，病情会好转或痊愈。

取穴推拿

快速取穴

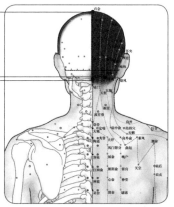
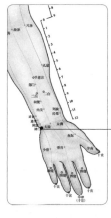

百会穴
　　头顶正中线与两耳尖端连线的交点处。

风池穴
　　位于人体的后颈部，后头骨下，两条大筋外缘陷窝中，相当于与耳垂齐平。

风府穴
　　人体头部，后发际正中直上1寸，枕外隆凸直下凹陷中即是。

神门穴
　　该穴位于人体手腕关节部位，腕掌横纹尺侧端凹陷处。

推拿方法

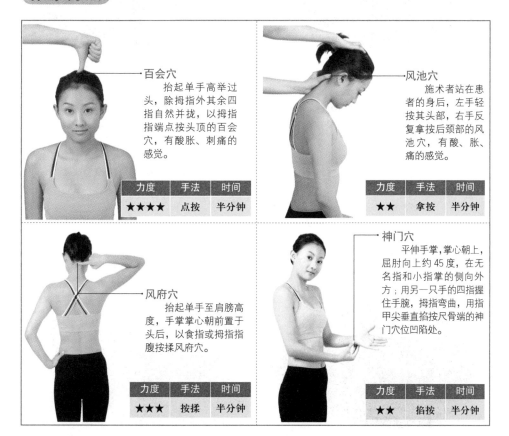

百会穴
　　抬起单手高举过头，除拇指外其余四指自然并拢，以拇指指端点按头顶的百会穴，有酸胀、刺痛的感觉。

力度	手法	时间
★★★★	点按	半分钟

风池穴
　　施术者站在患者的身后，左手轻按其头部，右手反复拿按后颈部的风池穴，有酸、胀、痛的感觉。

力度	手法	时间
★★	拿按	半分钟

风府穴
　　抬起单手至肩膀高度，手掌掌心朝前置于头后，以食指或拇指指腹按揉风府穴。

力度	手法	时间
★★★	按揉	半分钟

神门穴
　　平伸手掌，掌心朝上，屈肘向上约45度，在无名指和小指掌的侧向外方；用另一只手的四指握住手腕，拇指弯曲，用指甲尖垂直掐按尺骨端的神门穴位凹陷处。

力度	手法	时间
★★	掐按	半分钟

神经衰弱的对症药膳

● 莲子猪心汤

材料：

红枣 15 克，枸杞子 15 克，莲子（不去心）60 克，猪心 1 个，蜜枣、盐各适量

做法：

①猪心入锅中加水煮熟洗净，切成片。

②红枣、莲子、枸杞子泡发洗净，备用。

③把全部材料放入锅中，加清水适量，小火煲 2 个小时，加盐调味即可。

功效：

本品具有益气镇惊、安神定志的功效，适合心胆气虚型的神经衰弱患者食用。

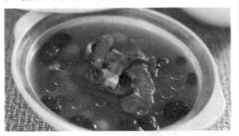

● 金针菜木耳肉片汤

材料：

肉片 200 克，干金针菜 100 克，上海青 1 根，黑木耳 1 朵，盐 5 克

做法：

①金针菜去硬梗，打结，以清水泡软，捞起、沥干。

②黑木耳洗净，泡发至软，切粗丝；上海青洗净、切段。

③煮锅加 4 碗水煮沸后，下金针菜、黑木耳、肉片，待肉片熟后，续下上海青，加盐调味即成。

功效：

本品具有清热化痰、滋阴降火、交通心肾的功效，适用于痰热扰心、心肾不交型的神经衰弱。

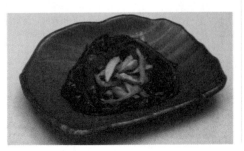

● 灯心草百合炒芦笋

材料：

新鲜百合 150 克，芦笋 75 克，白果 50 克，益智仁 10 克，灯心草 5 克，盐 4 克，色拉油 5 毫升

做法：

①将益智仁、灯心草煎药汁备用。

②将百合洗净泡软；芦笋洗净，切斜段；白果洗净。

③炒锅内倒入色拉油加热，放入百合、芦笋、白果翻炒，倒入药汁煮约 3 分钟，加入盐调味即可食用。

功效：

本品滋阴降火、益气安神，适用于心肾不交、心胆气虚型的神经衰弱。

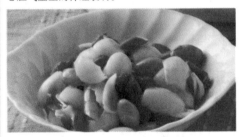

● 绿豆莲子百合粥

材料：

绿豆 40 克，莲子、百合、红枣各适量，大米 50 克，白糖适量，葱 8 克

做法：

①大米、绿豆均泡发洗净；莲子去心洗净；红枣、百合均洗净，切片；葱洗净，切成葱花。

②锅置火上，倒入清水，放入大米、绿豆、莲子一同煮开。

③加入红枣、百合同煮至浓稠状，调入白糖拌匀，撒上葱花即可。

功效：

本品清热化痰、镇心安神，适用于肝火扰心、痰热扰心型神经衰弱。

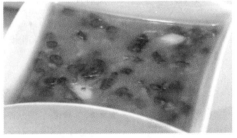

超简单推拿消百病全书

● 麦枣桂圆汤

材料：
小麦 25 克，葵花籽 20 克，红枣 5 颗，桂圆肉 10 克，冰糖适量

做法：
①将红枣洗净，用温水稍浸泡。
②小麦、桂圆肉、葵花籽洗净。
③小麦、红枣、桂圆肉、葵花籽、冰糖同入锅中，加水煮汤即可。

功效：
　　本品具有补益心脾、养血安神的功效，适合心脾两虚型的神经衰弱患者食用。

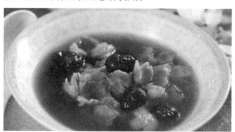

● 灵芝养心汤

材料：
鸡腿 1 只，灵芝 3 片，香菇 2 朵，杜仲 5 克，山药 10 克，红枣 6 颗，丹参 10 克

做法：
①鸡腿洗净，以开水余烫。
②炖锅放入适量水烧开后，将用料全部下入锅中煮沸，再转小火炖约 1 个小时即可。

功效：
　　本品具有补益心脾、养血安神的功效，适合心脾两虚型的神经衰弱患者食用。

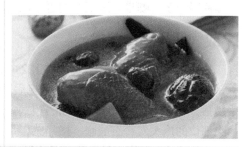

● 灵芝黄芪炖肉

材料：
灵芝少许、黄芪 15 克，瘦肉 500 克，料酒、葱、姜、盐、胡椒粉各适量

做法：
①黄芪洗净润透切片，葱、姜拍碎，瘦肉洗净后，放入沸水锅中余烫去血水捞出，再用清水洗净切成小方块。
②黄芪、瘦肉、葱、姜、料酒、盐同入碗内，注入适量清水，隔水炖煮。煮沸后，捞去浮沫，改用小火炖，炖至瘦肉熟烂，用盐、胡椒粉调味即成。

功效：
　　这道菜具有补中益气、补肺益肾、养心安神的功效。其中灵芝具有保护肝细胞、降血糖、调节自主神经、降低胆固醇、升高白细胞、提高机体免疫力等多种作用，适用于神经衰弱、失眠、食欲不振、慢性肝炎、高血压、冠心病、身体羸瘦等患者。

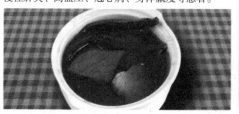

● 黄精蒸土鸡

材料：
黄精、党参、山药各 30 克，土鸡 1 只（重约 1000 克），姜、川椒、葱、盐、味精各适量

做法：
①将土鸡洗净剁成 1 寸见方的小块。放入沸水中烫 3 分钟后，装入汽锅内，加入葱、姜、盐、川椒、味精。
②再加入黄精、党参、山药，盖好汽锅，放入蒸锅蒸 3 个小时即成。

功效：
　　黄精具有补中益气、润心肺、强筋骨等功效，可治虚损寒热、肺痨咯血、病后体虚羸瘦、筋骨软弱、风湿疼痛等。本菜适用于脾胃虚弱、体倦无力、面黄肌瘦、气血不足、神经衰弱者，但中寒腹泻、痰湿痞满、气滞者忌服。

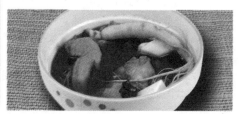

失眠 舒缓安神，一觉到天亮

失眠，又称为"不寐""不得眠""不得卧""目不瞑"，是指难以入睡、浅睡易醒、睡眠短暂等频繁无法正常睡眠的一种病症。常伴有白天精神状况不佳、心悸健忘、反应迟钝、疲倦乏力，严重影响日常生活和工作学习。

● 病理分析

神经系统或脑部方面的疾病、过度疲劳以及任何身体的不适症状，均可导致失眠；因某个特别事件特别兴奋或者忧虑会导致短暂性失眠；而不良的生活习惯，如睡前喝浓茶、咖啡，吸烟等均可造成失眠。

● 取穴推拿

内关穴 位于前臂正中，腕横纹上 2 寸，在桡侧腕屈肌腱同掌长肌腱之间。正坐、手平伸、掌心向上；轻轻握拳，手腕后隐约可见两条筋；用另外一只手轻轻握住手腕后，拇指弯曲，用指尖或指甲尖垂直掐按近手腕横皱纹中央往上大约三指宽中央部位的内关穴，有酸胀、微痛感，每次掐按 1~3 分钟。

三阴交穴 人体小腿内侧，足内踝上缘四指宽，踝尖正上方胫骨边缘凹陷中即是。正坐或仰卧，单手手掌放置在踝关节，除拇指以外其余四指轻轻握住踝部；拇指弯曲，用指尖垂直按压胫骨后缘的三阴交穴，会有强烈的酸痛感，每次揉按 1~3 分钟。注意：孕妇禁按此穴位。

● 健康食疗

牛奶 牛奶的营养价值非常高，它所具有的镇静安神功能，有利于促进人的睡眠安稳。

材料：牛奶 1 杯，蜂蜜适量。

制法：将牛奶温热以后，加入适量蜂蜜，趁热饮用，如在夜晚入睡前饮用则效果更佳。

健康贴士

床的硬度和枕头的高度应适中。

作息时间规律，定时上床。睡前避免观看刺激性较强的活动，如激烈球赛、惊险电影等。晚餐不宜过饱，睡前不宜饮茶和咖啡等刺激性饮料；日常饮食以清淡而富含蛋白质、维生素为宜。

睡前洗个热水澡或用热水烫脚，适量喝一些热牛奶，能很好缓解人体的紧张程度，易于较快入眠。

取穴推拿

快速取穴

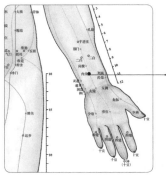

→ 内关穴
  位于前臂正中，腕横纹上2寸，在桡侧腕屈肌腱同掌长肌腱之间。

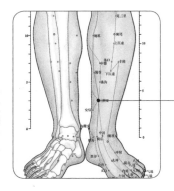

→ 三阴交穴
  人体小腿内侧，足内踝上缘四指宽，踝尖正上方胫骨边缘凹陷中即是。

推拿方法

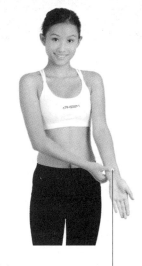

内关穴
  手平伸、掌心向上；用另外一只手轻轻握住手腕后，拇指弯曲，用指尖或指甲尖垂直掐按近手腕横皱纹中央往上大约三指宽中央部位的内关穴，有酸胀、微痛感。

力度	手法	时间
★★★	掐按	1~3分钟

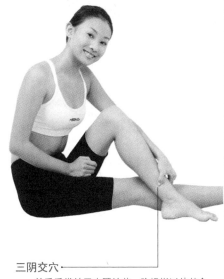

三阴交穴
  单手手掌放置在踝关节，除拇指以外其余四指轻轻握住踝部；拇指弯曲，用指尖垂直按压胫骨后缘的三阴交穴，会有强烈的酸痛感。注意：孕妇禁按此穴位。

力度	手法	时间
★★	按压	1~3分钟

48

失眠的对症药膳

● 双仁菠菜猪肝汤

材料：
猪肝 200 克，菠菜 2 棵，酸枣仁 10 克，柏子仁 10 克，盐 3 克，纱布袋 1 只

做法：
①将酸枣仁、柏子仁装在纱布袋中，扎紧。
②猪肝洗净切片；菠菜去头，洗净切段。
③将布袋入锅加 4 碗水熬高汤，熬至约剩 3 碗水。
④猪肝氽烫捞起，和菠菜一起加入高汤中，待水一滚沸即熄火，加盐调味即成。

功效：
　菠菜中含铁，是一种缓和的补血滋阴之品；柏子仁养心安神，可治虚烦不眠；猪肝富含铁和维生素 K，也是最理想的补血佳品之一。

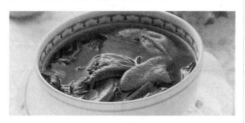

● 灵芝红枣瘦肉汤

材料：
猪瘦肉 300 克，灵芝 4 克，红枣适量，盐 4 克

做法：
①将猪瘦肉洗净、切片；灵芝、红枣洗净备用。
②净锅上火倒入水，下入猪瘦肉烧开，打去浮沫，下入灵芝、红枣煲至熟，调入盐即可。

功效：
　灵芝可补心血、安心神，红枣补气养血，猪肉健脾补虚。三者同用，可调理心脾功能，改善因气血不足所致失眠者的睡眠质量。

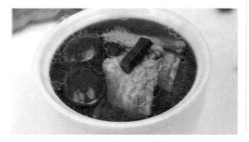

● 桂圆煲猪心

材料：
猪心 1 个，桂圆 35 克，红枣 15 克，党参 10 克，姜片 15 克，盐、鸡精、香油各适量

做法：
①猪心洗净，去肥油，切片；红枣洗净去核，党参洗净切段备用。
②加水煮沸，放入猪心片焯去血水，捞出沥干水分。
③砂锅上火，加水 2 000 毫升，将猪心、红枣、桂圆、党参放入锅中，大火煮沸后改小火煲约 2 个小时，以调味料调味即可。

功效：
　桂圆具有补益心脾、养血宁神的作用，红枣补气养血，党参补中益气、健脾润肺，猪心安神定惊。搭配食用可调理心性，使人睡眠安宁。

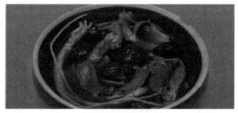

● 远志菖蒲鸡心汤

材料：
鸡心 300 克，胡萝卜 1 根，远志 15 克，菖蒲 15 克，葱 1 棵，盐 2 小匙，纱布袋 1 只

做法：
①将远志、菖蒲装在纱布袋内，扎紧。
②鸡心氽烫，捞起，备用；葱洗净，切段。
③胡萝卜削皮洗净，切片，与第 1 步骤中准备好的材料先下锅加 4 碗水煮汤；以中火滚沸至剩 3 碗水，加入鸡心煮沸，下葱段，盐调味即成。

功效：
　远志能安神益智、祛痰消肿，菖蒲能开窍醒神、化湿和胃、宁神益志，二者合用，能滋补心脏、安神益智，可改善失眠多梦、健忘惊悸等症。

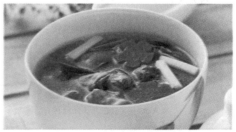

● 六神安神鸡汤

材料：
鸡腿 1 只，酸枣仁（拍裂）、何首乌、茯神、百合各 15 克，红枣 10 颗，盐少许

做法：
①鸡腿洗净剁块，用开水烫过备用。
②将所有药材放入纱布袋，加水浸泡约 20 分钟。
③将所有材料放入锅中，大火煮滚后改小火炖约 40 分钟，加入少许盐即可。

功效：
鸡肉温中补脾，益气养血，能有效改善鸡肉疲劳；茯神、何首乌、百合、红枣皆有安神宁心的功效。配伍同食能很好地消除疲劳，安稳心绪，提高睡眠质量。

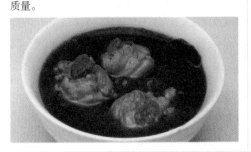

● 双仁菠菜猪肝汤

材料：
猪肝 200 克，菠菜 2 棵，酸枣仁 10 克，柏子仁 10 克，盐 2 小匙，纱布袋 1 只

做法：
①将酸枣仁、柏子仁装在纱布袋里，扎紧。
②猪肝洗净切片；菠菜去头，洗净切段；将布袋入锅加 4 碗水熬高汤，熬至约剩 3 碗水。
③猪肝余烫捞起，和菠菜一起加入高汤中，待水一滚沸即熄火，加盐调味即成。

功效：
菠菜中含铁，是一种缓和的补血滋阴之品；猪肝富含铁和维生素 K，也是理想的补血佳品之一，酸枣仁、柏子仁均是养心安神的佳品。因此，本品适合失眠多梦患者食用，尤其适合心血亏虚引起的心悸、失眠者食用。

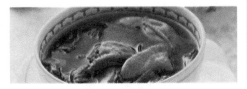

● 灵芝红枣瘦肉汤

材料：
猪瘦肉 300 克，灵芝 6 克，红枣适量，盐 4 克

做法：
①将猪瘦肉洗净、切片；灵芝、红枣洗净备用。
②净锅上火倒入水，下入猪瘦肉烧开，打去浮沫。
③下入灵芝、红枣转小火煲煮 2 个小时，最后调入盐即可。

功效：
灵芝可益气补心、补肺止咳；红枣补气养血；猪肉健脾补虚，三者同用，可调理心脾功能，改善贫血症状。

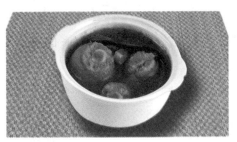

● 山药益智仁扁豆粥

材料：
山药 30 克，扁豆 15 克，大米 100 克，益智仁 10 克，冰糖 10 克

做法：
①大米、益智仁均泡发洗净；扁豆洗净，切段；山药去皮，洗净切块。
②锅置火上，注水后放入大米、山药、益智仁用大火煮至米粒开花。
③再放入扁豆，改用小火煮至粥成，放入冰糖煮至溶化后即可食用。

功效：
山药补脾养胃、生津益肺、补肾涩精；大米调理脾胃，二者合用，能补气健脾、祛湿止泻、养心安眠，可改善失眠多梦、心烦等症状。

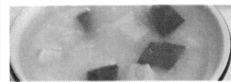

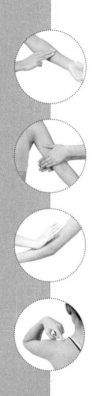

本章看点

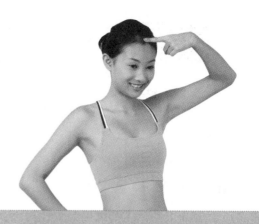

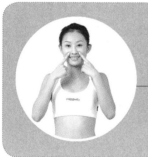

第五章
家庭常见病症推拿

  对于外部的病邪来说，人体不是一台精密得无懈可击的机器，生活中的很多因素都可能让人体的健康亮起"红灯"。家庭常见病就如同挥之不去的恶魔，反复出现于人们的身边，干扰甚至折磨着我们或家人的身体。对症施以推拿疗法，不仅可帮助人们消除病痛、缓解症状，更能强健体魄、提高免疫力，使身体变得更健康。

感冒 随症施治，解表祛邪

感冒是一种因病毒或病菌侵入人体而引发的上呼吸道感染,开始时鼻内有干燥感及痒感,并打喷嚏、全身不适或有低热,随后渐有鼻塞、嗅觉减退、流大量清水鼻涕、鼻黏膜充血、等症状。

● 病理分析

感冒发生的主要内因是人体内虚,从而导致抗病力减弱。当气候剧变、受风着凉、过于疲劳时,人体内外功能不能适应,邪气乘虚由皮毛、口鼻而入。偏寒者,肺气不宣,阳气郁阻,毛窍闭塞;偏热者,热邪灼肺,腠理疏泄,肺失清肃。感冒虽以风邪多见,但随着季节的不同,也会多夹时气或非时之气,如夹湿、夹暑等。

● 取穴推拿

迎香穴 迎香穴位于人体面部鼻翼旁开约1厘米的皱纹中,正坐或仰卧,双手轻握拳状,食指、中指并拢,中指指尖贴在鼻翼的两侧,食指指尖所在的位置即是迎香穴。以食指或中指的指腹反复掐揉迎香穴,有酸麻的感觉,每次掐揉5分钟。

合谷穴 此穴位于手背第一、第二掌骨间,第二掌骨桡侧的中点处。一只手自然伸展,另一只手轻握空拳,拇指和食指略微弯曲,指腹相对着力于伸展的手掌之上;以拇指指腹垂直按压拇指与食指之间陷凹处的合谷穴,有酸痛胀感,左右两手分别施与按压,每次各按3分钟。

● 健康食疗

姜片红糖茶 姜中的营养成分虽然不多,但其独特的辛辣味与香味却有着较高的药用价值。

材料:姜30克,红糖50克。

制法:将姜切片,配以红糖同放入备好的容器中,倒入热水冲泡后,取水代茶饮用,即可暖身,又可发汗祛寒,对防治风寒感冒有着不错的疗效。

健康贴士

每晚可用较热的水泡脚15分钟,水量要浸没过脚面,泡后双脚即变得发红,此法可用来预防感冒。感冒初发时,也可用电吹风对着太阳穴吹3~5分钟的热风,每日数次,能够减少症状。当出现喉痛、鼻塞、发热等感冒症状时,可以在浓茶中放点冰糖饮用,即可有效解除以上症状。

取穴推拿

快速取穴

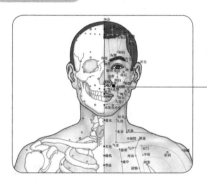

迎香穴
　　迎香穴位于人体面部鼻翼旁开约1厘米的皱纹中。

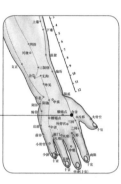

合谷穴
　　此穴位于手背第一、第二掌骨间,第二掌骨桡侧的中点处。

推拿方法

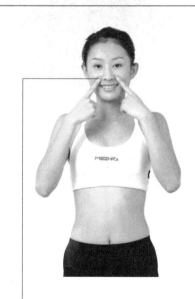

迎香穴
　　双手轻握拳状,食指、中指并拢,中指指尖贴在鼻翼的两侧,食指指尖所在的位置即是迎香穴。以食指或中指的指腹反复掐揉迎香穴,有酸麻的感觉。

力度	手法	时间
★★★	掐揉	5分钟

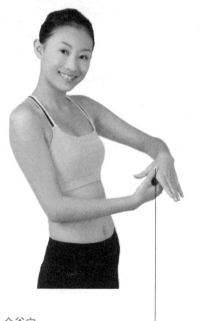

合谷穴
　　一只手自然伸展,另一只手轻握空拳,拇指和食指略微弯曲,指腹相对着力于伸展的手掌之上;以拇指指腹垂直按压拇指与食指之间陷凹处的合谷穴,有酸痛胀感。

力度	手法	时间
★★★	按压	3分钟

感冒的对症药膳

● 白芷鱼头汤

材料：

鳙鱼头 1 个，川芎 5 克，白芷 1 克，姜 5 片，盐适量

做法：

①将鱼头洗净，去鳃和内脏，起油锅，下鱼头煎至微黄，取出备用；川芎、白芷洗净。

②把川芎、白芷、姜、鱼头一起放入炖锅内，加适量开水，炖锅加盖，小火隔水炖 2 个小时。

③最后加入盐调味即可。

功效：

本品具有发散风寒、祛风止痛的功效，适合风寒感冒的患者食用。

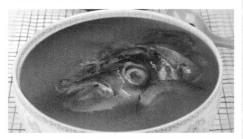

● 苦瓜排骨汤

材料：

排骨 100 克，苦瓜 200 克，麻黄 10 克，盐适量

做法：

①将苦瓜洗净，去瓤，切成块；麻黄洗净；猪排骨洗净。

②把排骨、苦瓜、麻黄一同放入锅内，加适量清水，大火煮沸后改为小火煮 1 个小时。

③最后加入盐调味即可。

功效：

本品具有发汗祛邪、宣肺止咳的功效。适合感冒汗出不畅、咳嗽痰多、鼻塞流涕的患者食用。

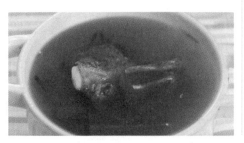

● 菊豆枸杞汤

材料：

菊花 10 克，绿豆 30 克，枸杞子 20 克，红糖适量

做法：

①将绿豆洗净，用清水浸约半个小时；枸杞子、菊花洗净。

②把绿豆放入锅内，加适量清水，大火煮沸后，小火煮至绿豆开花。

③然后加入菊花、枸杞子，再煮 20 分钟，加入红糖调味即可。

功效：

本品具有疏风散热、泻火利尿的功效，适合风热感冒、目赤肿痛、口渴喜饮的患者食用。

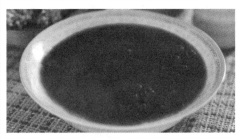

● 石膏退热粥

材料：

生石膏 50 克，葛根 25 克，淡豆豉 2 克，麻黄 2 克，桑叶 5 克，粳米 100 克，姜 3 片

做法：

①将生石膏、葛根、淡豆豉、麻黄、姜片、桑叶等洗净。

②将生石膏、葛根、淡豆豉、麻黄、姜片、桑叶放进锅中，加入清水煎煮取汁去渣。

③将洗净的粳米加清水煮沸后，加入药汁煮成粥。

功效：

本品具有解表、发汗、清热的作用，适合感冒发热、头痛、口渴咽干的患者食用。

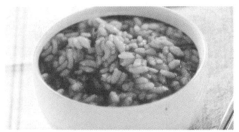

● 白扁豆山药粥

材料：

白扁豆 30 克，山药 50 克，粳米 100 克，冰糖适量

做法：

①锅中放入洗净的粳米、白扁豆，加水 1000 毫升，用大火烧开。

②再将山药洗净放入，转小火慢煮成粥。

③最后下入冰糖调匀即可。

功效：

解表祛湿、和中健脾。适合夏季暑湿感冒的患者食用，症见头痛、食欲不振、呕吐或伴腹泻等。

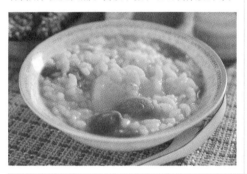

● 石膏汤

材料：

绿豆、石膏各 50 克，知母、金银花 15 克

做法：

①先将绿豆、石膏加 1000 毫升水，煮至绿豆开裂后，加入知母和金银花。

②再共煎 15 分钟即可。

功效：

本品具有疏风散热、清热泻火、凉血解毒的功效，适合热毒炽盛的感冒患者食用。

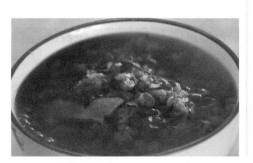

● 板蓝根丝瓜汤

材料：

板蓝根 20 克，丝瓜 250 克，盐适量

做法：

①将板蓝根洗净；丝瓜洗净，连皮切片，备用。

②砂锅内加水适量，放入板蓝根、丝瓜片。

③大火烧沸，再改用小火煮 15 分钟至熟，去渣，加入盐调味即可。

功效：

本品具有清热解毒、泻火明目的功效，可用于流感、流行性结膜炎、粉刺、痱子等病症。

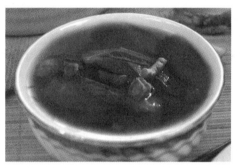

● 蒜蓉马齿苋

材料：

马齿苋 400 克，蒜 10 克，盐、味精、油各适量

做法：

①马齿苋洗净；蒜洗净去皮，剁成蓉。

②将洗干净的马齿苋下入沸水中稍氽，捞出沥干水分，备用。

③锅中加油烧至九成热时，下入蒜蓉爆香，再下入马齿苋快速翻炒，出锅时，加盐、味精炒匀即可出锅。

功效：

马齿苋和蒜均有杀菌抗病毒的作用，常食可预防流行性感冒。

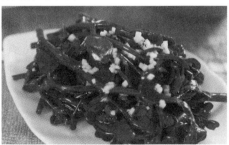

咳嗽 前后推揉，顺气宽胸

作为人体肺系疾病的主要症候之一，有声无痰为咳，有痰无声为嗽。痰与声多并见，难以分得清楚，所以人们一般将其并称为咳嗽。干咳、喉咙发痒、咽喉干痛是风燥伤肺；咳痰不利，痰液黏稠发黄伴有鼻涕和口渴则是风热犯肺。

● 病理分析

通常来说，咳嗽可分为外感咳嗽和内伤咳嗽两大类。外感咳嗽是由于风寒或风热外侵，肺气不宣，清肃失降而滋生痰液，一般外感咳嗽比较多发，咳声比较重，而且发病比较急，病程比较短；内伤咳嗽是因为饮食不节，脾失所运，痰液内生，肺干而咳，或者是由于脏腑失调，肝火旺盛，气火循经犯肺，引发咳嗽，内伤咳嗽发病较为缓慢，病程较长，通常患者伴有体虚等病症。

● 取穴推拿

水突穴 胸锁乳突肌前缘，人迎穴与气舍穴连线的中点。正坐，双手抬起至肩高，以食指或拇指指端轻揉、点压颈下人迎穴与气舍穴连线中点的水突穴，每次点揉3分钟。

缺盆穴 人体的锁骨上窝中央，前正中线旁开4寸即是该穴。正坐，以人体前正中线为基准，左右量测4寸的距离；以食指或中指指腹按揉锁骨上窝中央的缺盆穴，每次按揉3分钟。

屋翳穴 位于人体的胸部，乳头直上，第二肋间隙即是。正坐，单手抬起，以拇指或食指指腹按揉胸部乳头直上、第二肋间隙的屋翳穴，也可两侧同时按揉，每次按揉2分钟。

神堂穴 人体背部第五胸椎棘突下旁开3寸即是该穴。正坐或俯卧，施术者运用一指禅推法以拇指指端推按人体背部第五胸椎棘突下旁开3寸的神堂穴，每次推按3分钟。

健康贴士

要注意气温变化，提前做好防寒保暖工作，避免因受凉而引起咳嗽。适当参加体育锻炼，增强体质，提高抗病能力。咳嗽期间，饮食方面应注意不宜甘肥、辛辣及过咸，最好戒烟酒；过敏性咳嗽的患者不宜喝碳酸饮料，以免咳嗽发作；多食新鲜蔬菜，适当吃豆制品及瘦肉、禽、蛋类食品，烹饪以蒸煮为主，适量进食水果；忌食生冷、瓜子、巧克力等食物。

取穴推拿

快速取穴

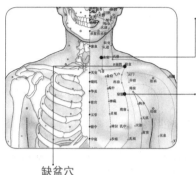

水突穴
　胸锁乳突肌前缘，人迎穴与气舍穴连线的中点。

屋翳穴
　位于人体的胸部，乳头直上，第二肋间隙即是。

缺盆穴
　人体的锁骨上窝中央，前正中线旁开4寸即是。

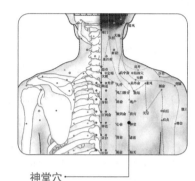

神堂穴
　人体背部第五胸椎棘突下旁开3寸即是该穴。

推拿方法

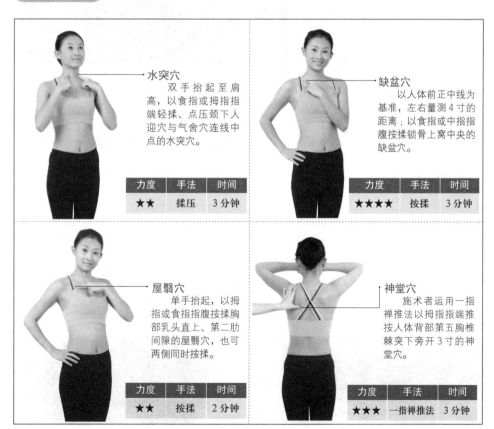

水突穴
　双手抬起至肩高，以食指或拇指指端轻揉、点压颈下人迎穴与气舍穴连线中点的水突穴。

力度	手法	时间
★★	揉压	3分钟

缺盆穴
　以人体前正中线为基准，左右量测4寸的距离；以食指或中指指腹按揉锁骨上窝中央的缺盆穴。

力度	手法	时间
★★★★	按揉	3分钟

屋翳穴
　单手抬起，以拇指或食指指腹按揉胸部乳头直上、第二肋间隙的屋翳穴，也可两侧同时按揉。

力度	手法	时间
★★	按揉	2分钟

神堂穴
　施术者运用一指禅推法以拇指指端推按人体背部第五胸椎棘突下旁开3寸的神堂穴。

力度	手法	时间
★★★	一指禅推法	3分钟

50

咳嗽的对症药膳

● 川贝酿水梨

材料：

川贝母 10 克，白木耳 2.5 克，新鲜水梨 1 个

做法：

① 将白木耳泡软，去蒂，切成细块。

② 水梨从蒂柄上端平切，挖除中间的籽核。

③ 将川贝母、白木耳置入梨心，并加满清水，置于碗盅里移入电饭锅内，外锅加 1 杯水，蒸熟即可吃梨肉、饮汁。

功效：

　　川贝具有清热润肺、化痰止咳的功效，用于肺热燥咳、干咳少痰等病症。本药膳将川贝和水梨两者的优点合在一处，可养阴润肺，用于肺热燥咳、阴虚久咳、干咳无痰、咽干舌燥等症。

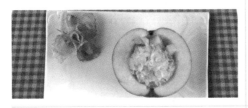

● 天花粉鳝鱼汤

材料：

天花粉 30 克，黄鳝 1 条，香油 5 毫升，盐 4 克，纱布袋 1 个

做法：

① 黄鳝去内脏、洗净，剁成 3~5 厘米的小段，然后将其沥干备用；天花粉用棉布包好、扎紧，备用。

② 将黄鳝和天花粉放入锅内，加清水适量，以大火煮沸，再转入小火，煲 45 分钟左右，将火调小。

③ 起锅前，用少许香油和盐调味即可。

功效：

　　天花粉具有清热泻火、生津止渴、排脓消肿的功效，而鳝鱼具有补气养血、温阳健脾、滋补肝肾、祛风通络等医疗保健的功能，两者搭配对支气管哮喘有良好的疗效。

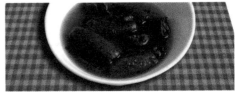

● 陈皮冰糖汁

材料：

新鲜陈皮 1 枚，冰糖适量

做法：

① 将陈皮洗净，刮掉内面白瓤，切小片。

② 砂锅洗净，将备好的陈皮盛入煮锅中，加 2 碗水，像煮茶那样，以大火煮开，转小火煮 5 分钟，直至陈皮熬出香味。

③ 待汤汁飘香时，加冰糖，事先可以将冰糖拍碎，具有促进溶解的作用，续煮 3 分钟，直到汤汁变稠亮时，即可熄火出锅。

功效：

　　本饮品具有理气降逆、调中开胃、燥湿化痰等功效。用于治疗胸膈满闷、脘腹胀痛、不思饮食、肺气阻滞、咳嗽痰多等症状。

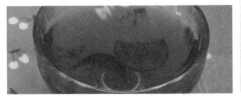

● 沙参泥鳅汤

材料：

沙参 20 克，北芪 10 克，红枣 3 颗，泥鳅 250 克，猪瘦肉 100 克，花生油、盐各适量

做法：

① 泥鳅解剖、洗净，用沸水略烫，洗净黏液。

② 烧锅倒入花生油，将泥鳅煎至金黄色，捞起，将剩下的材料分别洗净，红枣泡发备用。

③ 将适量清水放入瓦煲内，煮沸后加入所有材料，大火煲滚后，改用小火煲 2 个小时，加盐调味即可。

功效：

　　本药膳具有养阴清热、润肺化痰、益胃生津的功效。主治阴虚久咳，痨嗽痰血，燥咳痰少，虚热喉痹，津伤口渴。其中泥鳅性平味甘，能调中益气，补虚暖胃，祛湿解毒，滋阴清热。

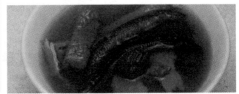

● 沙参百合甜枣汤

材料：

沙参、新鲜百合1个、红枣5颗、冰糖适量

做法：

①新鲜百合剥瓣，削去瓣边的老硬部分，洗净；沙参、红枣分别洗净，红枣泡发1个小时。

②将备好的沙参、红枣盛入煮锅，加3碗水，煮约20分钟，直至红枣裂开，汤汁变稠。

③加入剥瓣的百合续煮5分钟，汤味醇香时，加糖调味即可。

功效：

本膳食疗价值很高，能润肺止咳，滋阴清热。用于治气虚久咳、肺燥干咳、见咳嗽声低、痰少不利、体弱少食、口干口渴等。本汤还能补阴除烦，益血安神，可治肺胃阴伤、失音咽痛之症。

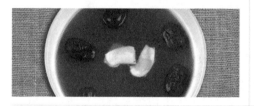

● 半夏桔梗薏苡仁汤

材料：

半夏15克，桔梗10克，薏苡仁50克，冰糖适量

做法：

①半夏、桔梗用水略冲。

②将半夏、桔梗、薏苡仁一起放入锅中，加水1000毫升煮至薏苡仁熟烂。

③加入冰糖调味即可。

功效：

本品具有燥湿化痰、理气止咳的功效，适合痰湿蕴肺型的慢性支气管炎患者食用。

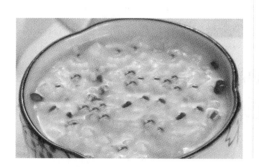

● 松仁烩鲜鱼

材料：

松仁20克，鲜鱼1条、番茄酱10克、白醋6克、白糖5克、淀粉5克

做法：

①鲜鱼洗净，腌入味。

②将鱼裹上蛋液，再沾上淀粉，入油锅中炸至金黄色，待冷却后，将刺挑出，鱼肉备用。

③锅中加入少许清水，再放入调味料调成糖醋汁，勾芡淋油浇在鱼肉上，再撒上松仁即可。

功效：

本药膳具有滋润止咳、滑肠通便、养血补液的功效，可以治疗口干，干咳无痰的肺燥咳嗽。另外，松子所含的不饱和脂肪酸有降低体内胆固醇、甘油三酯的作用。

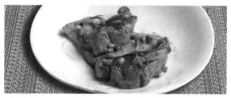

● 果仁鸡蛋羹

材料：

白果仁、甜杏仁、核桃仁、花生仁各10克，鸡蛋2个

做法：

①白果仁、甜杏仁、核桃仁、花生仁一起炒熟，混合均匀。

②打入鸡蛋液，调入适量的水。

③入锅蒸至蛋熟即成。

功效：

本品具有止咳平喘、益气补虚、润肠通便作用，适合肺气虚型慢性支气管炎、肺炎的患者食用，但腹泻的患者不宜食用。

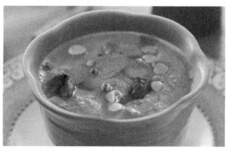

鼻炎 清热开窍，让你抛开闷塞困扰

当鼻腔黏膜和黏膜下组织出现了炎症，人们就患上了鼻炎。慢性鼻炎主要症状为鼻堵塞，轻者为间歇性或交替性，重者为持续性，鼻分泌物增多；急性鼻炎主要症状为鼻堵塞和分泌物增多，早期为清水样涕，后变为黏液脓性鼻涕；过敏性鼻炎的主要症状则是突发鼻痒、打喷嚏、流清涕、鼻塞，且经常反复发作。

● 病理分析

导致人们罹患鼻炎的原因有很多，如邻近组织的慢性炎症长期刺激或畸形，致使鼻发生通气不畅或引流阻塞，可造成鼻炎；内分泌失调、长期便秘、肾脏病和心血管疾病等慢性疾病以及缺乏维生素 A 或维生素 C 都可能导致鼻炎；烟酒过度可影响鼻黏膜血管舒缩而发生障碍，从而引起鼻炎；鼻腔用药不当或过量过久也会形成药物性鼻炎等。

● 取穴推拿

迎香穴 位于人体面部鼻翼旁开约 1 厘米的皱纹中，正坐或仰卧，双手轻握拳状，食指中指并拢，中指指尖贴在鼻翼的两侧，食指指尖所在的位置即是迎香穴。以食指的指腹垂直按压该穴，有酸麻的感觉；也可单手拇指与食指弯曲，直接垂直按压该穴，每次按压 2 分钟。

天突穴 人体前正中线，两锁骨中间，胸骨上窝中央的位置即是该穴。正坐，单手循人体前侧正中线向上，至两锁骨中间，以食指指腹按压胸骨上窝中央的天突穴，每次大约按压 3 分钟。

列缺穴 在桡骨茎突的上方，腕横纹上 1.5 寸处，当左右两手虎口相互交叉时，一手的食指压在另一手腕后，食指指尖所达桡骨茎突上之小凹窝处即是。以食指的指腹揉按，或者用食指的指甲尖掐按，会有酸痛或酥麻的感觉，每次揉（掐）按 1 分钟。

神庭穴 该穴位于人体的头部，当前发际正中直上 0.5 寸即是。正坐或仰卧，双手举过头，手掌心朝下，手掌放松，自然弯曲，手指尖下垂，大约成瓢状，中指指尖触碰的部位即为神庭穴；左右手的中指指尖垂直，相并放在神庭穴上，以中指指尖按压该穴，每次按压 1 分钟。

健康贴士

为了避免鼻炎的出现与复发，应注意养成良好的个人卫生习惯，保持鼻窍清洁湿润，及时清理鼻腔内及痂皮，最好不要用手挖鼻孔，以免细菌感染；加强体育锻炼，增强体质，预防感冒。

取穴推拿

快速取穴

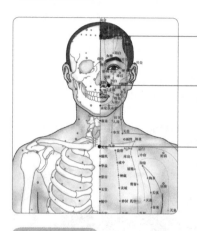

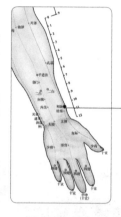

神庭穴
　该穴位于人体的头部，当前发际正中直上 0.5 寸即是。

迎香穴
　位于人体面部鼻翼旁开约 1 厘米的皱纹中。

天突穴
　人体前正中线，两锁骨中间，胸骨上窝中央的位置即是。

列缺穴
　在桡骨茎突的上方，腕横纹上 1.5 寸处。

推拿方法

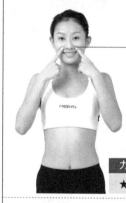

迎香穴
　双手轻握拳状，食指中指并拢，中指指尖贴在鼻翼的两侧，食指指尖所在的位置即是迎香穴。以食指的指腹垂直按压该穴，有酸麻的感觉。

力度	手法	时间
★★	按压	2 分钟

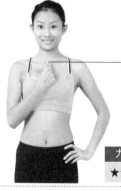

天突穴
　单手循人体前侧正中线向上，至两锁骨中间，以食指指腹按压胸骨上窝中央的天突穴。

力度	手法	时间
★★★	按压	3 分钟

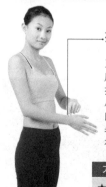

列缺穴
　当左右两手虎口相互交叉时，一手的食指压在另一手腕后，食指指尖所达桡骨茎突上之小凹窝处即是列缺穴。以食指的指腹揉按，或者用食指的指甲尖掐按，有酸痛或酥麻的感觉。

力度	手法	时间
★★★	揉按	1 分钟

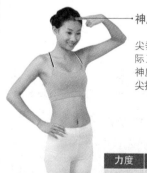

神庭穴
　左右手的中指指尖垂直，相并放在发际正中直上 0.5 寸的神庭穴上，以中指指尖按压该穴。

力度	手法	时间
★★	按压	1 分钟

51

鼻炎的对症药膳

● 苍耳辛夷薄荷饮

材料：
苍耳子、辛夷、薄荷各 10 克，连翘、桔梗各 6 克，白糖适量

做法：
①将苍耳子、辛夷、薄荷、连翘、桔梗均洗净，放入锅内，加入适量的清水，大火煮开转用小火煮大约 5 分钟。
②取汁倒入杯中加入适量白糖，搅拌均匀等稍凉后即可饮用。

功效：
本品清热解毒、宣通鼻窍，对慢性鼻炎引起的鼻塞，流脓涕等症有很好的治疗效果。

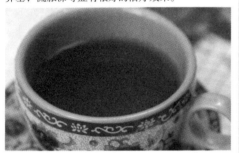

● 葱白红枣鸡肉粥

材料：
红枣 6 颗，鸡肉、粳米各 100 克，姜、葱白、香菜各 10 克

做法：
①鸡肉洗净，切块；粳米、红枣、葱白、香菜洗净，备用；姜去皮，洗净切片。
②将粳米、鸡肉、姜、红枣放入锅中煮成粥。
③待粥成，再加入葱白、香菜，调味即可。

功效：
本品具有补中益气、散寒通窍的功效，可用于体虚感冒所致的鼻窍不痛、鼻炎、流涕等症。

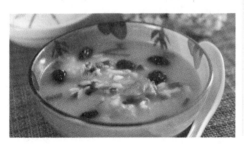

● 丝瓜络煲猪瘦肉

材料：
丝瓜络 30 克，猪瘦肉 60 克，细辛 10 克，盐 4 克

做法：
①将丝瓜络洗净；猪瘦肉洗净，切块；细辛洗净，备用。
②将丝瓜络、猪瘦肉、细辛放入锅内同煮。
③最后加入少许盐调味即可。

功效：
本品具有清热消炎、解毒通窍的功效，适合风热感冒引起的鼻塞流涕以及鼻炎等病症。

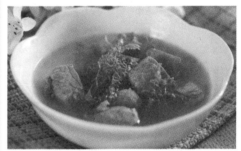

● 金银花鱼腥草白芷茶

材料：
金银花 15 克，鱼腥草、白芷各 10 克，辛夷 8 克，白糖适量

做法：
①将上述金银花、鱼腥草、白芷、辛夷洗净，备用。
②将洗净的药材放入炖盅内，然后加入适量的清水，用小火蒸煮大约 5 分钟。
③取汁倒入杯中加入适量糖水，搅拌均匀等稍凉后即可饮用。

功效：
本品清热解表、通窍排脓，可辅助治疗风热感冒引起的鼻塞流黄涕，以及慢性鼻炎、鼻窦炎等症。

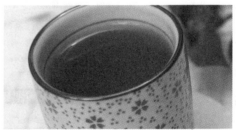

● 金针菜鱼头汤

材料：

鳙鱼(又称胖头鱼)头 100 克,红枣、金针菜各 15 克,苍耳子 6 克,白芷、白术各 8 克,细辛 5 克,姜片、盐各适量

做法：

①将鳙鱼头洗净沥水,锅内放油,烧热后把鱼头两面稍煎一下,盛出备用。

②将所有材料放入砂锅中,加水适量,以小火炖煮2 个小时。

③最后加盐调味即可。

功效：

本品具有消炎通窍的作用,适合鼻炎患者食用,可缓解鼻塞流涕、打喷嚏、头痛头昏、鼻痒的症状。

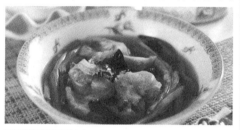

● 凉拌鱼腥草

材料：

鱼腥草 350 克,红椒 20 克,盐 4 克,味精 2 克,香油、醋各 10 毫升

做法：

①将鱼腥草洗净切成段,红椒洗净切丝。

②锅中加水烧开,下入鱼腥草焯透后,捞出装入碗内。

③将鱼腥草内加入椒丝和所有调味料一起拌匀即可。

功效：

本品具有清热、解毒、排脓的功效,适合热毒内蕴型的慢性鼻炎患者,症见鼻涕黏稠、腥臭等。

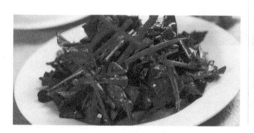

● 姜片米醋炖木瓜

材料：

姜 5 克,木瓜 100 克,米醋少许

做法：

①木瓜洗净,切块；姜洗净,切片。

②木瓜、姜片一同放入砂锅。

③加米醋和水,用小火炖至木瓜熟即可。

功效：

本品具有温胃止呕、温肺散寒的功效,可用于治疗外邪袭肺所致的鼻塞、流涕等,还可用于慢性鼻炎患者,症见畏寒、流清涕、频打喷嚏等。适当饮醋还有杀菌功效,用醋熏空气可以预防流感、上呼吸道感染。

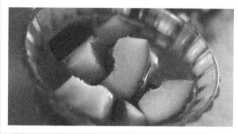

● 细辛排骨汤

材料：

细辛 3 克,苍耳子 10 克,辛夷 10 克,排骨 300 克,盐适量

做法：

①将细辛、苍耳子(苍耳子有小毒,不宜长期服用)、辛夷均洗净,放入锅中,加水煎煮 20 分钟,取药汁备用。

②排骨洗净,入沸水余去血水,捞起放入砂锅中,加入清水 1000 毫升,大火煮沸后,用小火慢炖 2个小时,再倒入药汁,加盐调味即可。

功效：

细辛为治鼻炎之良药,对鼻科疾病之鼻塞、流涕、头痛者有较好的功效。

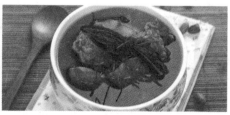

胃痛 点穴散痛，推揉理胃

胃痛是以疼痛为主要症状的消化道常见疾病。脾胃虚寒的患者胃痛时可因按压而减缓痛感，呕吐清水，吃生冷胃痛加剧；肝胃不和的患者痛达胁处，胃胀吐酸；寒邪侵胃的患者胃痛发作比较急，而且怕冷，呕吐清水。通常都是由人体外感邪气、内伤饮食、脏腑功能失调等引发，而后导致的气机郁滞、胃失所养。

● 病理分析

传统中医认为胃痛主要是饮食所伤，脾胃受损而导致脾失健运；或者由于胃气阻滞，胃失濡养；或者是情志失调，而使肝气犯胃导致胃痛，所以有些人在生气时容易发生胃痛。胃痛多见急慢性胃炎，胃、十二指肠溃疡病，也见于胃黏膜脱垂、胃下垂、胰腺炎、胆囊炎及胆石症等病。此外，胃部的蠕动不正常，食物滞留胃中，也会有胃胀胃痛的症状。

● 取穴推拿

中脘穴 人体前正中线上，脐中上 4 寸即是该穴。正坐，双手食指、中指、无名指并拢，左手无名指横放于肚脐处，右手无名指与左手食指并列紧贴，则右手食指与体前正中线相交的位置即是中脘穴。以单手食指或中指指腹点压中脘穴，每次点压 1 分钟。

内关穴 位于前臂正中，腕横纹上 2 寸，在桡侧腕屈肌腱同掌长肌腱之间。正坐、手平伸、掌心向上；轻轻握拳，手腕后隐约可见两条筋；用另外一只手轻轻握住手腕后，拇指弯曲，用指尖或指甲尖垂直掐按近手腕横皱纹中央往上大约三指宽中央部位的内关穴，有酸胀、微痛感，每次掐按 1 分钟。

梁丘穴 屈膝，在髂前上棘与髌骨外上缘连线上，髌骨外上缘上 2 寸即是该穴。仰卧屈膝，以拇指或中指指腹按揉髌骨外上缘上 2 寸的梁丘穴，每次按揉 1 分钟。

足三里穴 外膝眼下 3 寸，距胫骨前嵴 1 横指，当胫骨前肌上即是。正坐，屈膝 90 度，手心对髌骨（左手对左腿，右手对右腿），手指朝向下，无名指指端处即是该穴。屈膝，除拇指外，其余四指并拢，放在外膝眼直下四横指处，以拇指指腹垂直按压足三里穴，有酸痛、胀麻的感觉，每次按压 2 分钟。

健康贴士

注意改正不良的饮食习惯，饮食不应过酸、过甜、过咸、过苦、过辛、过硬，并忌食酒、咖啡、浓茶；每日三餐应定时，数量要平均，间隔时间要合理。猴头菇是治疗消化系统疾病和抑制胃痛的良药，可适当多食。

取穴推拿

快速取穴

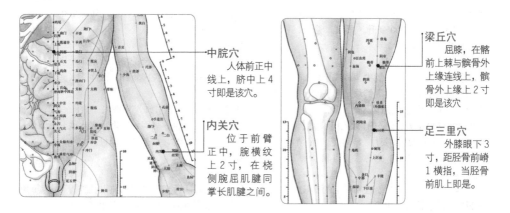

中脘穴
人体前正中线上，脐中上4寸即是该穴。

内关穴
位于前臂正中，腕横纹上2寸，在桡侧腕屈肌腱同掌长肌腱之间。

梁丘穴
屈膝，在髂前上棘与髌骨外上缘连线上，髌骨外上缘上2寸即是该穴

足三里穴
外膝眼下3寸，距胫骨前嵴1横指，当胫骨前肌上即是。

推拿方法

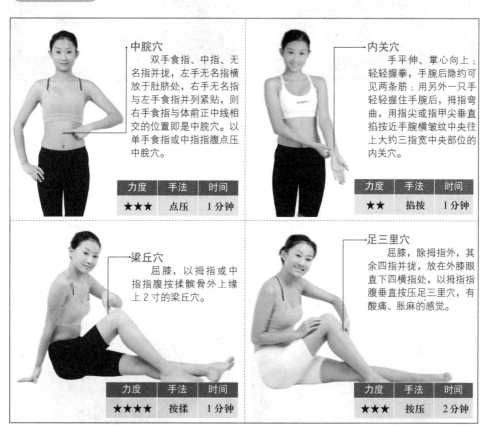

中脘穴
双手食指、中指、无名指并拢，左手无名指横放于肚脐处，右手无名指与左手食指并列紧贴，则右手食指与体前正中线相交的位置即是中脘穴。以单手食指或中指指腹点压中脘穴。

力度	手法	时间
★★★	点压	1分钟

内关穴
手平伸、掌心向上；轻轻握拳，手腕后隐约可见两条筋；用另外一只手轻轻握住手腕后，拇指弯曲，用指尖或指甲尖垂直掐按近手腕横皱纹中央往上大约三指宽中央部位的内关穴。

力度	手法	时间
★★	掐按	1分钟

梁丘穴
屈膝，以拇指或中指指腹按揉髌骨外上缘上2寸的梁丘穴。

力度	手法	时间
★★★★	按揉	1分钟

足三里穴
屈膝，除拇指外，其余四指并拢，放在外膝眼直下四横指处，以拇指指腹垂直按压足三里穴，有酸痛、胀麻的感觉。

力度	手法	时间
★★★	按压	2分钟

52

胃痛的对症药膳

● 四宝炖乳鸽

材料：

乳鸽1只，山药、白果各130克，香菇40克，枸杞子13克，清汤700毫升，葱段、姜片、料酒各适量，盐4克，味精2克

做法：

①将乳鸽去毛杂、脚、翼尖，剁成小块。

②山药切成小滚刀块与乳鸽块一起飞水；香菇泡开洗净；白果、枸杞子洗净。

③取清汤700毫升，置锅中，放入白果、山药、香菇、枸杞子、乳鸽及葱段，姜片、料酒、盐、味精等调料，入笼中蒸约2个小时，去葱、姜即成。

功效：

本品具有疏肝理气、益精补虚的功效，适合肝气犯胃型的急性胃炎患者。

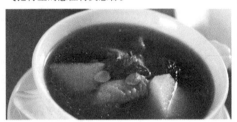

● 荔枝柠檬汁

材料：

荔枝400克，柠檬1/4个，冷开水适量

做法：

①将荔枝去皮及核，用清水洗净，备用；柠檬同样用清水洗净，备用。

②将准备好的荔枝、柠檬一起放入榨汁机中，再放入冷开水，榨成汁即可。

功效：

鲜荔枝能生津止渴、和胃平逆；干荔枝有补肝肾、健脾胃、益气血的功效，适合脾胃虚寒、脾胃气虚型的慢性胃炎患者食用，还可缓解虚寒性胃痛、呕吐等症。荔枝富含铁元素及维生素C，能使人面色红润，皮肤细腻富有弹性。

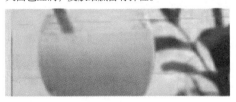

● 北沙参玉竹兔肉汤

材料：

北沙参、玉竹、百合各30克，马蹄100克，兔肉600克，盐4克

做法：

①北沙参、玉竹、百合洗净，浸泡1个小时。

②马蹄去皮洗净，兔肉斩件，洗净，入沸水锅中余去血水。

③将2000毫升清水放入瓦煲内，煮沸后加入北沙参、玉竹、百合、马蹄和兔肉，大火煲开后，改用小火煮3个小时，加盐调味即可。

功效：

兔肉可清热凉血、滋阴益气、解毒消痛，对肝胃不和、胃阴亏虚、肝胃郁热以及脾胃气虚型的慢性胃炎患者均有一定的食疗作用。

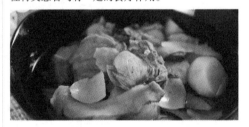

● 肉桂炖猪肚

材料：

猪肚150克，猪瘦肉50克，姜、肉桂各5克，盐4克

做法：

①猪肚里外洗净，余烫后切成长条；猪瘦肉洗净后切成中块。

②姜去皮洗净，用刀将姜拍烂；肉桂浸透洗净，刮去粗皮。

③将以上备好的材料放入炖盅，加适量清水，隔水炖2个小时，调入盐调味即可。

功效：

本品具有温胃散寒、健脾益气的功效，适合脾胃虚寒、脾胃气虚型的慢性胃炎患者。

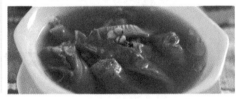

香菇煲猪肚汤

材料：

猪肚 180 克，香菇 30 克，红枣 8 颗，枸杞子、姜各适量，盐 2 克

做法：

①猪肚洗净，翻转去脏杂，以生粉反复搓擦后用清水冲净；香菇泡发洗净；红枣、枸杞子洗净，略泡。

②煲内注清水烧沸，加入所有食材，大火煮沸后改小火煲 2.5 个小时。

③加盐调味即可。

功效：

本品具有健脾和胃、补益虚损的功效，适合脾胃虚寒型的胃及十二指肠溃疡患者。

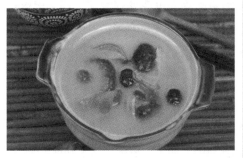

三七郁金炖乌鸡

材料：

三七 6 克，郁金 9 克，乌鸡 500 克，料酒、姜、葱、盐、蒜各适量

做法：

①三七切小粒，郁金；鸡肉洗净；蒜切片；姜切片；葱切段。

②乌鸡放入蒸盆内，加入姜、葱、蒜，在鸡身上抹匀料酒、盐，把三七、郁金放入鸡腹内，注入清水 300 毫升。

③把蒸盆置蒸笼内，用大火蒸 50 分钟即成。

功效：

本品活血化淤、疏肝理气，适合淤血阻滞、肝郁气滞型的患者食用。

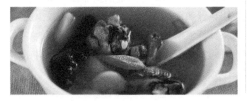

佛手瓜白芍瘦肉汤

材料：

鲜佛手瓜 200 克，白芍 20 克，猪瘦肉 400 克，蜜枣 5 颗，盐 3 克

做法：

①佛手瓜洗净，切片，飞水。

②白芍、蜜枣洗净；瘦猪肉洗净，切片，飞水。

③将清水 800 毫升放入瓦煲中，煮沸后加入以上用料，大火开滚后，改用小火煲 2 个小时，加盐调味。

功效：

本品疏肝和胃、行气解郁，适合肝郁气滞型的胃及十二指肠溃疡患者。

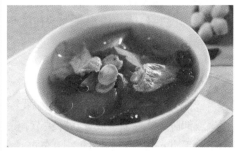

艾叶煮鹌鹑

材料：

鹌鹑 2 只，艾叶 30 克，菟丝子 15 克，川芎 10 克，料酒、盐、香油各适量

做法：

①将鹌鹑洗净，艾叶、菟丝子、川芎分别洗净。

②砂锅中注入清水 200 毫升，放入艾叶、菟丝子、川芎和鹌鹑，烧开后，捞去浮沫，加入料酒和盐，小火炖至熟烂，下味精，淋香油即可。

功效：

本品具有温胃散寒、理气止血的功效，适合脾胃虚寒、肝郁气滞、淤血阻滞型的胃及十二指肠溃疡患者食用。

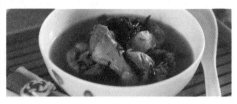

慢性腹泻 健脾和胃，调益脏腑

腹泻是指人们在日常生活中，大便频率增多、粪便稀软，甚至带有脓血及黏液的常见疾病，如果持续时间达两个月以上时，即可称之为慢性腹泻。小肠病变引起的腹泻是脐周不适，并于餐后或便前加剧，大便量多，色浅；结肠病变引起的腹泻是腹部两侧或下腹不适，便后缓解，排便次数多且急，粪便量少，常含有血及黏液。

● 病理分析

慢性腹泻可分为高渗性腹泻、吸收障碍性腹泻、分泌性腹泻、运动性腹泻。慢性细菌性疾病、肠结核、血吸虫病、溃疡性结肠炎、放射性肠炎、缺血性结肠炎肿瘤、小肠吸收不良、消化不良、肠蠕动紊乱等都可能导致慢性腹泻。中医认为腹泻为湿热侵体，内犯寒气致使脾胃受损，或者因情志不调，命门火衰伤及肠胃而导致。

● 取穴推拿

三阴交穴 人体小腿内侧，足内踝上缘四指宽，踝尖正上方胫骨边缘凹陷中即是。正坐或仰卧，单手手掌放置在踝关节，除拇指以外其余四指轻轻握住踝部；拇指弯曲，用指尖垂直点按胫骨后缘的三阴交穴，会有强烈的酸痛感，每次点按1分钟。

下巨虚穴 人体小腿前外侧，胫骨前肌与趾长伸肌之间，胫骨前缘旁开1中指宽，上巨虚穴下3寸的位置即是。正坐或仰卧，屈膝，以拇指指尖垂直点按小腿前外侧的下巨虚穴，每次点按1分钟。

胃俞穴 此穴位于人体背部，当第十二胸椎棘突下，旁开1.5寸即是。俯卧位，以拇指指腹按揉体后正中线第十二胸椎棘突下，旁开食指、中指两指横宽位置的胃俞穴，每次按揉1分钟。

大肠俞穴 此穴位于人体腰部，当第四腰椎棘突下，旁开1.5寸即是。俯卧位，以拇指指腹按揉体后正中线第四腰椎棘突下，旁开食指、中指两指横宽位置的大肠俞穴，每次按揉1分钟。

健康贴士

在慢性腹泻的发病初期，饮食应以保证营养供给又不加重胃肠道病变部位的损伤为原则，一般宜选择清淡流质饮食，如浓米汤、淡果汁和面汤等；缓解期排便次数减少后可进食少油的肉汤、牛奶、豆浆、蛋花汤、蔬菜汁等流质饮食，以后逐渐进食清淡、少油、少渣的半流质饮食；恢复期腹泻完全停止时，食物应以细、软、烂、少渣、易消化为宜，每天都应吃些维生素C含量丰富的食物。

取穴推拿

快速取穴

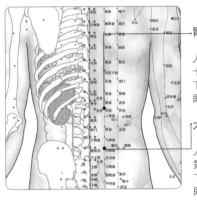

胃俞穴
　　此穴位于人体背部,当第十二胸椎棘突下,旁开1.5寸即是。

大肠俞穴
　　此穴位于人体腰部,当第四腰椎棘突下,旁开1.5寸即是。

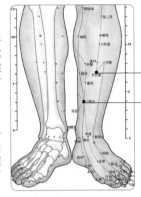

下巨虚穴
　　人体小腿前外侧,胫骨前缘旁开1中指宽,上巨虚穴下3寸的位置即是。

三阴交穴
　　人体小腿内侧,足内踝上缘四指宽,踝尖正上方胫骨边缘凹陷中即是。

推拿方法

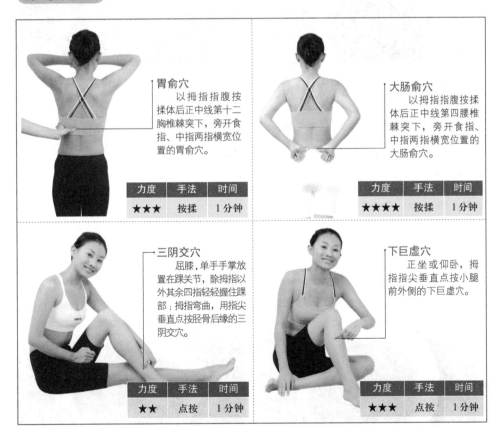

胃俞穴
　　以拇指指腹按揉后正中线第十二胸椎棘突下,旁开食指、中指两指横宽位置的胃俞穴。

力度	手法	时间
★★★	按揉	1分钟

大肠俞穴
　　以拇指指腹按揉体后正中线第四腰椎棘突下,旁开食指、中指两指横宽位置的大肠俞穴。

力度	手法	时间
★★★★	按揉	1分钟

三阴交穴
　　屈膝,单手手掌放置在踝关节,除拇指以外其余四指轻轻握住踝部;拇指弯曲,用指尖垂直点按胫骨后缘的三阴交穴。

力度	手法	时间
★★	点按	1分钟

下巨虚穴
　　正坐或仰卧,拇指指尖垂直点按小腿前外侧的下巨虚穴。

力度	手法	时间
★★★	点按	1分钟

53

慢性腹泻的对症药膳

● 莲子紫米粥

材料：

莲子 25 克，红枣 5 颗，紫米 100 克，桂圆 40 克，白糖适量

做法：

①莲子洗净、去心；紫米洗净后以热水泡 1 个小时。红枣洗净，泡发，待用。

②砂锅洗净，倒入泡发的紫米，加约 4 碗水，用中火煮滚后转小火。

③再放进莲子、红枣、桂圆续煮 40~50 分钟，直至粥变黏稠，最后加入白糖调味即可。

功效：

莲子具有养心补肾，安和五脏的功效；紫米具有补血益气、健肾润肝、收宫滋阴之功效，特别适合孕产妇、慢性腹泻者和康复患者保健食用，具有非常良好的效果；本药膳将二者结合，可以养心润肺。

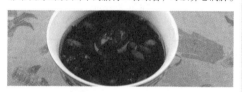

● 土茯苓鳝鱼汤

材料：

当归 8 克，土茯苓 10 克，赤芍 10 克，鳝鱼 100 克，蘑菇 100 克，盐 2 小匙，米酒 1/2 大匙

做法：

①鳝鱼洗净，切小段，可适当撒些细盐腌渍 10 分钟，再用清水洗净；再将剩余材料用清水洗净。

②全部材料、药材与清水共置锅中，以大火煮沸，再转小火续煮 20 分钟。

③加入盐、米酒搅拌均匀，即可食用。

功效：

本药膳具有利湿解毒、补虚损、祛风湿、强筋骨的功效。患有脾虚血亏、腹冷肠鸣、下痢脓血、身体羸瘦、脱肛、内痔出血、子宫脱垂等病症的人可适当食用。

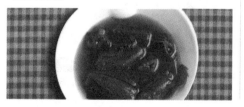

● 柠檬蜂蜜汁

材料：

柠檬 1 个，蜂蜜 1 匙（约 15 毫升），白糖少许

做法：

①将新鲜柠檬洗净，可根据个人口味，决定是否剥皮，然后榨出酸甜清香的柠檬原汁。

②柠檬原汁与蜂蜜混合，加入温开水 500 毫升，用勺子顺时针地搅拌、调匀。

③可在杯里插上吸管，在玻璃杯口沿上，插一块薄薄的柠檬片即可。

功效：

柠檬能治疗中暑烦渴、食欲不振、怀孕妇女胃气不和等，还能降血压。蜂蜜可促进消化，提高免疫力、抗菌消炎，对慢性腹泻有一定的疗效。需要注意，胃溃疡者禁食。

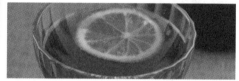

● 丁香多味鸡腿

材料：

丁香、陈皮各 10 克，党参、白术各 15 克，鸡腿 2 只，姜 3 片

做法：

①将药材、鸡腿分别洗净，将陈皮泡发，鸡腿汆烫，去血丝，备用。

②把药材放于锅底，再将鸡腿放在药材上，水盖过药材和肉，再放入姜片，上方封一层保鲜膜，使其药味及肉味能够保存。

③在电饭锅中加 1 杯水，等电饭锅跳起即可。

功效：

本药膳芳香健胃，具有促进消化的功能，可治疗肠胃虚寒所导致的腹部冷痛、呕吐或腹泻等症。此外，孕妇因早孕反应所引起的不适，也可选择本菜品调治。

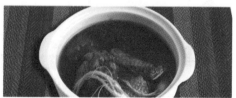

● 莲子红枣糯米粥

材料：

红枣 10 颗，莲子 150 克，圆糯米 1 杯，冰糖适量

做法：

①莲子洗净、去莲心。糯米淘净，加 6 杯水以大火煮开，转小火慢煮 20 分钟。

②红枣洗净、泡软，与莲子一同加入已煮开的糯米中续煮 20 分钟。

③等莲子熟软，米粒呈糜状，加冰糖调味，搅拌均匀即可。

功效：

此粥能健脾补气养血，适合体质较弱者食用。红枣中铁的含量丰富，有助于治疗贫血。莲子可补中养神，止渴去热，强筋骨，补虚损、除寒湿，具有滋阳补血、润肺养心，延年益寿的功效。

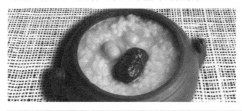

● 山药糯米粥

材料：

山药 15 克，糯米 50 克，红糖适量，胡椒末少许

做法：

①将山药去皮，洗净，备用。

②先将糯米洗净，沥干，略炒，与山药共煮粥。

③粥将熟时，加胡椒末、红糖，再稍煮即可。

功效：

本品具有健脾暖胃、温中止泻的功效，适合小儿慢性腹泻患者食用，可连续数日当主食食用。

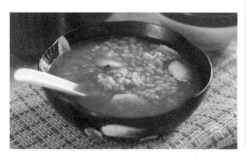

● 车前草猪肚汤

材料：

鲜车前草 150 克，薏苡仁 30 克，杏仁 10 克，红枣 3 颗，猪肚 2 副，猪瘦肉 250 克，盐 5 克，花生油、淀粉各适量

做法：

①猪肚用花生油、淀粉反复搓揉，除去黏液和异味，洗净，稍余烫后，取出切块。

②鲜车前草、薏苡仁、红枣等分别洗净。

③将适量清水放入瓦煲内，煮沸后加入所有材料，大火煲滚后改用小火煲 2 个小时，加盐调味即可。

功效：

车前草清热、明目，主治尿血、小便不通、黄疸、水肿、热痢、泄泻、目赤肿痛、喉痛等等。

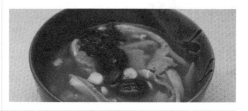

● 四神沙参猪肚汤

材料：

猪肚半个，茯苓 50 克，沙参 15 克，莲子、芡实各 100 克，新鲜山药 200 克，盐 2 小匙

做法：

①猪肚洗净余烫切块；芡实淘洗干净，用清水浸泡，沥干；山药削皮，洗净切块；莲子、茯苓、沙参洗净。

②将所有材料一起放入锅中，煮沸后，再转小火炖 2 个小时，煮熟烂后，加盐调味即可。

功效：

本品健脾渗湿、涩肠止泻，适合脾虚久泻或久泻脱肛的小儿食用。

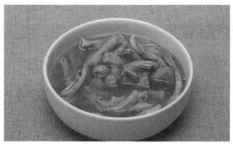

前列腺炎 轻慢舒缓，温补脾肾

作为一种中老年男性较易罹患的泌尿系统疾病，前列腺炎是一种由前列腺感染或非感染所引发的急、慢性炎症。通常伴有尿急、尿频、尿时会阴部疼痛，余尿不尽，尿白浊，有炎性分泌物从尿道排出，并伴有神疲力乏、腰膝怕冷等症状，常并发急性膀胱炎等。

● 病理分析

急性炎症病变严重或未彻底治疗可转为慢性前列腺炎。性生活过于频繁、慢性便秘、饮酒过度、长时间骑自行车、骑马或久坐，都会造成前列腺长期充血，从而引发前列腺炎。此外，尿液刺激、淋球菌、非淋球菌等病原微生物感染，也有可能引发前列腺炎。

● 取穴推拿

中封穴 此穴位于人体的足背侧，当足内踝前 1 寸，商丘穴与解溪穴连线之间，胫骨前肌腱的内侧凹陷处即是。正坐或仰卧，屈膝，以拇指或食指指腹点压足背侧，内踝前 1 寸的中封穴，有酸、胀、痛的感觉，每次大约点压 3 分钟。

水泉穴 此穴位于人体足内侧，内踝后下方，太溪穴直下 1 寸的凹陷处即是。正坐或仰卧，屈膝，以拇指或食指指腹点压足内侧、内踝后下方凹陷处的水泉穴，每次点压 2 分钟。

● 健康食疗

冬瓜海带薏苡仁汤 冬瓜益气解毒、通利小便，海带泄热利水，薏苡仁清热祛湿、促进代谢，因此此汤对于治疗前列腺炎有着一定的疗效。

材料：冬瓜 250 克，海带 100 克，薏苡仁 50 克。

制法：将上述三种食材洗净备用，冬瓜切块，海带切丝，同薏苡仁一起放入准备好的砂锅中，加入适量的清水煮制，取汤饮用即可。

健康贴士

在进行推拿时，切记用力不宜过大，时间不宜过长，次数不宜过于频繁。需要注意的是，急性前列腺炎患者不可推拿。

养成清淡健康的饮食习惯以及生活起居的劳逸结合，尽量远离烟酒等嗜好。久坐会影响局部血液运行，所以不要长时间骑自行车、打麻将等等。如属于久坐办公室的工作人员，最好每隔1~2个小时就适当活动一下。

取穴推拿

快速取穴

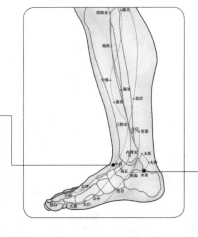

中封穴
　　此穴位于人体的足背侧，当足内踝前1寸，商丘穴与解溪穴连线之间，胫骨前肌腱的内侧凹陷处即是。

水泉穴
　　此穴位于人体足内侧，内踝后下方，太溪穴直下1寸的凹陷处即是。

推拿方法

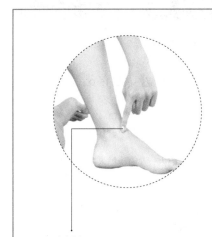

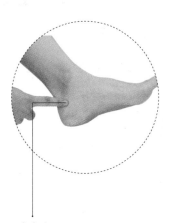

中封穴
　　屈膝，以拇指或食指指腹点压足背侧，内踝前1寸的中封穴，有酸、胀、痛的感觉。

力度	手法	时间
★★★	点压	3分钟

水泉穴
　　屈膝，以拇指或食指指腹点压足内侧、内踝后下方凹陷处的水泉穴。

力度	手法	时间
★★★	点压	2分钟

54

前列腺炎的对症药膳

● 竹叶茅根饮

材料：

鲜竹叶、白茅根各 15 克

做法：

①鲜竹叶、白茅根洗净。

②将鲜竹叶、白茅根放入锅中，加水 750 毫升，煮开后改小火煮 20 分钟。

③滤渣取汁饮。

功效：

本品具有凉血止血、清热利尿的功效，可用于小便涩痛、排出不畅，或尿血伴腰酸胀痛等症及前列腺炎的食疗。

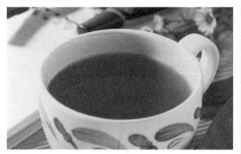

● 桑葚猕猴桃奶

材料：

桑葚 80 克，猕猴桃 1 个，牛奶 150 毫升

做法：

①将桑葚洗干净。

②猕猴桃洗干净，去掉外皮，切成大小适合的块。

③将桑葚、猕猴桃放入果汁机内，加入牛奶，搅拌均匀即可。

功效：

本品具有增加锌含量、利尿生津的功效，适合前列腺患者食用。

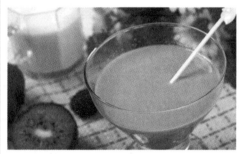

● 薏苡仁瓜皮鲫鱼汤

材料：

鲫鱼 250 克，冬瓜皮 60 克，薏苡仁 30 克，姜 3 片，盐少许

做法：

①将鲫鱼剖洗干净，去内脏，去鳃；冬瓜皮、薏苡仁分别洗净。

②将鲫鱼、冬瓜皮、薏苡仁、姜放进汤锅内，加适量清水，盖上锅盖。

③用中火烧开，转小火再煲 1 个小时，加盐调味即可。

功效：

本品清热解毒、利水消肿，可用于湿热下注所引起的前列腺炎、尿路感染、肾炎水肿等症的食疗。

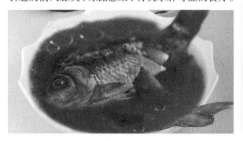

● 茯苓西瓜汤

材料：

西瓜、冬瓜各 500 克，茯苓 15 克，蜜枣 5 颗，盐适量

做法：

①将冬瓜、西瓜洗净，切成块；蜜枣洗净。

②茯苓洗净，备用。

③将清水煮入锅内，煮沸后加入冬瓜、西瓜、茯苓，大火煲开后，改用小火煲 3 个小时，加盐调味即可。

功效：

本品具有补肾强腰、利尿通淋的功效，适合慢性前列腺患者食用，可减轻前列腺肿大、小便不利等症状。

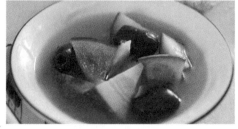

● 马齿苋荠菜汁

材料：

鲜马齿苋、鲜荠菜各 100 克

做法：

①把鲜马齿苋、鲜荠菜去杂洗净，在温开水中浸泡 30 分钟，取出后连根切碎，放到榨汁机中，榨成汁。

②把榨后的马齿苋、荠菜渣用适量温开水浸泡 10 分钟，重复绞榨取汁，合并两次的汁，用纱布过滤。

③把滤后的马齿苋、荠菜汁放在锅里，用小火煮沸即可。

功效：

此汤可清热解毒、利湿泻火，对急性前列腺炎、尿路感染均有疗效。

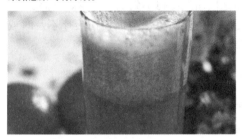

● 白菜薏苡仁粥

材料：

大米、薏苡仁各 50 克，芹菜、白菜各适量，盐少许

做法：

① 大米、薏苡仁均泡发洗净，芹菜、白菜均洗净，切碎。

② 锅置火上，倒入清水，放入大米、薏苡仁煮至米粒开花。

③ 加入芹菜、白菜煮至粥稠时，调入盐拌匀即可。

功效：

薏苡仁具有利水消肿、健脾去湿、舒筋除痹、清热排脓的功效。本品可清热利水、解毒排脓，患有前列腺炎的男性可经常食用。

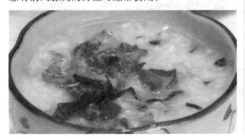

● 西红柿烩鲜贝

材料：

鲜贝 200 克，西红柿 150 克，葱段、鸡精各 5 克，盐 3 克，高汤、淀粉各 10 克

做法：

① 鲜贝、西红柿洗净，将西红柿切成两半。

② 炒锅入油，以中火烧至三成热时加入鲜贝及西红柿滑炒至熟，捞出沥干油。

③ 锅中留少许底油，爆香葱段，放入鲜贝、西红柿炒匀，放入盐、鸡精、高汤调味，以淀粉勾芡即可。

功效：

鲜贝和西红柿均富含锌，对男性前列腺炎有很好的食疗效果。

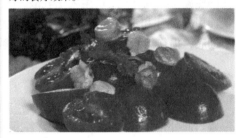

● 茅根冰糖粥

材料：

鲜白茅根适量，粳米 100 克，冰糖 10 克

制作：

① 粳米泡发洗净；白茅根洗净，切段。

② 锅置火上，倒入清水，放入粳米，以大火煮至米粒开花。

③ 加入白茅根煮至浓稠状，加入冰糖煮溶即可。

功效：

白茅根具有清热利尿、凉血止血的功效，对尿道炎、前列腺炎、急性肾炎、急性肾盂肾炎、膀胱炎皆有很好的疗效。

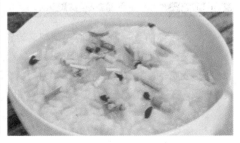

54

慢性腰肌劳损 舒筋活血的中轴线

慢性腰肌劳损也称"腰背肌筋膜炎"或"功能性腰痛"等，主要指腰骶部肌肉、筋膜、韧带等软组织的慢性损伤，导致局部无菌性炎症，从而引起腰骶部一侧或两侧的弥漫性疼痛，是慢性腰腿痛中较为常见的疾病之一，常与职业和工作环境有一定关系，如长期习惯性弯腰劳作的职业或寒冷潮湿的工作环境等。

● 病理分析

慢性腰肌劳损属于人体一种积累性损伤，主要由于腰部肌肉疲劳过度，肌肉、筋膜及韧带持续牵拉，使肌肉内的压力增加，供血受阻，这样肌纤维在收缩时消耗的能源得不到补充，产生大量乳酸，再加上代谢产物得不到及时清除，积聚过多，从而引发炎症和粘连，日久便引起慢性腰痛。此外，急性药剂损伤治疗不及时或不彻底，损伤组织没有得到充分修复，逐渐也会造成慢性腰痛。

● 取穴推拿

气海穴 该穴位于人体前正中线，脐中向下食指、中指两指横宽，即 1.5 寸的位置。仰卧位，以食指、中指、无名指三指并拢或单手手掌轻柔按揉脐下 1.5 寸的气海穴，每次按揉 2 分钟。

肾俞穴 该穴位于人体腰部，第二腰椎棘突下旁开两指横宽，即 1.5 寸的位置。俯卧位，双手伸展至背后腰部，以拇指指腹点按第二腰椎棘突下旁开 1.5 寸的肾俞穴，每次点按 2 分钟。

志室穴 该穴位于人体腰部，第二腰椎棘突下旁开四指横宽，即 3 寸的位置。俯卧位，双手伸展至背后腰部，以拇指指腹点按第二腰椎棘突下旁开 3 寸的志室穴，每次点按 1 分钟。

秩边穴 人体臀部，平第四骶后孔，骶正中嵴旁开 3 寸的位置即是。俯卧位，双手伸展至臀部，以拇指指腹点按骶正中嵴旁开 3 寸的秩边穴，每次点按 1 分钟。

健康贴士

对腰部的急性损伤，应做到彻底治愈，否则急性损伤会转为慢性。患者应尽可能避免站立位负重工作，并在劳作过程中要注意尽可能时常变换姿势，纠正不良习惯性姿势；夜晚就寝时宜睡板床，白天可以用宽皮带束腰；日常起居中要注意局部保暖，节制房事；在推拿治疗的同时也可以采用牵引及其他治疗，如湿热敷、熏洗等。

取穴推拿

快速取穴

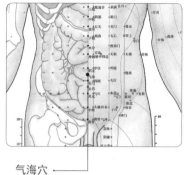

气海穴
　　该穴位于人体前正中线，脐中向下食指、中指两指横宽，即 1.5 寸的位置。

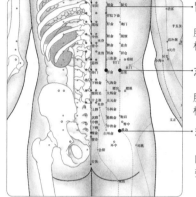

肾俞穴
　　人体腰部，第二腰椎棘突下旁开两指横宽，即 1.5 寸的位置。

志室穴
　　人体腰部，第二腰椎棘突下旁开四指横宽，即 3 寸的位置。

秩边穴
　　人体臀部，平第四骶后孔，骶正中嵴旁开 3 寸。

推拿方法

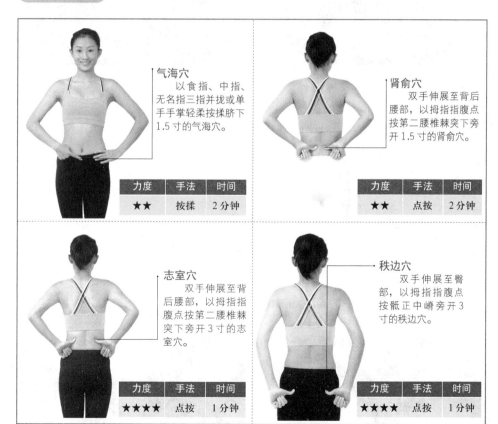

气海穴
　　以食指、中指、无名指三指并拢或单手手掌轻柔按揉脐下 1.5 寸的气海穴。

力度	手法	时间
★★	按揉	2 分钟

肾俞穴
　　双手伸展至背后腰部，以拇指指腹点按第二腰椎棘突下旁开 1.5 寸的肾俞穴。

力度	手法	时间
★★	点按	2 分钟

志室穴
　　双手伸展至背后腰部，以拇指指腹点按第二腰椎棘突下旁开 3 寸的志室穴。

力度	手法	时间
★★★★	点按	1 分钟

秩边穴
　　双手伸展至臀部，以拇指指腹点按骶正中嵴旁开 3 寸的秩边穴。

力度	手法	时间
★★★★	点按	1 分钟

55

慢性腰肌劳损的对症药膳

● 杜仲栗子鸽汤

材料：

乳鸽 400 克，栗子 150 克，杜仲 50 克，盐 3 克

做法：

①乳鸽切块，栗子入开水中煮 5 分钟，捞起后剥去外膜。

②下入乳鸽块，入沸水中氽烫，捞起冲净后沥干。

③将鸡肉、栗子和杜仲放入锅中，加 6 碗水后用大火煮开，再转小火慢煮 30 分钟，加盐调味即成。

功效：

杜仲具有补肝肾、强筋骨、安胎气等功效，可治疗腰脊酸疼、足膝痿弱等症；鸽肉具有补肾益气养血之功效；栗子可补益肾气；三者配伍同用，对肝肾亏虚引起的腰酸腰痛有很好的效果。

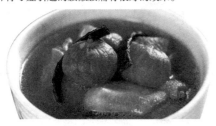

● 墨鱼粥

材料：

干墨鱼 200 克，粳米 500 克，猪肉 30 克，白胡椒粉 8 克，姜汁 15 克，葱汁 20 克，盐 3 克，味精 2 克

做法：

①将干墨鱼用清水泡软，扯去皮、骨，洗净，切成丁，猪肉洗净切丁，粳米淘洗干净。

②锅内注水，下入干墨鱼、猪肉、白胡椒粉、姜汁、葱汁烧开，炖至五成熟。

③下入粳米熬成粥，调入盐、味精即成。

功效：

墨鱼能补益精气、养血滋阴；粳米能养阴生津、除烦止渴、健脾胃、补中气、固肠止泻；猪肉具有滋阴润燥、补虚养血的功效，三者共用，能强身健体，调和血脉，对腰部劳损有一定的疗效。

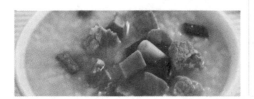

● 猪蹄炖牛膝

材料：

猪蹄 1 只，牛膝 15 克，西红柿 1 个，盐 2 克

做法：

①猪蹄剁成块，放入沸水氽烫，捞起冲净。

②西红柿洗净，在表皮轻划数刀，放入沸水烫到皮翻开，捞起去皮，切块。

③将备好的材料和牛膝一起盛入锅中，加 6 碗水以大火煮开，转小火续煮 30 分钟，加盐调味即可。

功效：

本品具有活血调经、祛淤疗伤，改善腰部扭伤、肌肉拉伤症状。猪蹄可调补气血，牛膝可行气活血，还能补肾强腰，对腰部损伤、肌肉挫伤均有一定的疗效。

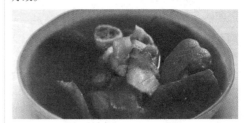

● 独活当归粥

材料：

独活 25 克，当归 20 克，姜 15 克，粳米 100 克，蜂蜜适量

做法：

①将独活、当归、姜均洗净，待干。

②独活、当归先入锅加水适量，大火煮开后转小火煎煮半个小时。

③捞去药渣，留汁，放入粳米、姜煮粥，待粥温度低于 60℃时加入蜂蜜即可食用。

功效：

独活能祛风胜湿、散寒止痛，能治风寒湿痹、腰膝酸痛、手脚挛痛；当归能补血和血、调经止痛、润燥滑肠，能治跌打损伤。因此，本品能散寒除湿、活血止痛、通络除弊，适合风寒湿痹引起的腰部酸痛患者食用。

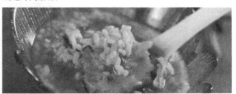

● 杜仲寄生鸡汤

材料：

炒杜仲 50 克，桑寄生 25 克，鸡腿 1 只，盐 1 小匙

做法：

①将鸡腿剁成块，洗净，在沸水中余烫，去除血水，备用。

②将炒杜仲、桑寄生一起放入锅中，加水至盖过所有材料。

③用大火煮沸，然后转为小火续煮 25 分钟左右，快要熟时，加盐调味即可。

功效：

此汤适用于肾虚乏力、腰腿酸痛、耳鸣心悸、头痛眩晕的患者。杜仲可以补肝肾、强筋骨，对于改善肾虚腰痛、筋骨无力、高血压等症状效果显著。

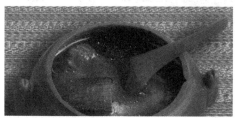

● 猪肚炒莲子

材料：

莲子 40 粒，猪肚 1 个，香油、盐、葱、姜、蒜等调料适量

做法：

①猪肚洗净，刮除残留在猪肚里的余油。

②莲子用清水泡发，去除苦心，装入猪肚内，用线将猪肚的口缝合。

③将猪肚放入沸水中余烫一下，再清炖至猪肚完全熟烂。捞出，洗净，将猪肚切成丝，与莲子一起装入盘中，加各种调料拌匀，即可食用。

功效：

猪肚具有益气补虚、健脾和胃的功效；莲子具有镇静安神、补肾健脾的功效。两者搭配炖汤食用，对气血虚弱引起的神倦体乏，面色苍白，心悸，腰酸腰胀等症均有食疗效果。

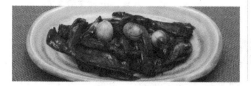

● 山药土茯苓煲瘦肉

材料：

山药 30 克，土茯苓 20 克，猪瘦肉 450 克，盐 4 克

做法：

①山药、土茯苓洗净，沥干水分，备用。

②先将猪瘦肉余烫，去除血水，再切成小块，备用。

③将适量清水放入砂锅内，加入全部材料，待大火煮沸后，改用小火煲 3 个小时，直到药材的药性全都浸入汤汁中，然后加盐调味起锅。

功效：

本药膳具有清热解毒、除湿通络等功效，适用于治疗湿热疮毒、筋骨拘挛疼痛等症状。山药、土茯苓和肉块放入砂锅中煲时，一定要用冷水加热，这样原材料中的营养才会尽可能地释放到汤汁中。

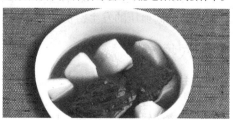

● 五子下水汤

材料：

鸡内脏（鸡心、鸡肝、鸡胗）1 份，芜蔚子、蒺藜子、覆盆子、车前子、菟丝子各 10 克，姜 2 片，葱 1 根，盐 5 克

做法：

① 将鸡内脏洗净，切片；姜洗净，切丝；葱洗净，切丝；药材洗净。

② 将药材放入纱布袋内，放入锅中，加水煎汁。

③ 捞起纱布袋丢弃，转中火，放入鸡内脏、姜丝、葱丝煮至熟，加盐调味即可。

功效：

覆盆子可补肝益肾、固精缩尿；菟丝子可补肾益精、养肝明目。本品具有益肾固精、提升情趣指数的功效，十分适合肾虚阳痿、早泄滑精、腰酸胀痛等病症者食用。

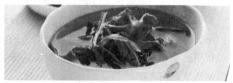

55

高血压 滋阴潜阳，舒畅经络

高血压是一种以动脉血压升高为主要表现的疾病。一般临床表现为收缩压大于等于 140 毫米汞柱，舒张压大于等于 90 毫米汞柱，多并有晕眩、头痛、头胀、耳鸣、心慌、手指发麻、面红、烦躁、失眠等病症，临床治疗为服用各种降压药物，但多有不同程度的副作用。

● 病理分析

传统中医认为人们罹患高血压是由于人体肝肾阴阳失调引起的，现代医学则认为是由神经中枢血压调节功能的紊乱所引起的。临床上很多高血压患者特别是肥胖型人群常伴有糖尿病，而糖尿病也较多的伴有高血压，因此医学上将两者称之为同源性疾病。糖尿病人由于血糖增高，血液黏稠度增加，血管壁受损，血管阻力增加，易引起高血压。体重超重、膳食中高盐、过度饮酒和吸烟、社会心理因素等都与高血压的发生密切相关。

● 取穴推拿

百会穴 位于人体头部，当前发际正中直上 5 寸，或头顶正中线与两耳尖端连线的交点处。正坐，抬起单手高举过头，除拇指外其余四指自然并拢，以拇指指端按揉头顶的百会穴，每次按揉 3 分钟。

风府穴 人体头部，后发际正中直上 1 寸，枕外隆凸直下凹陷中即是该穴。正坐，抬起单手至肩膀高度，手掌掌心朝前置于头后，以食指或拇指指腹按揉风府穴，每次按揉 2 分钟。

天柱穴 位于后头骨正下方凹陷处，即脖颈处突起的肌肉（斜方肌）外侧凹处，后发际正中旁开约 2 厘米。正坐，举手抬肘，掌心朝前，向着后头部，以拇指、食指和中指相对着力拿捏颈后枕骨下，大筋外两侧凹陷处的天柱穴，有酸、痛、胀、麻的感觉，每次拿捏 1 分钟。

涌泉穴 此穴位于人体足底靠前部位的凹陷处，第二、第三趾的趾缝纹头端和足跟连线的前 1/3 处。正坐或仰卧，屈膝跷脚，脚掌尽量朝上；一手轻握住脚，以另一手的中指或拇指指腹按揉足底靠前凹陷处的涌泉穴，每次按揉 2 分钟。

健康贴士

高血压患者平时要注意饮食调节，以低盐、低动物脂肪饮食为宜，并避免富含胆固醇的食物；合理安排作息时间，生活要有规律，避免过度劳累和精神刺激；早睡早起，不宜在临睡前活动过多或收看紧张刺激的影视节目；注意保暖，避免受寒，因为寒冷可以引起毛细血管收缩，易使血压升高。患者如出现头痛、呕吐等高血压脑病症状，需立即送往医院治疗。

取穴推拿

快速取穴

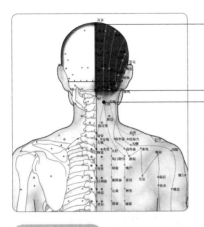

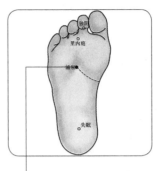

百会穴
位于人体头部，当前发际正中直上5寸。

风府穴
人体头部，后发际正中直上1寸，枕外隆凸直下凹陷中即是。

天柱穴
位于后头骨正下方凹陷处，后发际正中旁开约2厘米。

涌泉穴
此穴位于人体足底靠前部位的凹陷处，第二、第三趾的趾缝纹头端和足跟连线的前1/3处。

推拿方法

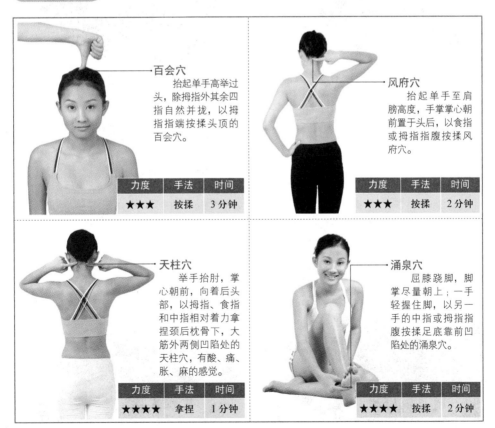

百会穴
抬起单手高举过头，除拇指外其余四指自然并拢，以拇指端按揉头顶的百会穴。

力度	手法	时间
★★★	按揉	3分钟

风府穴
抬起单手至肩膀高度，手掌掌心朝前置于头后，以食指或拇指指腹按揉风府穴。

力度	手法	时间
★★★	按揉	2分钟

天柱穴
举手抬肘，掌心朝前，向着后头部，以拇指、食指和中指相对着力拿捏颈后枕骨下，大筋外两侧凹陷处的天柱穴，有酸、痛、胀、麻的感觉。

力度	手法	时间
★★★★	拿捏	1分钟

涌泉穴
屈膝跷脚，脚掌尽量朝上；一手轻握住脚，以另一手的中指或拇指指腹按揉足底靠前凹陷处的涌泉穴。

力度	手法	时间
★★★★	按揉	2分钟

56

高血压的对症药膳

● 山楂降压汤

材料：

山楂 15 克，猪瘦肉 200 克，食用油、姜、葱、鸡汤、盐各适量

做法：

①把山楂洗净，待用。

②瘦猪肉洗净，去血水，切片；姜洗净，拍松；葱洗净，切段。

③把锅置中火上烧热，加入食用油，烧至六成熟时，下入姜、葱爆香，加入鸡汤，烧沸后下入猪肉、山楂、盐，用小火炖 50 分钟即成。

功效：

本品化食消积、降低血压，适合高血压、食积腹胀的患者食用。

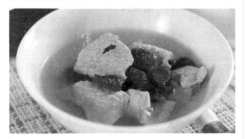

● 蒜蓉丝瓜

材料：

丝瓜 500 克，猪瘦肉 100 克，盐、葱、蒜、红椒、鸡精、酱油、醋各适量

做法：

①丝瓜去皮洗净，切段摆盘；猪肉洗净切末；红椒洗净切圈；葱洗净切花；蒜去皮切末。

②锅下油烧热，入蒜、红椒爆香后，放入肉末略炒，加盐、鸡精、酱油、醋调味，炒至八成熟后，淋在摆好的丝瓜上，撒上葱花，入蒸锅蒸熟即可。

功效：

本品清热解毒、降压润肠的功效，适合高血压、便秘等患者食用。

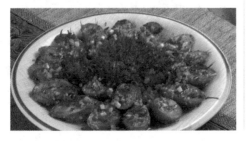

● 海带豆腐汤

材料：

海带结 80 克，豆腐 55 克，白菜 30 克，黄精 10 克，高汤、盐各少许，香菜 3 克

做法：

①将海带结、黄精洗净，备用；豆腐、白菜洗净切块备用。

②黄精入锅，加适量水煲 10 分钟，取汁备用。

③炒锅上火加入高汤，下入豆腐、海带结、白菜、药汁，调入盐煲至熟，最后撒入香菜即可。

功效：

本品具有降低血压、滋补肝肾的功效，适合肝肾阴虚型的高血压患者食用。

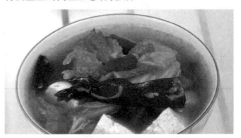

● 黑、白木耳炒芹菜

材料：

干黑木耳、干白木耳各 25 克，芹菜茎、胡萝卜、黑芝麻、白芝麻各适量，姜、白糖、香油各适量

做法：

①黑木耳、白木耳以温水泡开、洗净，芹菜切段、胡萝卜切丝，上述材料均以开水氽烫捞起备用。

②将黑芝麻、白芝麻以香油爆香，拌入所有食材并熄火起锅，最后加入盐、糖腌制 30 分钟即可。

功效：

本品清肝泻火、平肝潜阳、降压降脂，适合高血压、高脂血症等患者食用。

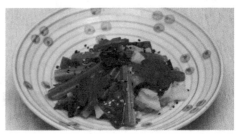

● 蜜柚黄豆浆

材料：

黄豆50克，柚子60克，白糖少许

做法：

①黄豆加水泡至发软，捞出洗净；柚子去皮、去籽，将果肉切碎丁备用。

②将上述材料放入豆浆机中，加水搅打成豆浆，煮沸后滤出蜜柚黄豆浆，加入白糖拌匀。

功效：

本品具有补气养血、调养心脾的功效，适合气血亏虚型的高血压患者食用。

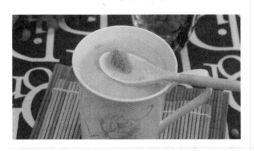

● 胡萝卜山药鲫鱼汤

材料：

鲫鱼1条（约300克），胡萝卜350克，山药60克，盐4克，味精2克

做法：

①鲫鱼去鳞及内脏，洗净；胡萝卜洗净切片。

②油锅烧热，下入鲫鱼煎至两面金黄。

③将鲫鱼、胡萝卜块、山药放入锅中，加适量水，以大火煮开，转用小火煲20分钟，加盐、味精调味即可。

功效：

本品具有化湿祛痰、健脾和胃、补气养血的功效，适合痰湿逆阻、气血亏虚型高血压患者食用。

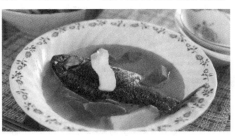

● 山药薏苡仁白菜粥

材料：

山药、薏苡仁各20克，白菜30克，大米70克，盐2克

做法：

①大米、薏苡仁均泡发洗净；山药洗净；白菜洗净，切丝。

②锅置火上，倒入清水，放入大米、薏苡仁、山药，以大火煮开。

③加入白菜煮至浓稠状，调入盐拌匀即可。

功效：

本品具有化湿祛痰、健脾和胃的功效，适合痰湿逆阻型的高血压患者食用。

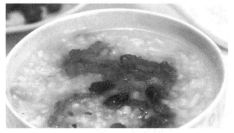

● 香菇豆腐汤

材料：

鲜香菇100克，豆腐90克，水发竹笋20克，三棱10克，清汤适量，盐5克，葱花3克

做法：

①将鲜香菇、豆腐、水发竹笋均洗净，切片，备用；三棱洗净，备用。

②净锅上火倒入清汤，调入盐，下入香菇、豆腐、水发竹笋、三棱煲至熟。

③最后撒入葱花即可。

功效：

本品具有化湿祛痰、健脾和胃的功效，适合痰湿逆阻型的高血压患者食用。

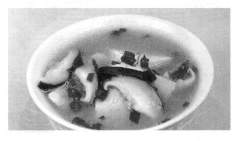

● 莴笋炒蘑菇

材料：

莴笋 250 克，蘑菇 200 克，甜椒 20 克，植物油 4 克，黄酒、盐、白糖、味精、水淀粉、素鲜汤各适量

做法：

①将莴笋去皮，洗净切菱形片；蘑菇洗净，切片；甜椒洗净，切片。

②起锅，加入植物油，放入蘑菇片、莴笋片、甜椒片，倒入素鲜汤煮沸，最后加入适量的黄酒、盐、白糖、味精烧沸。

③用水淀粉勾芡即成。

功效：

本品具有清肝泻火、平肝潜阳的功效，适合肝阳上亢型的高血压患者食用。

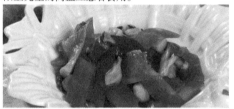

● 杜仲核桃仁兔肉汤

材料：

兔肉 200 克，杜仲、核桃仁各 30 克，姜 2 片，盐 5 克

做法：

①兔肉洗净，斩件。

②杜仲、姜洗净，核桃仁用开水烫去外皮。

③把兔肉、杜仲、核桃仁放入锅内，加清水适量，放入生姜，大火煮沸后转小火煲 2~3 个小时，调入盐即可。

功效：

本品具有清肝泻火、平肝潜阳的功效，适合肝阳上亢型的高血压患者食用。

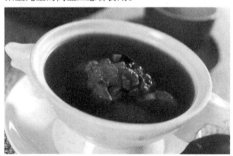

● 苦瓜海带瘦肉汤

材料：

苦瓜 150 克，海带 100 克，瘦肉 200 克，盐、味精各适量

做法：

①将苦瓜洗净，切成两半，挖去核，切块；海带浸泡 1 个小时，洗净；瘦肉切成小块。

②把苦瓜、瘦肉、海带放入砂锅中，加适量清水，煲至瘦肉烂熟。

③调入适量的盐、味精即可。

功效：

本品具有清肝泻火、平肝潜阳的功效，适合肝阳上亢型的高血压患者食用。

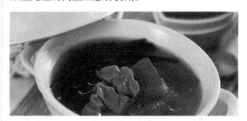

● 鹌鹑瓜皮汤

材料：

西瓜皮 200 克，鹌鹑 150 克，葱花、清汤各适量，盐 5 克，姜片 2 克

做法：

①将西瓜皮洗净去除硬皮及内部，切片；鹌鹑洗净斩块备用。

②净锅上火倒入清汤，调入盐，下入西瓜皮、鹌鹑、姜片，小火煲至成熟，撒上葱花即可。

功效：

本品具有补气养血、调养心脾的功效，适合气血亏虚型的高血压患者食用。

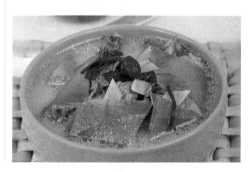

● 山楂冰糖羹

材料：

山楂 30 克，大米 100 克，冰糖 5 克

做法：

①大米洗净，放入清水中浸泡半个小时；山楂洗净。

②锅置火上，放入大米，加适量清水煮至七成熟。

③放入山楂煮至米粒开花，放入冰糖，煮至溶化后调匀便可。

功效：

山楂所含的三萜类及黄酮类等成分，具有显著的扩张血管及降压作用，有抗心律不齐、调节血脂及胆固醇的功能。

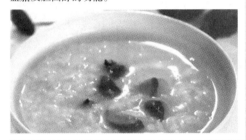

● 蘑菇海鲜汤

材料：

茯苓 10 克，蜂蜜适量，蘑菇 150 克，虾仁 60 克，粳米 100 克，胡萝卜、青豆、洋葱各适量

做法：

①将药材洗净，打包煮沸，滤取药汁备用；虾仁洗净（除泥肠后）切小丁，其他材料照做。

②锅烧热，放入奶油，爆香洋葱丁，再倒入滤取的汤汁、胡萝卜丁等其他材料。

③煮滚后盛盘，再撒上少许胡椒粉即可。

功效：

本汤能净化血液、排泄毒性物质。经常食用可净化体内环境，是一种很好的减肥美容食品。蘑菇所含的大量植物纤维，具有防止便秘、预防糖尿病及大肠癌、降低血液中胆固醇含量的作用。而且蘑菇又属于低热量食品，可以防止发胖，对高血压、心脏病患者十分有益。

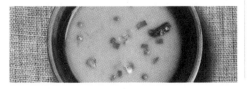

● 枸杞子菊花茶

材料：

菊花 10 克，枸杞子 15 克，桑叶 10 克，决明子 8 克

做法：

①将菊花、枸杞子、桑叶、决明子洗净备用。

②将上述四味药材放入保温杯中，用沸水冲泡。

③加盖闷 10 ~ 15 分钟即可，去渣代茶频饮。

功效：

本品具有清肝泻火、降压降脂的功效，可用来治疗高血压所致的头痛头晕、目眩等，对高血压引起的心肌梗死、冠脉粥样硬化等并发症有较好的防治作用。

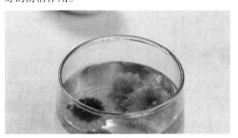

● 灵芝黄芪炖肉

材料：

灵芝少许、黄芪 15 克，瘦肉 500 克，料酒、葱、姜、盐、胡椒粉各适量

做法：

①黄芪洗净润透切片，葱、姜拍碎，瘦肉洗净后，放入沸水锅中余烫去血水捞出，再用清水洗净切成小方块。

②黄芪、瘦肉、葱、姜、料酒、盐同入碗内，注入适量清水，隔水炖煮。煮沸后，捞去浮沫，改用小火炖，炖至瘦肉熟烂，用盐、胡椒粉调味即成。

功效：

这道菜具有补中益气、补肺益肾、养心安神的功效。其中灵芝具有保护肝细胞、降血糖、调节自主神经、降低胆固醇、促进白细胞生长增殖、提高机体抗病能力等多种作用，适用于神经衰弱、失眠、食欲不振、高血压、高胆固醇血症、冠心病等患者。

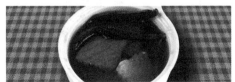

冠心病 理气通脉，缓解不适

作为一种老年多发性疾病,冠心病的主要症状表现为由胸腔中央发生一种压榨性的疼痛,并可迁延至颈、颌、手臂及胃部。其他可能症状则有眩晕、气促、出汗、寒战、恶心及昏厥等，严重患者可能因为心力衰竭而死亡。

● 病理分析

冠心病的确切病因尚不完全清楚，传统中医认为冠心病是人体正气亏虚，痰浊、淤血、气滞、寒凝，进而引起心脉痹阻不畅所致。该病与高血压、高脂血症、高黏血症、糖尿病、内分泌功能低下及人体衰老等因素有关。吸烟与冠心病之间存在着明显的对应关系，同等条件下，吸烟者以及久坐人群患病的概率更大。

● 取穴推拿

屋翳穴 位于人体的胸部，乳头直上，第二肋间隙即是。正坐，单手抬起，以拇指或食指指腹按揉胸部乳头直上、第二肋间隙的屋翳穴，也可两侧同时按揉，每次按揉1分钟。

内关穴 位于前臂正中,腕横纹上2寸,在桡侧腕屈肌腱同掌长肌腱之间。正坐、手平伸、掌心向上；轻轻握拳，手腕后隐约可见两条筋；另一只手拇指运用一指禅推法以指端推按近手腕横皱纹中央往上大约三指宽中央部位的内关穴，每次推按2分钟。

心俞穴 位于人体背部，当第五胸椎棘突下，旁开1.5寸。正坐或俯卧，将并拢的食指和中指按在背部脊柱第五胸椎棘突下，第五胸椎棘突下与中指右侧相对应的位置即是该穴。施术者以拇指指端运用一指禅推法推按心俞穴，每次推按2分钟。

命门穴 位于人体腰部的后正中线上，肚脐的正后方，第二腰椎棘突下凹陷处，用指压时有强烈的压痛感。俯卧，施术者以手掌小鱼际往复横擦人体腰部第二腰椎棘突下凹陷处的命门穴，每次横擦1分钟。

健康贴士

冠心病患者日常应注意合理饮食，不要偏食，不宜过量；生活有规律，避免过度紧张；保持足够的睡眠，培养多种情趣；保持情绪稳定，切忌急躁、激动或闷闷不乐；多喝茶，不吸烟、酗酒。

取穴推拿

快速取穴

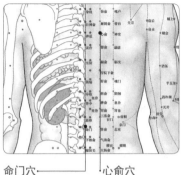

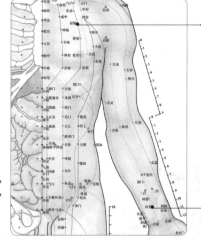

屋翳穴
　　位于人体的胸部，乳头直上，第二肋间隙即是。

命门穴
　　位于人体腰部的后正中线上，第二腰椎棘突下凹陷处。

心俞穴
　　位于人体背部，当第五胸椎棘突下，旁开1.5寸。

内关穴
　　位于前臂正中，腕横纹上2寸，在桡侧腕屈肌腱同掌长肌腱之间。

推拿方法

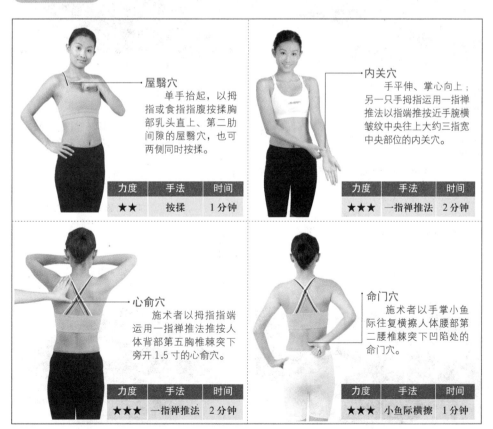

屋翳穴
　　单手抬起，以拇指或食指指腹按揉胸部乳头直上、第二肋间隙的屋翳穴，也可两侧同时按揉。

力度	手法	时间
★★	按揉	1分钟

内关穴
　　手平伸、掌心向上；另一只手拇指运用一指禅推法以指端推近手腕横皱纹中央往上大约三指宽中央部位的内关穴。

力度	手法	时间
★★★	一指禅推法	2分钟

心俞穴
　　施术者以拇指指端运用一指禅推法推按人体背部第五胸椎棘突下旁开1.5寸的心俞穴。

力度	手法	时间
★★★	一指禅推法	2分钟

命门穴
　　施术者以手掌小鱼际往复横擦人体腰部第二腰椎棘突下凹陷处的命门穴。

力度	手法	时间
★★★	小鱼际横擦	1分钟

冠心病的对症药膳

● 洋葱炒芦笋

材料：

洋葱150克，芦笋200克，盐3克，味精少许

做法：

①芦笋洗净，切成斜段；洋葱洗净，切成片。

②锅中加水烧开，下入芦笋段稍焯后捞出沥水。

③锅中加油烧热，下入洋葱爆炒香，再下入芦笋稍炒，下入盐和味精炒匀即可。

功效：

本品具有活血化淤、通脉止痛的功效，适合心血淤阻型的冠心病患者食用。

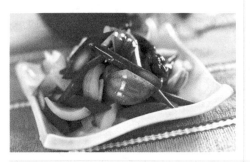

● 鸽肉莲子红枣汤

材料：

鸽子1只，莲子60克，红枣25克，姜5克，盐6克，味精4克

做法：

①鸽子洗净，砍成小块；莲子、红枣泡发洗净；姜切片。

②将鸽块下入沸水中余去血水后，捞出。

③锅上火加油烧热，用姜片爆锅，下入鸽块稍炒后，加适量清水，下入红枣、莲子一起炖35分钟至熟，调入盐、味精即可。

功效：

本品具有益气养阴、活血通脉的功效，适合气阴两虚型的冠心病患者食用。

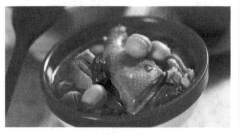

● 枸杞子炖甲鱼

材料：

甲鱼250克，枸杞子30克，熟地黄30克，红枣10颗，盐、味精各适量

做法：

①甲鱼宰杀后洗净。

②枸杞子、熟地黄、红枣洗净。

③将全部用料一齐放入煲内，加开水适量，以小火炖2个小时，加盐和味精调味即可。

功效：

本品具有滋阴养血、补益肝肾的功效，适合气阴两虚型的冠心病患者食用。

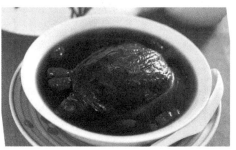

● 腐竹木耳瘦肉汤

材料：

猪瘦肉100克，腐竹50克，黑木耳30克，花生油20克，盐、酱油各适量，味精、香油各3克，葱5克

做法：

①将猪瘦肉切丝、余水，腐竹用温水泡开切小段，木耳撕成小块备用。

②净锅上火倒入花生油，将葱爆香，倒入水，下入肉丝、腐竹、黑木耳，调入盐、味精、酱油烧沸，淋入香油即可。

功效：

本品具有活血化淤、通脉止痛的功效，适合心血淤阻型的冠心病患者食用。

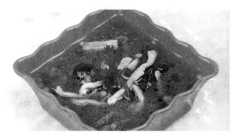

超简单推拿消百病全书

● 桂参红枣猪心汤

材料：
桂枝5克，党参、杜仲各10克，红枣6颗，猪心半个，盐适量

做法：
①将猪心挤去血水，放入沸水中汆烫，捞出冲洗净，切片。
②桂枝、党参、红枣、杜仲分别洗净，放入锅中，加3碗水，以大火煮开，转小火续煮30分钟。
③再转中火让汤汁沸腾，放入猪心片，待水再开，加盐调味即可。

功效：
　　本品具有辛温散寒、宣通心阳的功效，适合寒凝心脉型的冠心病患者食用。

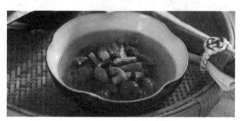

● 知母玉竹饮

材料：
知母10克，玉竹20克，蜂蜜适量

做法：
①将知母、玉竹洗净，放入锅中，加水500毫升。
②大火煮开后再转小火煮5分钟即可关火。
③将药汁倒入杯中，待温度低于60℃时，加入蜂蜜，搅拌均匀即可饮用。

功效：
　　本品具有安神宁心、养阴生津的功效，对气阴两虚型冠心病以及热病伤阴的干渴、烦渴有良好的食疗作用。

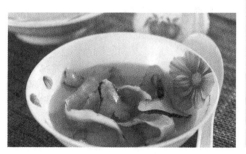

● 肉桂炖猪肚

材料：
猪肚150克，猪瘦肉50克，姜15克，肉桂5克，薏苡仁25克，盐4克

做法：
①猪肚里外反复洗净，汆水后切成长条；猪瘦肉洗净后切成块。
②姜去皮，洗净，用刀拍烂；肉桂浸透洗净，刮去粗皮；薏苡仁淘洗干净。
③将所有材料放入炖盅，加适量清水，隔水炖2个小时，加盐调味即可。

功效：
　　本品具有辛温散寒、宣通心阳的功效，适合寒凝心脉型的冠心病患者食用。

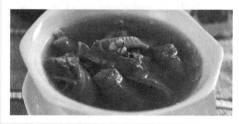

● 红花糯米粥

材料：
糯米100克，红花、桃仁各10克，蒲黄5克

做法：
①将红花、桃仁、糯米、蒲黄洗净，备用。
②把红花、桃仁、蒲黄放入净锅中，加水煎煮30分钟，捞出药渣。
③锅中再加入糯米煮成粥即可。

功效：
　　本品具有活血化淤、通脉止痛的功效，适合心血淤阻型的冠心病患者食用。

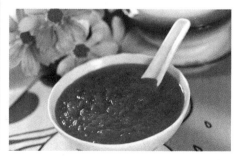

57

● 丹参红花酒

材料：

丹参 30 克，红花 20 克，白酒 800 毫升

做法：

①将丹参、红花洗净，泡入白酒中。

②约 7 天后即可服用。

③每次 20 毫升左右，饭前服，酌量饮用。

功效：

本品具有活血化淤、通脉止痛的功效，适合心血淤阻型的冠心病患者食用。

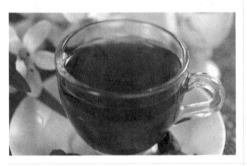

● 柴胡香附茶

材料：

香附 10 克，玫瑰花、柴胡各 5 克，冰糖 1 大匙

做法：

①玫瑰花剥瓣，洗净，沥干。

②香附、柴胡以清水冲净，加 2 碗水熬煮约 5 分钟，滤渣，留汁。

③将备好的药汁再烧热，放入玫瑰花瓣，加入冰糖，搅拌均匀，待冰糖全部溶化后，药汁变黏稠时，搅拌均匀即可。

功效：

本品具有疏肝理气、活血通络的功效，适合气滞心胸型的冠心病患者食用。

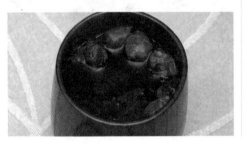

● 三七莲子猪心汤

材料：

猪心 1 个，莲子（不去心）60 克，红枣 15 克，三七 10 克，枸杞子 15 克，蜜枣、盐各适量

做法：

①猪心入锅中加水煮熟洗净，切成片。

②红枣、莲子、枸杞子泡发洗净；三七洗净备用。

③把全部材料放入锅中，加水适量，小火煲 2 个小时，加盐调味即可。

功效：

本品具有活血化淤、补血养心的功效，适合淤血阻滞型心律失常患者食用。

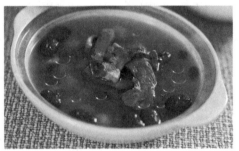

● 桂参大枣猪心汤

材料：

桂枝 15 克，党参 10 克，红枣 6 颗，猪心半个，盐 1 小匙

做法：

①猪心入沸水中氽烫，捞出，冲洗，切片。

②桂枝、党参、红枣洗净，盛入锅中，加 3 碗水以大火煮开，转小火续煮 30 分钟。

③再转中火让汤汁沸腾，放入猪心片，待水再开，加盐调味即可。

功效：

本品具有温经散寒、益气养心的功效，适合寒凝心脉型冠心病患者食用。

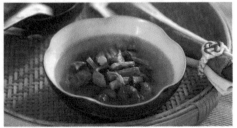

● 玉竹炖猪心

材料：

玉竹 50 克，猪心 500 克，姜、葱、花椒、味精、白糖、香油、盐、卤汁各适量

做法：

①将玉竹洗净切成段，用水稍润。将猪心剖开洗净，与姜、葱、花椒同置锅内，用中火煮到猪心六分熟时捞出晾凉。

②将猪心、玉竹放在卤汁锅内，用小火煮，熟后捞起，切片。

③猪心与玉竹一起放入碗内，在锅内加适量卤汁，再放入盐、白糖、味精和香油加热成浓汁，将浓汁均匀地淋在猪心里外。

功效：

此汤能安神宁心、养阴生津。主治冠心病，以及由热病伤阴引起的干渴烦躁。

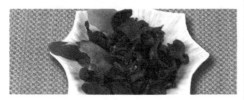

● 当归三七乌鸡汤

材料：

乌鸡肉 250 克，当归 20 克，三七 8 克，盐、味精、生抽、蚝油各适量

做法：

①把当归、三七用水洗干净；用刀把三七砸碎；

②用水把乌鸡洗干净，用刀斩成块，放入开水中煮 5 分钟，取出来过冷水；

③把所有的原料放入炖盅中，加水，小火炖 3 个小时，放入盐、味精、生抽、蚝油调味。

功效：

三七、当归均是活血化淤良药，三七还有很好的强心作用，两者合用，既活血补血、行气止痛又能祛淤血、生新血，适合冠心病患者食用。

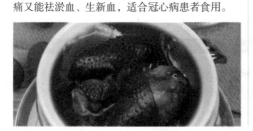

● 芹菜百合

材料：

芹菜 250 克，百合 100 克，红椒 30 克，盐 3 克，香油 20 克

做法：

①将芹菜洗净，斜切成块；百合洗净；红椒洗净，切块。

②锅洗净，置于火上，加水烧开，放入切好的芹菜、百合、红椒余水至熟，捞出沥干水分，装盘待用。

③加入香油和盐搅拌均匀即可食用。

功效：

芹菜含有丰富的维生素 P，可以增强血管壁的弹性、韧度和致密性，降低血压、血脂，可有效预防冠心病、动脉硬化等病的发生。百合具有滋阴、降压、养心安神的功效，可改善高血压患者的睡眠。

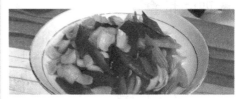

● 丹参山楂大米粥

材料：

丹参 20 克，干山楂 30 克，大米 100 克，冰糖 5 克，葱花少许

做法：

①大米洗净，放入水中浸泡；干山楂用温水泡后洗净。

②丹参洗净，用纱布袋装好扎紧封口，放入锅中加清水熬汁。

③锅置火上，放入大米煮至七成熟，放入山楂，倒入丹参汁煮至粥将成，放冰糖调匀，撒上葱花便可。

功效：

此粥能活血化淤、降压降脂、消食化积，适合因血压、血脂过高所致的冠心病患者食用。

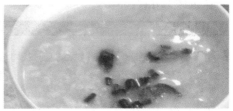

糖尿病 舒筋活络，改善人体机能

糖尿病是因人体胰腺功能减退而引发的糖、蛋白质、脂肪、水和电解质等一系列物质的代谢紊乱综合征。其典型病例可出现多尿、多饮、多食、消瘦，即"三多一少"的症状。重症患者甚至会出现肺结核、高血压病、肾及视网膜微血管的病变等。

● 病理分析

胰岛分布在人体的胰腺内，可以分泌出胰岛素，而胰岛素的主要作用就是促进体内糖的代谢。当胰岛素的分泌过少时，人体的糖代谢速度减慢，就会发生糖尿病，致使患者血糖上升，尿液中含糖。传统中医将糖尿病称之为"消渴"，并按照病情轻重分为上消（肺消）、中消（胃消）和下消（肾消），多因火热耗津，或阴火上蒸肺胃，导致肾虚、肺燥、胃热，最终导致糖尿病的出现。

● 取穴推拿

中脘穴 人体前正中线上，脐中上 4 寸即是该穴。正坐，双手食指、中指、无名指并拢，左手无名指横放于肚脐处，右手无名指与左手食指并列紧贴，则右手食指与体前正中线相交的位置即是中脘穴。以拇指指端运用一指禅推法推压中脘穴，每次推压 1 分钟。

中极穴 该穴位于人体下腹部前正中线上，当脐中下 4 寸处。正坐或仰卧，以拇指指端运用一指禅推法推按下腹部脐中下 4 寸的中极穴，有酸胀的感觉，每次推按 1 分钟。

足三里穴 外膝眼下 3 寸，距胫骨前嵴 1 横指，当胫骨前肌上即是。正坐，屈膝 90 度，手心对髌骨（左手对左腿，右手对右腿），手指朝向下，无名指指端处即是该穴。屈膝，除拇指外，其余四指并拢，放在外膝眼直下四横指处，以拇指指腹用力按揉足三里穴，有酸痛、胀麻的感觉，并因人的不同感觉向上或者向下扩散，每次按揉 1 分钟。

阴陵泉穴 人体小腿内侧，膝下胫骨内侧后下方的凹陷处即是，与阳陵泉穴相对。正坐或仰卧，屈膝，左腿抬起，右手四指并拢，拇指朝前托住小腿下侧；以拇指指尖按揉膝下胫骨内侧后下方凹陷处的阴陵泉穴，会有刺痛和微酸的感觉，每次按揉 1 分钟。

健康贴士

在确保体内必要营养供给的前提下，应限制主食、油脂的摄入，忌食糖类；饮食内容以适量米、面、杂粮配以蔬菜、豆类、瘦肉和鸡蛋等为主，戒除烟酒、浓茶和咖啡；建立并坚持有规律的生活起居习惯，保持心情的舒畅与心态的平和。

取穴推拿

快速取穴

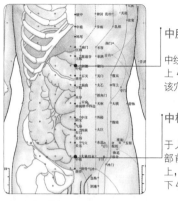

中脘穴
人体前正中线上，脐中上4寸即是该穴。

中极穴
该穴位于人体下腹部前正中线上，当脐中下4寸处。

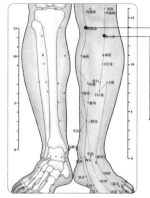

阴陵泉穴
人体小腿内侧，膝下胫骨内侧后下方的凹陷处即是，与阳陵泉穴相对。

足三里穴
外膝眼下3寸，距胫骨前嵴1横指，当胫骨前肌上即是。

推拿方法

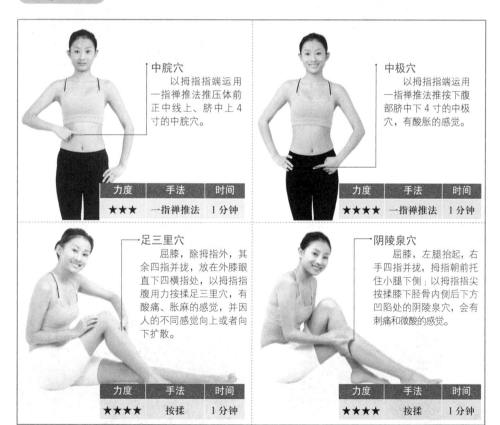

中脘穴
以拇指指端运用一指禅推法推压体前正中线上、脐中上4寸的中脘穴。

力度	手法	时间
★★★	一指禅推法	1分钟

中极穴
以拇指指端运用一指禅推法推按下腹部脐中下4寸的中极穴，有酸胀的感觉。

力度	手法	时间
★★★★	一指禅推法	1分钟

足三里穴
屈膝，除拇指外，其余四指并拢，放在外膝眼直下四横指处，以拇指指腹用力按揉足三里穴，有酸痛、胀麻的感觉，并因人的不同感觉向上或者向下扩散。

力度	手法	时间
★★★★	按揉	1分钟

阴陵泉穴
屈膝，左腿抬起，右手四指并拢，拇指朝前托住小腿下侧；以拇指指尖按揉膝下胫骨内侧后下方凹陷处的阴陵泉穴，会有刺痛和微酸的感觉。

力度	手法	时间
★★★★	按揉	1分钟

糖尿病的对症药膳

● 蛤蜊白菜汤

材料：

蛤蜊 300 克，白菜 250 克，香菜 10 克，姜片适量，植物油 5 克，盐 5 克，高汤适量

做法：

①将蛤蜊剖开洗净；白菜洗净，切段；香菜洗净，切段。

②锅上火，加入植物油烧热，下入蛤蜊煎 2 分钟至腥味去除。

③锅中加入高汤烧沸，下入蛤蜊、白菜、姜煲 20 分钟，调入盐，撒上适量的香菜即可。

功效：

本品滋阴润燥、清热化痰，适合糖尿病患者食用。

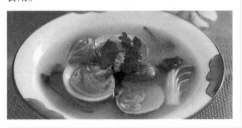

● 蒜蓉蒸扇贝

材料：

扇贝 200 克，蒜蓉 50 克，粉丝 30 克，油、葱丝、红椒丁、盐、味精各适量

做法：

①扇贝洗净剖开，留一半壳；粉丝泡发，剪小段。

②将贝肉洗净，剖两三刀，放置在贝壳上，撒上粉丝，上笼屉，蒸 2 分钟。

③烧热油锅，下蒜蓉、葱丝、红椒丁煸香，放入盐、味精，熟后淋到扇贝上。

功效：

蒜可阻止肝脏对胰岛素的干扰，进而增加血液中胰岛素水平，适合糖尿病患者食用。

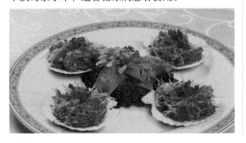

● 手撕兔肉

材料：

兔肉 300 克，红椒适量，植物油 6 克，葱段、姜片、八角、盐、醋、熟芝麻各适量

做法：

①兔肉洗净，入水余烫后捞出洗去血沫；红椒洗净切圈。

②兔肉入高压锅，加盐、姜片、八角、醋、适量清水，上火压至软烂，取肉撕成丝。

③起油锅，爆香葱段、熟芝麻、红椒，盛出浇在兔肉上即可。

功效：

此菜具有滋阴凉血、益气补虚的作用，适合各个证型的糖尿病患者食用。

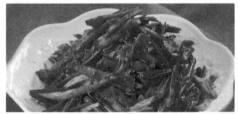

● 草菇扒芥菜

材料：

芥菜 200 克，草菇 300 克，蒜 10 克，老抽、盐、鸡精各适量

做法：

①将芥菜洗净，入沸水中余熟装盘；草菇洗净沥干。

②蒜去皮切片。油锅烧热，大蒜爆香，倒入草菇滑炒片刻，再倒入老抽、少量水烹调片刻。

③加盐、鸡精调味，将草菇倒在芥菜上即可。

功效：

本菜清热解毒、养阴生津、降压降脂，适合肺热伤津以及胃热炽盛的糖尿病患者食用。

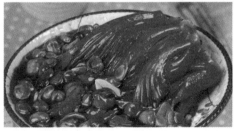

● 冬瓜竹笋汤

材料：

素肉 30 克，冬瓜 200 克，竹笋 100 克，香油 4 克，盐适量

做法：

①素肉块放入清水中浸泡至软化，取出挤干水分备用；冬瓜洗净，切片；竹笋洗净，切丝。

②置锅于火上，加入 600 毫升清水，以大火煮沸，最后加入所有材料小火煮沸，加入香油、适量盐，至熟后关火。

功效：

本品具有利尿通淋、清热生津的功效，非常适合肺热伤津、胃热炽盛以及肝肾阴虚型糖尿病患者食用。

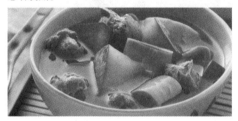

● 如意蕨菜蘑

材料：

蕨菜嫩秆、蘑菇、鸡脯肉丝、胡萝卜、白萝卜各适量、盐、淀粉、油、葱丝、姜丝、料酒、蒜片、鲜汤各适量

做法：

①蕨菜洗净切段；蘑菇洗净切片，鸡脯肉丝用温热油滑熟。

②锅内放油烧热，用葱丝、姜丝、蒜片炝锅，放蕨菜段煸炒，入鸡脯肉丝、蘑菇、鲜汤及调料，汤沸后用淀粉勾芡，煨至入味即可装盘。

功效：

本品清热解毒、健脾益胃，适合胃火炽盛、肺热伤津型糖尿病患者食用。

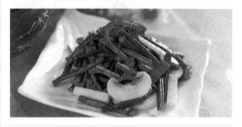

● 胡萝卜烩黑木耳

材料：

黑木耳 200 克，胡萝卜 200 克，橄榄油 5 克，料酒、盐、生抽、鸡精各适量

做法：

①将黑木耳用冷水泡发洗净；胡萝卜洗净切片。

②锅置火上，倒入橄榄油。待油烧至七成热时，放入适量姜片煸炒，随后放黑木耳稍炒一下，再放胡萝卜片，再依次放入适量的料酒、盐、生抽、鸡精，炒匀即可。

功效：

此菜滋阴补虚、润肠通便，适合各个证型的糖尿病患者食用。

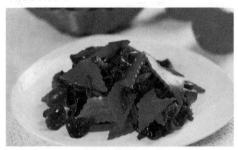

● 白木耳西红柿汤

材料：

白木耳 20 克，西红柿 150 克

做法：

①将白木耳用温水泡发，去杂质洗净，撕碎。西红柿洗净，切块。

②在锅内加适量水，放入白木耳、西红柿块，大火煮沸即成。

功效：

本品具有清热生津、益气补虚、止消渴的功效，适合各个证型的糖尿病患者食用。

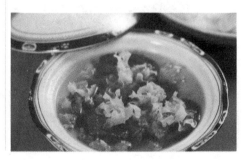

● 醋熘西葫芦

材料：

西葫芦 500 克，红尖椒 30 克，香油 4 克，白醋 10
毫升，盐、味精、生抽各适量

做法：

①将西葫芦、红尖椒洗净，改刀，入沸水中余熟，
装盘。

②把香油、适量的盐、味精、生抽和白醋一起放入
碗中，调匀成调味汁，均匀淋在西葫芦和红尖椒上
即可。

功效：

本菜具有除烦止渴、生津利尿的功效，肺热伤
津、胃热炽盛、肝肾阴虚的糖尿病患者食用。

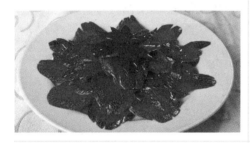

● 蒜蓉茼蒿

材料：

茼蒿 400 克，大蒜 20 克，盐 3 克，味精 2 克

做法：

①大蒜去皮，剁成细末，茼蒿去掉黄叶后洗净。

②锅中加水，烧沸，将茼蒿稍焯，捞出。

③锅中加油，炒香蒜蓉，下入茼蒿、调味料，翻炒
匀即可。

功效：

本品平补肝肾、理气宽中，适合肝肾亏虚型高
血压、阴阳两虚型糖尿病患者食用。

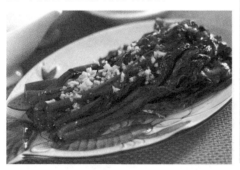

● 杏仁拌苦瓜

材料：

苦瓜 250 克，杏仁 50 克，枸杞子 10 克，香油 4 克，
鸡精、盐各适量

做法：

①苦瓜剖开，去瓤，洗净切成薄片，放入沸水中焯
至断生，捞出，沥干水分，放入碗中。

②杏仁用温水泡一下，撕去外皮，掰成两瓣，放入
开水中烫熟；枸杞子泡发洗净。

③将香油、盐、鸡精与苦瓜搅拌均匀，撒上杏仁、
枸杞子即可。

功效：

本菜具有降血糖、清热润肺、提神健脑的功效。

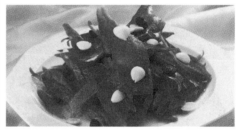

● 胡萝卜炒豆芽

材料：

胡萝卜、豆芽各 100 克，盐 3 克，鸡精 2 克，醋、
香油各适量

做法：

①胡萝卜去皮，洗净，切丝；豆芽洗净，备用。

②锅下油烧热，放入胡萝卜、豆芽炒至八成熟。

③加盐、鸡精、醋、香油炒匀，起锅装盘即可。

功效：

本品具有清热利尿、健脾和胃的功效，适合肺
热伤津以及胃热炽盛的糖尿病患者食用。

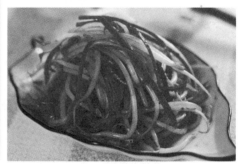

● 山药煮鲑鱼

材料：

山药 20 克，鲑鱼 80 克，胡萝卜 10 克，海带 10 克，芹菜末 15 克

做法：

①鲑鱼洗净、切块，下水余烫，去腥味；山药、胡萝卜削皮，洗净，切小丁；海带洗净，切小片备用。

②山药丁、胡萝卜丁、海带片放入锅中，加 3 碗水煮沸，转中火熬成 1 碗水。

③加鲑鱼块煮熟，撒上芹菜末即可食用。

功效：

本药膳的主要功效是降血糖。山药含有可溶性纤维，能推迟胃内食物的排空，控制饭后血糖升高，还能助消化、降血糖，适用于糖尿病脾虚泄泻、小便频数患者。

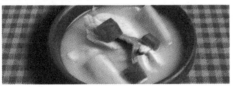

● 西蓝花炒蛤蜊

材料：

白茅根 75 克，胡萝卜、白萝卜各 1 个，西蓝花半朵，蛤蜊 500 克，淀粉、葱丝各适量

做法：

①白茅根加水煮 15 分钟后，沥浮渣；蛤蜊蒸好挖出蛤肉备用；西蓝花烫熟备用。

②胡萝卜、白萝卜切块，余烫，捞起备用。

③烧热油锅，加入胡萝卜、白萝卜、白茅根及水，以小火煨煮至熟软，再加入西蓝花，以淀粉勾芡，最后将蛤肉淋上即可。

功效：

本药膳具有很好的降血糖功能。富含纤维素的西蓝花能有效降低肠胃对葡萄糖的吸收，进而能够降低血糖，有效控制糖尿病的病情，对高血压、心脏病也有调节和预防的功用。

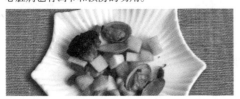

● 枸杞子地黄肠粉

材料：

红枣 2 克，熟地黄 5 克，枸杞子 3 克，虾仁 20 克，韭菜 80 克，猪肉丝 4 克，香菜 1 克，河粉 100 克，淀粉、米酒各 5 克，甜辣酱、盐、酱油各 3 克

做法：

①药材入碗，加水用中火蒸煮 30 分钟，制成药汁备用。

②虾仁去泥肠，猪肉丝、虾仁放入碗里，腌渍 15 分钟。

③河粉切块，包入备好的材料，蒸 6 分钟，出锅时将药汁淋在肠粉上，撒上香菜即可。

功效：

肠粉口感滑爽，搭配虾仁韭菜鲜爽可口，是别具特色的美食。本药膳含有多种营养成分，不仅能消炎杀菌，还能补钙。

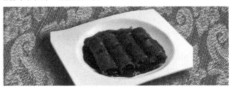

● 山药内金黄鳝汤

材料：

山药 150 克，鸡内金 10 克，黄鳝 1 条（约 100 克），姜 3 片，盐适量

做法：

①鸡内金、山药洗净；姜洗净，切片。

②黄鳝剖开洗净，去除内脏，在开水锅中稍煮，捞起，过冷水，刮去黏液，切成长段。

③全部材料放入砂煲内，加适量清水，煮沸后改用小火煲 1~2 个小时，加盐调味即可食用。

功效：

本药膳具有调节血糖、益肺气等功效。山药能有效抑制血糖升高，帮助消化。药膳中的黄鳝，含降低血糖和调节血糖的鳝鱼素，且所含脂肪极少，是糖尿病患者的理想食品。

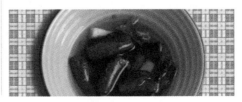

肥胖症 多管齐下，持之以恒

肥胖症是一种当前社会较为普遍的慢性疾病。通俗地说，肥胖就是体内的脂肪堆积过多。当人体内热量的摄入量高于其消耗量，就会导致体重超标、体态臃肿等状况。传统中医认为肥胖症多因脾胃薄弱、饮食不节、嗜食厚味，或肝气郁结、气滞痰生，或多静少动所致。

● 病理分析

造成人体肥胖的因素很多，如单纯性肥胖是指非疾病引起的肥胖；过食性肥胖是由于人成年后过度饮食，使摄入的热量大大超过身体生长和活动所需而造成的肥胖；继发性肥胖是由于内分泌混乱或代谢障碍而引起的疾病类肥胖；其他造成肥胖症的因素还有肥胖家族史（遗传因素）和药物副作用等。

● 取穴推拿

肩井穴 前直乳中，大椎与肩峰端连线的中点，也就是乳头正上方与肩线的交接处即是该穴。正坐，双手抱在一起，掌心向下，放在肩上；把中间三指放在肩颈交会处，双手中指指腹所在位置即是肩井穴；以拇指、食指和中指指腹相对着力拿捏肩井穴，有酸麻、胀痛的感觉，每次拿捏 2 分钟。

胃俞穴 此穴位于人体背部，当第十二胸椎棘突下，旁开 1.5 寸即是。俯卧位，以拇指指腹点按体后正中线第十二胸椎棘突下，旁开食指、中两指横宽位置的胃俞穴，每次点按 1 分钟。

归来穴 人体下腹部，当脐中下 4 寸，距前正中线三指横宽，即 2 寸的位置。仰卧位，以并拢的食指、中指、无名指指腹垂直点按下腹部两侧的归来穴，有微微的刺痛和胀的感觉，每次点按 1 分钟。

大横穴 人体的中腹部，距脐中 4 寸，正坐或仰卧，右手五指并拢，手指朝下，将拇指放于肚脐处，则小指边缘与肚脐所对的位置即是该穴。以两手中指指尖垂直下压点按大横穴，有胀痛的感觉，每次点按 1 分钟。

健康贴士

肥胖症常能引发冠心病、高血压等心脑血管疾病，因而成为人类健康长寿的障碍之一，应随时注意预防。日常生活中，人们应多注意健康的进食方式，细嚼慢咽，避免暴饮暴食；坚持合理的饮食计划，少吃油煎食物和甜品，增加蔬菜摄取量；对于单纯性肥胖的人，应减少热量的摄入，从事各种体力劳动和体育运动，增加机体对热量的消耗。

取穴推拿

快速取穴

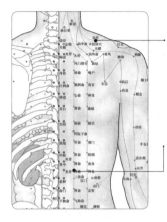

肩井穴

前直乳中，大椎与肩峰端连线的中点，也就是乳头正上方与肩线的交接处即是该穴。

胃俞穴

此穴位于人体背部，当第十二胸椎棘突下，旁开1.5寸即是。

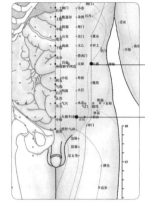

大横穴

位于人体的中腹部，距脐中五指横宽，即4寸的位置。

归来穴

人体下腹部，当脐中下4寸，距前正中线三指横宽，即2寸的位置。

推拿方法

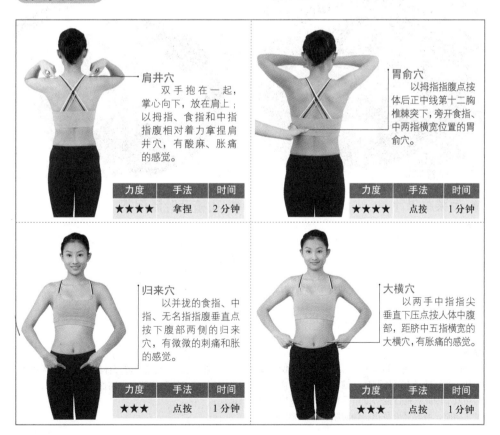

肩井穴

双手抱在一起，掌心向下，放在肩上；以拇指、食指和中指指腹相对着力拿捏肩井穴，有酸麻、胀痛的感觉。

力度	手法	时间
★★★★	拿捏	2分钟

胃俞穴

以拇指指腹点按体后正中线第十二胸椎棘突下，旁开食指、中两指横宽位置的胃俞穴。

力度	手法	时间
★★★★	点按	1分钟

归来穴

以并拢的食指、中指、无名指指腹垂直点按下腹部两侧的归来穴，有微微的刺痛和胀的感觉。

力度	手法	时间
★★★	点按	1分钟

大横穴

以两手中指指尖垂直下压点按人体中腹部，距脐中五指横宽的大横穴，有胀痛的感觉。

力度	手法	时间
★★★	点按	1分钟

第五章 家庭常见病症推拿

59

肥胖症的对症药膳

● 葛根荷叶田鸡汤

材料：

田鸡 250 克，鲜葛根 120 克，荷叶 15 克，盐、味精各适量

做法：

①将田鸡洗净，切小块，葛根去皮，洗净，切块；荷叶洗净切丝。

②把全部用料一齐放入煲内，加清水适量，大火煮沸，小火煮 1 个小时。

③加盐、味精调味即可。

功效：

田鸡肉有清热解毒、消肿止痛；葛根升阳解肌、透疹止泻、除烦止渴；荷叶消暑利湿，治暑热烦渴、头痛眩晕、水肿；因此，本品清热解毒、止湿止泻，排毒减肥。

● 鲜笋魔芋面

材料：

魔芋面条 200 克，茭白笋 100 克，玉米笋 100 克，西蓝花 30 克，大黄 5 克，甘草 5 克，盐 2 小匙，鲣鱼风味酱油 1/2 大匙，白芝麻 1/4 小匙

做法：

① 全部药材煎取药汁备用。

②茭白笋、玉米笋均洗净，切块；西蓝花洗净，入滚水氽烫至熟，捞起。

③ 魔芋面条放入沸水中氽烫去味，捞起放入面碗内，加入茭白笋、玉米笋、西蓝花、药汁及调味料加热煮沸即可。

功效：

魔芋性寒、辛，可活血化淤，解毒消肿，宽肠通便，具有散毒、养颜、减肥、开胃等功能。

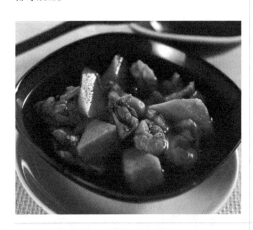

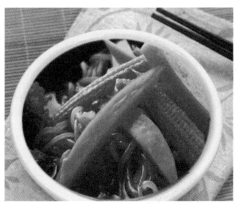

● 芹菜蔬果汁

材料：

西洋芹菜梗 1 支，西红柿 1 个，葡萄柚 1 瓣，蜂蜜少许

做法：

①芹菜洗净切段；西红柿洗净切块；葡萄柚洗净，挤汁。

②将所有材料一起放入果汁机中搅拌均匀。

③ 加蜂蜜调味即可。

功效：

芹菜清热除烦、利水消肿，对水肿、小便热涩不利；西红柿具有降压利尿、健胃消食、凉血平肝的功效；因此，此汁能协助解毒积滞在肝脏中的过氧化脂质，减轻肝脏负担，预防脂肪肝、肥胖症。

● 山楂荷叶泽泻茶

材料：

山楂 10 克，荷叶 5 克，泽泻 10 克，冰糖 10 克

做法：

①山楂、泽泻冲洗干净。

②荷叶剪成小片，冲净。

③ 所有材料盛入锅中，加 500 毫升水以大火煮开，转小火续煮 20 分钟，加入冰糖，溶化即成。

功效：

山楂能消食化积、行气散淤；泽泻能利水、渗湿、泄热；因此，此茶可以降体脂、健脾、降血压、清心神，可以预防肥胖症、高血压、动脉硬化等疾病。

● 四神粉煲豆腐

材料：

四神粉（中药店有售）100克，豆腐600克，冬菇50克，笋片30克，胡萝卜20克，葱花、酱油、酒各适量

做法：

①豆腐切块抹上盐；冬菇去蒂；胡萝卜切片。油锅烧热后，放入豆腐，稍油炸后捞起。

②将豆腐、冬菇、笋片、胡萝卜放入煲锅后，再将酱油、酒及调水后的四神粉倒入锅内。

③大火煮沸后转小火煲1个小时，撒上葱花即可起锅。

功效：

本药膳富含维生素，又可健脾清热，适合想减肥者食用。四神粉是以山药、芡实、茯苓、莲子四味为主，再加少许薏苡仁组合而成的，具温和平补之效，可改善食欲不振、肠胃消化吸收不良、容易腹泻等病症，也同样适合脾胃虚弱等患者食用。

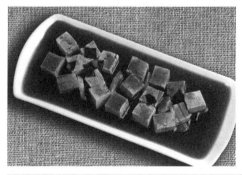

● 瞿麦排毒汁

材料：

莲子10克，瞿麦5克，苹果50克，梨子50克，小豆苗15克，果糖1/2大匙

做法：

①全部药材与适量的清水置入锅中浸泡30分钟后，以小火加热煮沸，约1分钟后关火，滤取药汁待凉。

②苹果、梨子洗净切小丁；小豆苗洗净切碎。

③全部材料、果糖、药汁放入果汁机混合搅拌，倒入杯中即可饮用。

功效：

此汤具有生津止渴、调经安神的作用。瞿麦可治小便不通、淋病、水肿、闭经、痈肿。常将此汤配合其他有益减肥的食材，可改善肥胖症。

● 蘑菇海鲜汤

材料：

茯苓10克，蜂蜜适量，蘑菇150克，虾仁60克，粳米100克，胡萝卜、青豆、洋葱适量

做法：

①将药材洗净，打包煮沸，滤取药汁备用；虾仁洗净（除泥肠后）切小丁，其他材料照做。

②锅烧热，放入奶油，爆香洋葱丁，再倒入滤取的汤汁、胡萝卜丁等其他材料。

③煮滚后盛盘，再撒上少许胡椒粉即可。

功效：

本汤能净化血液、排泄毒性物质，是一种很好的减肥美容食品。蘑菇所含的大量植物纤维，具有防止便秘、预防糖尿病及大肠癌、降低血液中胆固醇含量的作用。而且蘑菇又属于低热量食品，可以防止发胖，对高血压、心脏病患者十分有益。

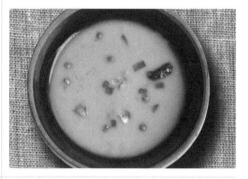

● 南瓜百合甜点

材料：

百合250克，南瓜250克，白糖10克，蜂蜜适量

做法：

①南瓜洗净，先切成两半，然后用刀在瓜面切锯齿形状的刀纹。

②百合洗净，逐片削去黄尖，用白糖拌匀，放入勺状的南瓜中，盛盘。

③煮开后，大火转入小火，约蒸煮8分钟即可。取出，淋上备好的蜜汁即可。

功效：

百合具有润肺止咳、清脾除湿、补中益气、清心安神的功效。南瓜可健脾养胃、消滞减肥。因此，这款粥可作肥胖及神经衰弱者食疗之用。

59

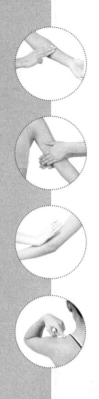

本章看点

● 痛经——理气通络，活血化淤
　　调理女性经期前后下腹痉挛性疼痛的推拿疗法

● 月经不调——疏通经络，调理气血
　　改善女性行经日期紊乱及经量异常的推拿疗法

● 闭经——辨证施治，遇疾毋躁
　　应对正常女性久未初潮或月经中断的推拿疗法

● 妊娠呕吐——点按止吐，便捷轻松
　　缓和女性妊娠期间恶心、呕吐、头晕的推拿疗法

● 带下——辨明根源，及早治疗
　　调理改善女性带下量、色、气、质异常的推拿疗法

● 乳腺增生——气血通畅是最好的良方
　　通畅气血，缓解女性乳腺增生、疼痛的推拿疗法

● 产后缺乳——健脾和胃，疏肝理气
　　针对哺乳期乳汁少或完全无乳的推拿疗法

● 更年期综合征——健脾补肾，重现女人昔日阳光
　　健脾补肾，调治女性更年期综合征的推拿疗法

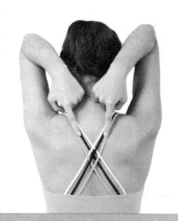

第六章

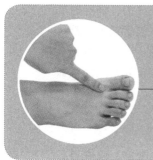

女性常见病症推拿

　　女人如花，给社会与家人带来财富、美丽与喜悦。与此同时，其娇弱的身体与特殊的生理周期也给娇艳的花朵笼上一层阴霾。本章依照女性诸如痛经、月经不调、闭经、妊娠呕吐、带下病、乳腺增生等常见病症，分别介绍其病理分析、详细取穴、实用推拿、健康提示等方面的内容。无论是"她"，还是"他"，都可以从简单便捷的推拿之中为"她"找到那条通往幸福花园的捷径。

60 # 痛经 理气通络，活血化淤

痛经是指女性经期前后或行经期间，出现下腹部痉挛性疼痛，恶心呕吐，全身不适的现象。原发性痛经指生殖器官并没有明显异常而出现的痛经现象；继发性痛经则是由于生殖器官的病变而导致的痛经，如子宫内膜异位、盆腔炎、肿瘤等。

● 病理分析

痛经通常是由于人体体内气滞、血淤、寒凝所致。传统中医认为，痛经时邪气内伏或精血素亏，更值经期前后胞宫的气血运行不畅，或胞宫失于濡养，都可使痛经发作。此外，子宫颈管狭窄促使月经外流受阻能引起痛经；子宫发育不良或子宫发育不佳而造成的子宫缺血、缺氧，会引起痛经；子宫位置异常致使经血不畅，也可引起痛经。

● 取穴推拿

气海穴 位于体前正中线，脐下1寸半的位置即是该穴。仰卧位，施术者右手食指和中指并拢，食指横放于肚脐处，则中指边缘与体前正中线相交的位置即是气海穴；以中指指腹或手掌掌心在脐下1.5寸的气海穴回旋摩动，每次摩动2分钟。

关元穴 位于人体下腹部，前正中线上，当脐中下四指横宽，即3寸的位置。仰卧位，双手放在小腹上，掌心朝下，以中指指腹或手掌掌心在脐中下3寸的关元穴做回旋摩动，每次摩动2分钟。

行间穴 脚第一、第二趾合缝后方赤白肉分界处的凹陷中即是。正坐或仰卧位，屈膝跷脚，以食指或中指指腹按压脚部第一、第二趾合缝后方赤白肉分界处凹陷中的行间穴，有较为强烈的痛感，每次按压2分钟。

水泉穴 此穴位于人体足内侧，内踝后下方，太溪穴直下1寸的凹陷处即是。正坐或仰卧，屈膝，以拇指或食指指腹点压足内侧、内踝后下方凹陷处的水泉穴，每次点压2分钟。

健康贴士

穴位推拿之前，先以逆时针摩法推拿患者小腹，再进行具体的穴位推拿，治疗效果更佳。痛经患者应注意避免一切生冷、不易消化和刺激性食物，如辣椒、生葱、生蒜、胡椒、烈性酒、咖啡、茶、可乐、巧克力等；月经期间避免感受风寒，避免冒雨涉水，避免进行剧烈运动和过重的体力劳动，并注意调节情志，消除恐惧焦虑等情绪。

超简单推拿消百病全书

取穴推拿

快速取穴

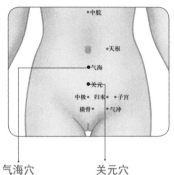

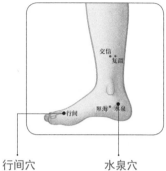

气海穴
　　位于体前正中线，脐下1寸半的位置即是该穴。

关元穴
　　位于人体下腹部，前正中线上，当脐中下四指横宽，即3寸的位置。

行间穴
　　脚第一、第二趾合缝后方赤白肉分界处的凹陷中即是。

水泉穴
　　此穴位于人体足内侧，内踝后下方，太溪穴直下1寸的凹陷处即是。

推拿方法

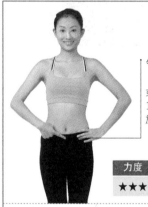

气海穴
　　以中指指腹或手掌掌心在脐下1.5寸的气海穴回旋摩动。

力度	手法	时间
★★★	摩法	2分钟

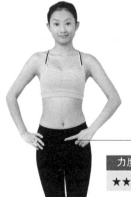

关元穴
　　双手放在小腹上，掌心朝下，以中指指腹或手掌掌心在脐中下3寸的关元穴做回旋摩动。

力度	手法	时间
★★★	摩法	2分钟

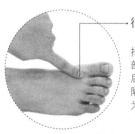

行间穴
　　屈膝跷脚，以食指或中指指腹按压脚部第一、第二趾合缝后方赤白肉分界处凹陷中的行间穴，有较为强烈的痛感。

力度	手法	时间
★★★	按压	2分钟

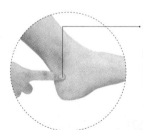

水泉穴
　　屈膝，以拇指或食指指腹点压足内侧、内踝后下方凹陷处的水泉穴。

力度	手法	时间
★★★	点压	2分钟

60

痛经的对症药膳

● 归参炖母鸡

材料：

当归 15 克，党参 20 克，母鸡 1 只，葱、姜、料酒、盐各适量

做法：

①将母鸡宰杀后，去毛，去内脏，洗净。

②将剁好的鸡块放入沸水中焯去血。

③加清水，把砂锅放在大火上烧沸，然后再用小火炖至鸡肉烂熟，调入葱、姜、料酒、盐调味即成。

功效：

当归补血活血、调经止痛，为补血调经第一药，凡血虚、血淤、气血不和、冲任不调等引起的月经不调、痛经、闭经诸证，皆可服用；党参益气补虚；母鸡大补元气。三者搭配炖汤食用，对气血虚弱型痛经有很好的调养效果。

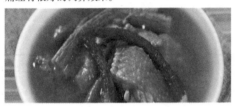

● 上汤益母草

材料：

益母草 300 克，蒜 10 克，瘦肉 15 克，红椒 1 个，盐 3 克，味精 4 克

做法：

①益母草去根洗净，蒜去皮，红椒切块。

②瘦肉剁碎，蒜炸香，益母草入沸水中焯烫，捞出装盘。

③瘦肉炒香，下入蒜、红椒、汤、调味料，淋在益母草上即可。

功效：

益母草具有活血化淤、调经止痛的功效，对女性月经不调、痛经、闭经等均有较好的疗效；蒜可解毒、杀菌、增强抵抗力；瘦肉益气补虚。三者配伍同用，可加强补虚调经的效果。

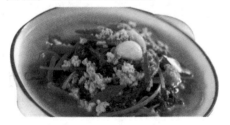

● 何首乌炒猪肝

材料：

何首乌 20 克，猪肝 300 克，韭菜花 250 克，生粉、盐、香油各适量

做法：

①猪肝切片，入开水中焯烫，捞出沥干。

②韭菜花切小段；将何首乌放入清水中煮沸，转小火续煮 10 分钟后离火，滤取药汁与生粉混合拌匀。

③起油锅，放入沥干的猪肝、韭菜花拌炒片刻，加入盐和香油拌炒均匀，淋上药汁勾芡即可。

功效：

何首乌滋补肝肾、滋阴养血，猪肝补血，韭菜补肾滋阴。三者合用，对肝肾阴虚引起的痛经有较好的补益作用。

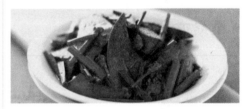

● 艾叶煮鸡蛋

材料：

新鲜的鸡蛋 2 个，艾叶 10 克

做法：

①生鸡蛋用清水冲洗干净，备用；将艾叶洗净，加水熬煮至出色。

②将洗净的鸡蛋放入艾水中一起炖煮，约 5 分钟。

③待鸡蛋壳变色，将其捞出，即可食用。

功效：

艾叶有理气血、逐寒湿、温经止血、安胎的作用，可治月经不调、痛经、心腹冷痛、久痢、吐衄、下血等症，尤其擅长治疗寒凝胞宫所致痛经、月经不调、胎动不安等症。

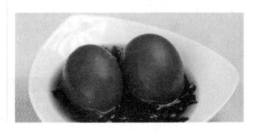

● 牛奶红枣粥

材料：

红枣 20 颗，大米 100 克，鲜牛奶 150 克，白糖适量

做法：

①将大米、红枣分别洗净，泡发 1 个小时。

②起锅入水，将红枣和大米同煮，先用大火煮沸，再改用小火续熬，大概 1 个小时。

③鲜牛奶另起锅加热，煮沸即离火，再将煮沸的牛奶缓缓调入之前煮好的红枣大米粥里，加入白糖拌匀，待煮沸后适当搅拌，即可熄火。

功效：

牛奶红枣粥易于消化，开胃健脾，营养丰富，产妇气常食对治疗血两虚有益。注意是加入牛奶后不可长时间煮沸，否则会破坏其中的维生素和蛋白质。

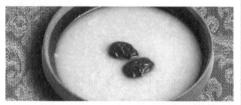

● 玫瑰花益母草茶

材料：

玫瑰花 7~8 朵，益母草 10 克，红糖适量

做法：

①将玫瑰花、益母草洗净，去除杂质。

②将玫瑰花、益母草放入杯中，冲入沸水，加盖闷 5 分钟，加入红糖，搅拌均匀即可。

功效：

益母草活血祛淤，调经消水；玫瑰行气解郁，和血止痛。痛经者饮服此茶可活血化淤，畅通气血。

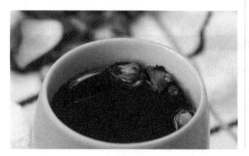

● 当归三七乌鸡汤

材料：

当归 20 克，三七 8 克，乌骨鸡肉 250 克，盐 3 克，味精 3 克，酱油 2 毫升，油 5 毫升

做法：

①把当归、三七用水洗干净，然后用刀剁碎。

②把乌骨鸡肉用水洗干净，用刀剁成块，放入开水中煮 5 分钟，再取出过冷水。

③把所有的材料放入炖盅中，加水，小火炖 3 个小时，最后调味即可。

功效：

乌鸡和当归、三七搭配，有补血补气之作用。适用于改善气血不足、产后出血、产后体虚等症，特别适合血虚有淤引起月经不调、经痛的女性经常食用。

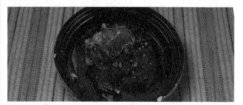

● 川芎蛋花汤

材料：

川芎 10 克，鸡蛋 1 个，米酒 20 毫升

做法：

①川芎洗净，浸泡于清水约 20 分钟。鸡蛋打入碗内，拌匀，备用。

②起锅，倒入适量清水，以大火煮滚后，加入川芎，倒入鸡蛋，蛋熟后加入米酒即可。

功效：

川芎具有活血调经、祛风止痛之效，米酒具有活血温经之效。本品可用于治疗气血淤滞、气滞寒凝所致的经期疼痛、宫寒冷痛、腹部冷痛等症。

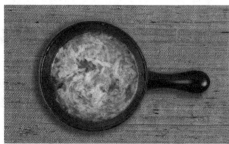

月经不调　疏通经络，调理气血

月经不调是指由卵巢功能不正常所引起的月经周期超前或延后的行经日期紊乱，以及经量过多或过少的非正常状况。由于卵巢激素的作用，使子宫内膜起周期性变化后，周期性的子宫出血就成为月经。第一次月经称初潮，现代女性月经初潮平均在 12.5 岁。绝经年龄通常在 45～55 岁之间。

● 病理分析

对于月经不调，常以经期、经量、颜色及其他身体症状来辨别其病症的寒热虚实。如月经提前，经量较多，颜色鲜红，口干，便秘，舌质红，是因为血热；月经提前，经量较少，颜色淡，头晕，耳鸣，腰酸，是因为虚热；经期延后，经量少，颜色暗淡，怕冷，舌苔发白，是因为虚寒；经期提前，经量较多，颜色暗淡，面色苍白，无力，是因为气虚；经期提前或延后，颜色暗淡，头晕，体虚，舌苔白，则是因为脾虚。

● 取穴推拿

气海穴　位于体前正中线，脐下 1 寸半的位置即是该穴。仰卧位，施术者右手食指和中指并拢，食指横放于肚脐处，则中指边缘与体前正中线相交的位置即是气海穴；以中指指腹或手掌掌心在脐下 1.5 寸的气海穴回旋摩动，每次摩动 3 分钟。

血海穴　屈膝，在大腿内侧，髌底内侧端上 2 寸，股四头肌内侧头的隆起处即是。正坐或仰卧位，屈膝，略抬起左腿；以右手拇指指腹在膝盖内侧上方的血海穴做回旋摩动，每次摩动 2 分钟。

太溪穴　足内侧，内踝后方与脚跟骨筋腱之间的凹陷处即是。仰卧位，屈膝，以食指或中指指端按压足内侧，内踝后方与脚跟骨筋腱之间凹陷处的太溪穴，每次按压 3 分钟。

公孙穴　足内侧第一跖骨基底部前下缘，第一趾关节后 1 寸处。正坐，将左足翘起放在右腿上；用右手轻握左足背，以中指或拇指指端垂直按压公孙穴，有酸、麻、痛的感觉，每次按压 3 分钟。

健康贴士

月经不调者应注意保持心情愉快，避免精神刺激及情绪波动；保持卫生，预防感染，注意外生殖器的清洁。经血量多者忌食红糖。月经前期、月经期间绝对不能进行性行为。还要注意保暖，内裤宜选择柔软、棉质、通风透气性能良好的，并要做到勤洗勤换，换洗的内裤要放在阳光下晒干。

取穴推拿

快速取穴

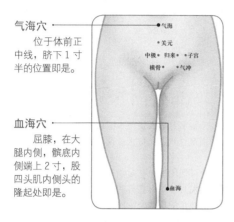
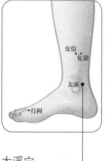

气海穴
位于体前正中线，脐下1寸半的位置即是。

血海穴
屈膝，在大腿内侧，髌底内侧端上2寸，股四头肌内侧头的隆起处即是。

太溪穴
足内侧，内踝后方与脚跟骨筋腱之间的凹陷处即是。

公孙穴
足内侧第一跖骨基底部前下缘，第一趾关节后1寸处。

推拿方法

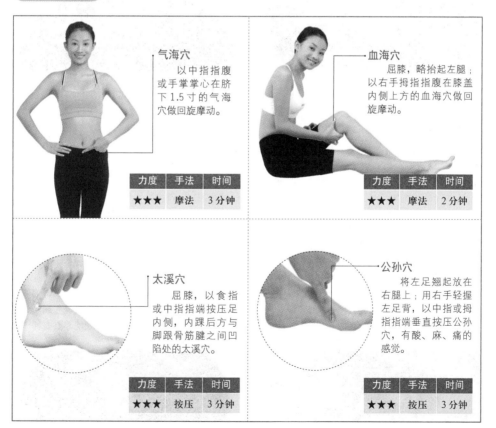

气海穴
以中指指腹或手掌掌心在脐下1.5寸的气海穴做回旋摩动。

力度	手法	时间
★★★	摩法	3分钟

血海穴
屈膝，略抬起左腿；以右手拇指指腹在膝盖内侧上方的血海穴做回旋摩动。

力度	手法	时间
★★★	摩法	2分钟

太溪穴
屈膝，以食指或中指指端按压足内侧，内踝后方与脚跟骨筋腱之间凹陷处的太溪穴。

力度	手法	时间
★★★	按压	3分钟

公孙穴
将左足翘起放在右腿上；用右手轻握左足背，以中指或拇指指端垂直按压公孙穴，有酸、麻、痛的感觉。

力度	手法	时间
★★★	按压	3分钟

61

月经不调的对症药膳

● 益母草红枣瘦肉汤

材料：

益母草 10 克,红枣 8 颗,猪瘦肉 200 克,料酒、姜块、葱段、盐、味精、胡椒粉、香油各适量

做法：

①红枣洗净,去核；猪瘦肉洗净,切块；益母草冲洗干净。

②锅中先放入红枣、猪瘦肉、料酒、姜块、葱段,加 1 200 毫升水,大火烧沸,改用小火炖煮 30 分钟。

③再放入益母草,加入盐、味精、胡椒粉、香油,稍煮 5 分钟即成。

功效：

益母草具有活血化淤、调经止痛的功效,对女性月经不调诸症均有较好的疗效；红枣益气养血,猪瘦肉健脾补虚,两者均是气虚患者的常用补益食物。本品对气虚型月经先期,月经量少、颜色淡者有很好的改善作用。

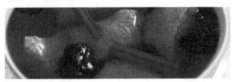

● 黄芪炖生鱼

材料：

生鱼 1 条,枸杞子 5 克,红枣 10 克,黄芪 5 克,盐 3 克,味精 3 克,胡椒粉 2 克

做法：

①生鱼宰杀,去内脏,洗净,斩成两段；红枣、枸杞子泡发；黄芪洗净。

②锅中加油烧至七成热,下入鱼段稍余后,捞出沥油。

③再将鱼、枸杞子、红枣、黄芪一起装入炖盅中,加适量清水炖 30 分钟,加入调味料即可。

功效：

黄芪可补气健脾、助血运行,枸杞子可滋阴补血、补益肝肾,红枣可益气补血,生鱼可补虚益气、疗伤生肌。本品对气血亏虚引起的月经不调有很好的食疗效果。

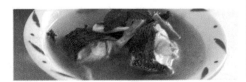

● 黄精黑豆塘虱汤

材料：

黑豆 200 克,黄精 50 克,生地 10 克,陈皮 5 克,塘虱鱼 1 条,盐 5 克

做法：

①黑豆放入锅中,不必加油,炒至豆衣裂开,用水洗净,晾干水。

②塘虱鱼洗净,去内脏。黄精、生地、陈皮分别用水洗净。

③加入适量水,猛火煲至水滚后放入全部材料,用中火约煲至豆软熟,加入盐调味即可。

功效：

生地可滋阴凉血,对阴虚血热妄行引起的月经先期、频发月经均有很好的疗效；黄精具有滋阴补肾、养血补虚的功效,对肝肾阴虚有很好的补益作用；塘虱鱼补虚、敛肌活血,可治疗妇女月经不调。

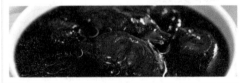

● 金针生地鲜藕汤

材料：

金针菇 150 克,生地 10 克,鲜藕 200 克,盐 3 克

做法：

①金针菇用清水洗净,泡发后捞起沥干；生地洗净备用。

②莲藕削皮,洗净,切块,放入锅中,加 4 碗水,再放入生地,以大火煮开,转小火续煮 20 分钟。

③最后加入金针菇,续煮 3 分钟,起锅前加盐调味即可。

功效：

金针菇具有良好的疏肝解郁、清热凉血的作用,生地有清热生津、补血止血的功效,鲜藕能滋阴清热、凉血止血。本品对虚热型月经先期、经量过多的患者有很好的食疗作用,还能养心安神、滋阴补血,有助于改善生理性贫血。

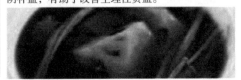

● 党参老母鸡汤

材料：

党参20克，枸杞子、红枣各少许，老母鸡1只，盐3克，姜少许

做法：

①将老母鸡洗净，切块；枸杞子、红枣、党参洗净；姜洗净，切丝。

②锅内注水，放入老母鸡、党参、枸杞子、红枣、姜丝一起炖煮。

③煮至熟时，加入盐调味，起锅装碗即可。

功效：

　　党参益气补虚，红枣既补气又养血，老母鸡大补元气、补虚生血。三者搭配炖汤食用，可改善因气血生化无源引起的血虚型月经不调，对经期延后、经量少、颜色淡者有很好的食疗效果。

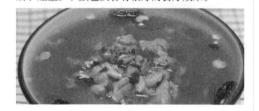

● 益母土鸡汤

材料：

人参片15克，鸡腿1只，红枣8颗，益母草10克，盐3克

做法：

①将人参片、红枣、益母草均洗净；鸡腿剁块，入沸水余烫后捞出，洗净。

②鸡腿和人参片、红枣、益母草放入锅中，加1000毫升水，以大火煮开，转小火续炖25分钟。

③起锅前加盐调味即成。

功效：

　　此汤活血化淤、缓中止痛、调经，适合月经不调、经色淡、量少，并伴神疲乏力、面色苍白的患者食用。

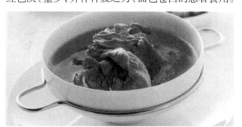

● 当归羊肉汤

材料：

当归35克，羊肉500克，姜1段，盐3克

做法：

①羊肉余烫，捞起冲净；姜洗净，切段微拍裂。

②当归洗净，切成薄片。

③将羊肉、姜盛入炖锅，加6碗水，以大火煮开，转小火慢炖1个小时；加入当归续煮20分钟，加盐调味即可。

功效：

　　当归既能补血又能活血，可促进血液循环，对血淤或血虚引起的月经不调均有疗效；羊肉具有暖胃祛寒、增加身体御寒能力的作用，可改善寒凝血淤引起的闭经。两者搭配，还能散寒止痛，改善腹部冷痛、腰膝酸软等症状。

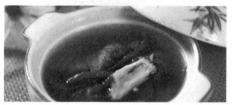

● 活血乌鸡汤

材料：

乌鸡腿2只，熟地黄、党参、黄芪各15克，当归、桂枝、枸杞子各10克，川芎、白术、茯苓、甘草各5克，红枣6颗，盐适量

做法：

①鸡腿洗净剁块，余烫后捞起洗净。

②将所有药材均洗净，盛入炖锅，加入鸡块，加水至盖过材料，以大火煮开，转小火慢炖50分钟。

③最后加盐调味即可。

功效：

　　此汤活血养血、调经止痛，适合气血亏虚型月经不调的患者食用。

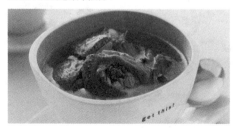

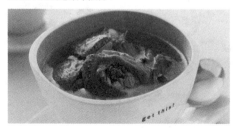

● 当归芍药多味排骨

材料：

排骨 500 克，当归、熟地黄、芍药、丹参、川芎各 15 克，三七粉 10 克，米酒、盐适量

做法：

①将排骨洗净，氽烫去腥，捞起备用。

②将洗净的当归、芍药、熟地黄、丹参、川芎入水煮沸，下排骨，加米酒，待水煮开，转小火续煮 30 分钟。

③加入三七粉拌匀，最后加盐调味即可。

功效：

本品既补血，又活血，妇女月经不调、血虚经闭、胎产诸症均可食用。

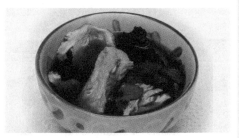

● 丹参桃红乌鸡汤

材料：

丹参 15 克，红枣 10 枚，红花 2.5 克，桃仁 5 克，乌鸡腿 1 只，盐 3 克

做法：

①将红花、桃仁装在纱布袋内，扎紧；将鸡腿洗净剁块，氽烫后捞出；将红枣、丹参冲净。

②将所有材料盛入锅中，加 6 碗水煮沸后，转小火炖约 20 分钟，待鸡肉熟烂，加盐调味即成。

功效：

本品可疏肝解郁、活血化淤、益气补虚，对气滞血淤型月经量少、颜色暗、痛经的患者有很好的食疗作用。

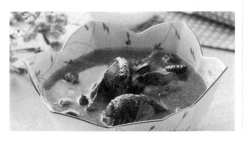

● 赤芍桃仁饮

材料：

桃仁、赤芍 15 克，绞股蓝、红花各 10 克，蜂蜜适量

做法：

①将所有药材分别用清水洗净，备用。

②先将桃仁、赤芍一起放入锅中，注入适量清水，大火煮沸后加入绞股蓝、红花续煮 5 分钟即可。

③最后加入适量蜂蜜调味。

功效：

本品具有凉血活血、化淤止痛的功效，适合月经不调、痛经、经色暗有血块的患者食用。

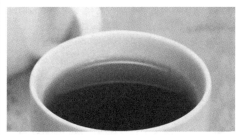

● 佛手白芍瘦肉汤

材料：

鲜佛手 200 克，白芍 20 克，猪瘦肉 400 克，蜜枣 5 颗，盐 3 克

做法：

①佛手洗净，切片，氽水。

②白芍、蜜枣洗净；猪瘦肉洗净，切片，飞水。

③将适量清水放入瓦煲内，煮沸后加入以上用料，大火开滚后，改用小火煲 2 个小时，加盐调味。

功效：

佛手舒肝解郁、理气和中、活血化淤，可用于肝郁气滞所致的月经来潮先后不定，乳房或胸胁胀痛、失眠等症；白芍可补血、柔肝、止痛。两者合用，可增强药效。

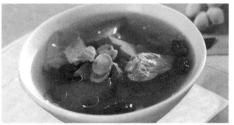

● 郁金菊花枸杞子茶

材料：

枸杞子 10 克，菊花 5 克，绿茶包 1 袋

做法：

①将枸杞子、菊花与绿茶一起放入保温杯。

②冲入沸水 500 毫升，加盖焖 15 分钟，滤渣即可饮用。

功效：

枸杞子润肺泻火，菊花疏散风热，绿茶提神清心，郁金疏肝解郁、行气止痛。常饮此茶可安心除烦、疏肝止痛，对月经不调、痛经患者有一定的食疗作用。

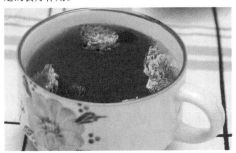

● 生地绿豆猪大肠汤

材料：

猪大肠 100 克，绿豆 50 克，生地、陈皮、姜各 3 克，盐适量

做法：

①猪大肠切段后洗净；绿豆洗净，入水浸泡 10 分钟；生地、陈皮、姜均洗净。

②锅入水烧开，入猪大肠煮透，捞出。

③将猪大肠、生地、绿豆、陈皮、姜放入炖盅，注入清水，以大火烧开，改用小火煲 2 个小时，加盐调味即可。

功效：

生地黄具有滋阴清凉、凉血补血、养阴生津的功效，主治阴虚发热、消渴、吐血、衄血、血崩、月经不调、胎动不安、阴伤便秘等症。

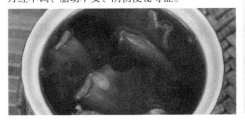

● 丹参冰糖水

材料：

丹参 15 克，栀子 10 克，冰糖适量

做法：

①取丹参、栀子，用水洗净。

②加水适量，煎煮 20 分钟。

③去渣，加冰糖适量搅拌即可。

功效：

丹参具有活血祛淤、安神宁心的功效，可治心绞痛、月经不调、痛经、经闭、血崩带下、淤血腹痛等症。

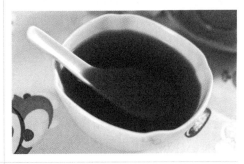

● 补肾乌鸡汤

材料：

杜仲、菟丝子、桑寄生、山药、白果各 10 克，枸杞子 5 克，乌鸡肉 300 克，盐 3 克，姜 2 克

做法：

①乌鸡肉洗净切块；杜仲、菟丝子、桑寄生、山药、白果和枸杞子分别洗净沥干；姜洗净，去皮切片。

②将全部材料放入锅中，倒入适量水，加盐拌匀。

③用大火煮开，转小火炖约 30 分钟即可。

功效：

杜仲、菟丝子、桑寄生均可滋补肝肾、理气安胎，对肾虚引起的先兆流产、月经不调、习惯性流产的患者均有很好的食疗效果。患者症见阴道少量出血、腰膝酸软、神疲乏力、头晕耳鸣等。

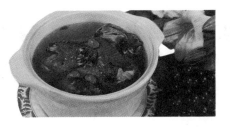

61

62 闭经 辨证施治，遇疾毋躁

闭经是指女子年满 18 岁，而月经尚未初潮，或已来月经又中断达 3 个月以上。气血亏虚者月经来潮后闭经，头晕耳鸣、腰膝酸软；阴虚内热者月经逐渐变少，最后闭经，五心烦热、潮热盗汗；气滞血淤者闭经还会伴有胸胁小腹胀痛。

● 病理分析

人体患有消耗性疾病以及严重贫血、营养不良、内分泌功能紊乱等，都可能引起闭经；生殖器官功能不健全或发育不良、结核性子宫内膜炎以及垂体或下丘脑功能不正常等原因，也都可能导致闭经。此外，子宫颈、阴道、处女膜、阴唇等处先天性闭锁，或后天损伤造成的粘连性闭锁，也可导致假性闭经。

● 取穴推拿

气海穴 位于体前正中线，脐下 1 寸半的位置即是该穴。仰卧位，施术者右手食指和中指并拢，食指横放于肚脐处，则中指边缘与体前正中线相交的位置即是气海穴；以中指指腹或手掌掌心在脐下 1.5 寸的气海穴回旋摩动，每次摩动 2 分钟。

归来穴 人体下腹部，当脐中下 4 寸，距前正中线三指横宽，即 2 寸的位置。仰卧位，以并拢的食指、中指、无名指指腹按揉下腹部两侧的归来穴，每次按揉 1 分钟。

横骨穴 人体下腹部，当脐中下 5 寸，前正中线旁开 0.5 寸的位置。仰卧位，双手置于体前，以并拢的食指、中指、无名指指腹按揉下腹部的横骨穴，每次按揉 1 分钟。

太冲穴 该穴位于人体脚背部第一、第二跖骨结合部之前凹陷处。正坐或仰卧，屈膝抬足，手掌置于足背部，以食指和中指指端点压太冲穴，有胀、酸、痛感，每次点压 1 分钟。

健康贴士

患者应注意适当锻炼身体，合理安排工作生活，避免劳累及精神紧张，保持情绪稳定；注意免受风寒；日常饮食上要注意营养摄取的平衡，营养不良者应改善饮食，加强营养；注意月经期、产褥期的卫生保健，忌食生冷刺激的食物。

取穴推拿

快速取穴

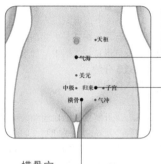

气海穴
　位于体前正中线，脐下1寸半的位置即是该穴。

归来穴
　人体下腹部，当脐中下4寸，距前正中线三指横宽，即2寸的位置。

横骨穴
　人体下腹部，当脐中下5寸，前正中线旁开0.5寸的位置。

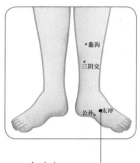

太冲穴
　该穴位于人体脚背部第一、第二跖骨结合部之前凹陷处。

推拿方法

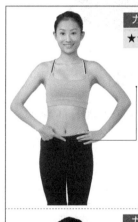

力度	手法	时间
★★★	摩法	2分钟

气海穴
　施术者右手食指和中指并拢，食指横放于肚脐处，则中指边缘与体前正中线相交的位置即是气海穴；以中指指腹或手掌掌心在脐下1.5寸的气海穴回旋摩动。

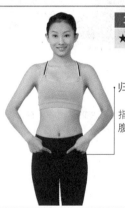

力度	手法	时间
★★★	按揉	1分钟

归来穴
　以并拢的食指、中指、无名指指腹按揉下腹部两侧的归来穴。

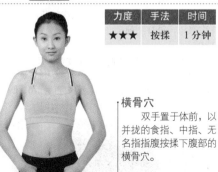

力度	手法	时间
★★★	按揉	1分钟

横骨穴
　双手置于体前，以并拢的食指、中指、无名指指腹按揉下腹部的横骨穴。

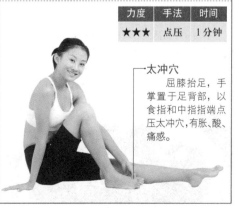

力度	手法	时间
★★★	点压	1分钟

太冲穴
　屈膝抬足，手掌置于足背部，以食指和中指指端点压太冲穴，有胀、酸、痛感。

62

闭经的对症药膳

● 丹皮银花决明子

材料：

丹皮、金银花、决明子各 10 克

做法：

①丹皮、金银花、决明子分别用清水洗净备用。

②将丹皮、金银花、决明子一起放入壶中，加入适量沸水冲泡。

③滤渣取汁饮即可。

功效：

丹皮具有清热凉血、活血消淤的功效，可治热入血分、发斑、惊痫、吐衄、骨蒸劳热、闭经、症瘕、痈疡、跌打损伤等症。

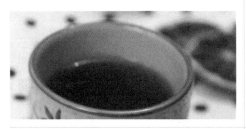

● 玫瑰调经茶

材料：

玫瑰花 7~8 朵，益母草 10 克

做法：

①将玫瑰花、益母草略洗，去除杂质。

②将玫瑰花及益母草放入锅中，加水 600 毫升，大火煮开后再煮 5 分钟。

③关火后倒入杯中即可饮用。

功效：

玫瑰具有疏肝解郁、活血通经的功效，对心情抑郁、中枢神经系统功能受抑制、卵巢功能紊乱而致闭经的患者有一定的食疗效果。益母草活血通经，可改善气滞血淤引起的月经紊乱、闭经、乳房胀痛等症状。

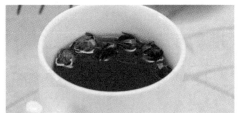

● 参归枣鸡汤

材料：

党参 15 克，当归 15 克，红枣 8 颗，鸡腿 1 只，盐 1 小匙

做法：

①鸡腿剁块，放入沸水中汆烫，捞起冲净。

②鸡肉、党参、当归、红枣一起入锅，加适量的水以大火煮开，转小火续煮 30 分钟。

③起锅前加盐调味即可。

功效：

本品有补血活血、增加血液细胞、防治贫血并调经理带的作用，可改善因贫血造成闭经、月经稀发、量少等症状。党参、当归配伍可补气养血，增强机体的造血功能；红枣可补益中气、养血补虚。

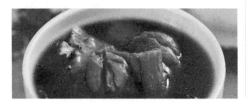

● 川芎桃仁青皮饮

材料：

川芎、香附、桃仁、吴茱萸、生地黄、白芍各 15 克，红花、青皮各 8 克

做法：

①将所有材料洗净，先将川芎、生地、桃仁、白芍、吴茱萸放入锅中，加水 700 毫升。

②大火煎煮开，转小火煮至药汁为 400 毫升，再放入牡丹皮、青皮、红花、香附续煮 5 分钟即可关火。

③再煎煮一次，滤去药渣，将两次的药汁对匀，分 2 次服用，每日 1 剂。

功效：

川芎、香附均能活血化淤，行气止痛，吴茱萸暖宫行气，白芍有较好的补血止痛效果，桃仁、红花活血化淤，青皮破气逐淤。以上几味配伍同用，既行气又活血，对治疗气滞血淤型闭经有很好的疗效。

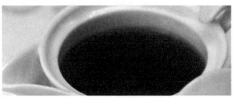

● 当归熟地烧羊肉

材料：
当归、熟地各 20 克，肥羊肉 500 克，干姜 10 克，盐、料酒、酱油各适量

做法：
①将羊肉用清水冲洗，洗去血水。切成块状，放入砂锅中。
②放入当归、熟地、干姜、酱油、盐、料酒等调味料，加入适量清水，没过材料即可。
③开大火煮沸，再改用小火煮至熟烂即可。

功效：
当归既补血又活血，对血淤或血虚引起的闭经均有疗效；熟地补血、养肝、补肾；羊肉温经祛寒，可改善寒凝血淤引起的闭经。三者搭配，能活血化淤、散寒止痛，改善月经不调、贫血、腹部冷痛、四肢冰凉、腰膝酸软等症状。

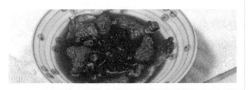

● 京酱豆腐

材料：
猪绞肉、豆腐各 100 克，黑木耳、马蹄各 60 克，赤芍、牡丹皮各 10 克，栀子 5 克，豆瓣酱、白糖、嫩姜末、甜面酱、米酒各适量

做法：
①药材加水小火煮沸，取药汁与豆瓣酱、糖、姜末拌匀。
②猪绞肉、甜面酱、米酒腌 10 分钟；黑木耳、马蹄和豆腐洗净切丁。
③炒锅入色拉油加绞肉炒，入黑木耳、马蹄和豆腐，再倒入调味料炒匀，收汁关火即可食用。

功效：
丹皮具有清热凉血、活血消淤的功效，主治热入血分、发斑、惊痫、吐衄、便血、骨蒸劳热、闭经、症瘕、痈疡、跌打损伤。

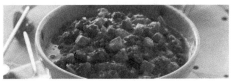

● 丹参桃红乌鸡汤

材料：
丹参 15 克，红枣 10 颗，红花 2.5 克，桃仁 5 克，乌鸡腿 1 只，盐 2 克

做法：
① 将红花、桃仁装在纱布袋内，扎紧；将鸡腿洗净剁块，余烫后捞出；将红枣、丹参冲净。
②将所有材料盛入锅中，加适量的水煮沸后，转小火炖约 20 分钟，待鸡肉熟烂，加盐调味即成。

功效：
本品可疏肝解郁、活血化淤、益气补虚，对气滞血淤型月经量少、闭经、痛经的患者有很好的食疗作用。

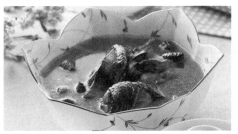

● 川芎当归鸡

材料：
鸡腿 150 克，熟地黄 25 克，当归 15 克，川芎 5 克，炒白芍 10 克，盐 3 克

做法：
①将鸡腿剁块，放入沸水中余烫，捞出冲净；药材用清水快速冲净。
②将鸡腿和所有药材放入炖锅，加适量的水以大火煮开，转小火续炖 40 分钟。
③起锅前加盐调味即可。

功效：
本品补血活血，调经止痛，可治疗女性月经不调、痛经、闭经。

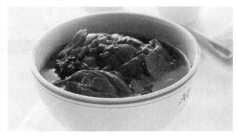

(63) 妊娠呕吐 点按止吐，便捷轻松

作为女性妊娠早期最常见的症状，妊娠呕吐是指受孕后 2~3 个月之间，反复出现的以恶心、呕吐、头晕、厌食或食入即吐为主要症状的孕期疾病。

● 病理分析

孕妇阴血用以养胎，肝血不足，肝失所养，肝气偏旺，或因恼怒伤肝，犯胃呕吐。孕妇恶心、呕吐现象的产生，主要是由于增多的雌激素对胃肠内平滑肌的刺激作用所致。此外，家庭、社会环境因素的刺激，孕妇个人性格以及情绪因素对妊娠呕吐也有着一定的影响。

● 取穴推拿

内关穴 位于前臂正中，腕横纹上 2 寸，在桡侧腕屈肌腱同掌长肌腱之间。正坐、手平伸、掌心向上；用另外一只手轻轻握住手腕后，拇指弯曲，以拇指指端垂直按揉近手腕横皱纹中央往上大约三指宽中央部位的内关穴，每次 1~3 分钟。

足三里穴 外膝眼下 3 寸，距胫骨前峙 1 横指，当胫骨前肌上即是。正坐，屈膝，除拇指以外，其余四指并拢，放在外膝眼直下四横指处，以拇指指腹垂直按揉足三里穴，每次 1~3 分钟。

风府穴 人体头部，后发际正中直上 1 寸，枕外隆凸直下凹陷中即是该穴。正坐，抬起单手至肩膀高度，手掌掌心朝前置于头后，以食指指腹按压风府穴，每次按压 3 分钟。

阳池穴 该穴位于人体的手腕部，腕背横纹上，前对中指和无名指的指缝，当指伸肌腱的尺侧缘凹陷处即是。正坐，手平伸，曲肘，掌心朝下；另一只手轻握手腕处，四指在下，拇指在上；拇指弯曲，以指尖垂直按压手腕横纹中点处的阳池穴，有酸痛感，每次 3 分钟。

健康贴士

孕妇应保持舒畅、轻松、愉悦、平和的心态，适当分散注意力，避免紧张、兴奋、焦虑等不良情绪的影响；远离异味，调整饮食，少食多餐，适当增加酸味、咸味和有助于消化吸收的食物；饮食忌辛辣、油腻。不可盲目追求高营养。

超简单推拿消百病全书

取穴推拿

快速取穴

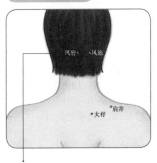

风府穴
人体头部,后发际正中直上1寸,枕外隆凸直下凹陷中即是。

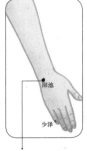

阳池穴
该穴位于人体的手腕部,腕背横纹上,前对中指和无名指的指缝,当指伸肌腱的尺侧缘凹陷处。

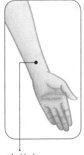

内关穴
位于前臂正中,腕横纹上2寸,在桡侧腕屈肌腱同掌长肌腱之间。

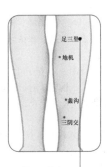

足三里穴
外膝眼下3寸,距胫骨前嵴1横指,当胫骨前肌上即是。

推拿方法

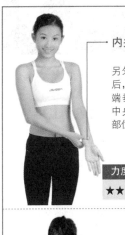

内关穴
手平伸、掌心向上;用另外一只手轻轻握住手腕后,拇指弯曲,以拇指指端垂直按揉近手腕横皱纹中央往上大约三指宽中央部位的内关穴。

力度	手法	时间
★★★	按揉	1~3分钟

足三里穴
屈膝,除拇指以外,其余四指并拢,放在外膝眼直下四横指处,以拇指指腹垂直按揉足三里穴。

力度	手法	时间
★★★	按揉	1~3分钟

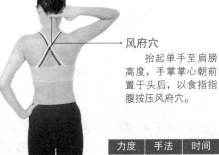

风府穴
抬起单手至肩膀高度,手掌掌心朝前置于头后,以食指指腹按压风府穴。

力度	手法	时间
★★	按压	3分钟

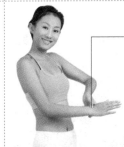

阳池穴
手平伸,曲肘,掌心朝下;另一只手轻握手腕处,四指在下,拇指在上;拇指弯曲,以指尖垂直按压手腕横纹中点处的阳池穴,有酸痛感。

力度	手法	时间
★★★	按压	3分钟

第六章 女性常见病症推拿

63

妊娠呕吐的对症药膳

● 苏叶砂仁鲫鱼汤

材料：

紫苏叶、砂仁各 10 克，枸杞子叶 100 克，鲫鱼 1 条，橘皮、姜片、盐、味精、香油各适量

做法：

①将紫苏叶、枸杞子叶均洗净；鲫鱼处理干净。

②紫苏叶、枸杞子叶、鲫鱼一同放入砂锅，加清水600 毫升，大火烧开，加入橘皮、姜片和盐，转小火煮熟。

③最后加入砂仁，搅拌化开，加味精，淋上香油即可。

功效：

本品温中散寒、止呕安胎，适合呕吐较厉害、厌食等早孕反应的患者食用。

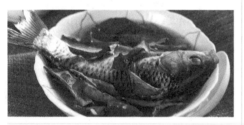

● 姜煮牛奶

材料：

鲜牛奶 200 毫升，姜 10 克，白糖 20 克

做法：

①姜去皮，洗净，切丝。

②将鲜牛奶、姜合在一起，煮沸。

③加入白糖调味即可。

功效：

本品具有益胃、降逆、止呕的功效，适合胃寒呕吐的早孕反应患者食用。

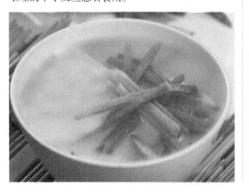

● 香菜鱼片汤

材料：

香菜 50 克，鳊鱼 100 克，紫苏叶 10 克，姜 5 克，盐、酱油、味精各适量

做法：

①将香菜洗净，切碎；紫苏叶洗净，切细丝；姜去皮，切细丝；鳊鱼处理干净，切薄片，用适量盐、姜丝、紫苏叶丝、酱油拌匀，腌渍约 10 分钟。

②锅内放适量清水煮沸，放入腌渍过的鱼片，小火煮至熟。

③加入香菜及适量盐、味精即可。

功效：

本品暖胃和中、行气止呕，可有效改善孕妇呕吐、厌食、厌油腻的症状。

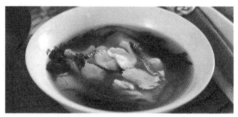

● 鲫鱼姜汤

材料：

鲫鱼 1 条，姜 30 克，枸杞子适量，盐适量

做法：

①将鲫鱼处理干净切花刀；姜去皮洗净，切片备用。

②净锅上火倒入水，下入鲫鱼、姜片、枸杞子烧开，调入盐，煲至熟即可。

功效：

本品具有温胃散寒、健脾止呕的功效，适合脾胃虚寒型妊娠呕吐的患者食用。

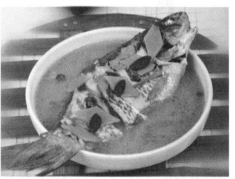

● 猪肚炒莲子

材料：

猪肚 1 个，香油、盐、葱、姜、蒜等调料各适量，莲子 40 粒

做法：

①猪肚洗净，刮除残留在猪肚里的余油。

②莲子用清水泡发，去除苦心，装入猪肚内，用线将猪肚的口缝合。

③将猪肚入沸水中，清炖至猪肚完全熟烂。

④捞出洗净，将猪肚切成丝，与莲子一起装入盘中，加调料拌匀即可食用。

功效：

本品益气健脾、止呕止泻，适合脾胃气虚型的早孕患者食用。

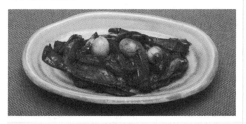

● 木瓜炖猪肚

材料：

木瓜、猪肚各 1 个，姜 10 克，盐、胡椒粉各 3 克，淀粉 5 克

做法：

①木瓜去皮、籽，洗净切条块；猪肚用盐、淀粉稍腌，洗净切条块；姜去皮洗净切片。

②锅上火，姜片爆香，加适量水烧开，放入猪肚、木瓜，焯烫片刻，捞出沥干水。

③猪肚转入锅中，倒入清汤、姜片，大火炖约 30 分钟，再下木瓜炖 20 分钟，入盐、胡椒粉调味即可。

功效：

木瓜具有生津止渴、滋阴益胃的功效；猪肚可补气健脾、止呕止泻；姜、胡椒粉均可温胃散寒。以上几味搭配炖汤食用，对脾胃气虚引起的妊娠呕吐有一定的食疗作用。

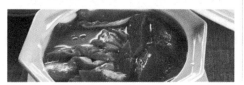

● 陈皮话梅鸡

材料：

甘草 6 克，陈皮丝 6 克，鸡腿 90 克，酸梅 5 克，话梅 5 克，姜 10 克，葱、酱油、红糖、油各适量

做法：

①鸡腿腌渍，入油锅炸至金黄色；陈皮丝、甘草放入纱布袋；将调味料烹煮成汤汁。

②准备一个蒸碗，放入鸡腿、酸梅、话梅、汤汁、纱布袋，加水至九分满，盖上保鲜膜放入蒸笼煮45 分钟即可食用。

功效：

陈皮丝能理气和胃、化湿止呕；话梅、酸梅酸甘开胃、生津止呕；姜温胃散寒。以上几味合用，对肝胃不和引起的妊娠呕吐有较好的食疗作用。

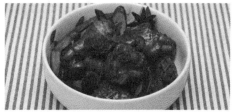

● 豆蔻陈皮鲫鱼羹

材料：

鲫鱼 1 条，豆蔻、陈皮各适量，盐少许，葱段15 克

做法：

①鲫鱼宰杀后处理干净，斩成两段后下入热油锅煎香；豆蔻、陈皮均洗净浮尘。

②锅置火上，倒入适量清水，放入鲫鱼，待水烧开后加入豆蔻、陈皮，煲至汤汁呈乳白色。

③加入葱段继续熬煮 20 分钟，调入盐即可。

功效：

豆蔻有行气暖胃、消食除胀、宽中止呕的功效，陈皮能理气健脾调中、行气消食，鲫鱼可益气健脾、益肾止呕。三者配伍同食，对妊娠期孕妇恶心、厌食、呕吐、食后腹胀、腹泻等病症有一定的疗效。

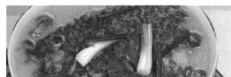

带下 辨明根源，及早治疗

白带是女性阴道内白色或淡黄色分泌物。在青春期、月经期、妊娠期，白带可能增多，这些都属正常现象。如果白带比平时增多，颜色异常，有特别的腥臭味，并且伴有阴部瘙痒的症状，则是带下。带下是指女子白带量明显增多，颜色、气味异常，或腰酸怕冷，小便清长的一种疾病。

● 病理分析

带下可能是由于生殖道各种炎症或身体衰弱等原因引起。中医认为白带是因为脾寒气虚、肝气郁结、湿热下注而导致。白带分为多种类型，黄白色泡沫状白带，有酸臭味大多外阴瘙痒或刺痛，有爬虫感，多是滴虫性阴道炎，可由接触传染；乳白色凝块状白带，有时外阴剧痒或刺痛，多是霉菌性阴道炎，由于白色念珠菌（霉菌）感染，也可由接触传染。

● 取穴推拿

气海穴 位于体前正中线，脐下 1 寸半的位置即是该穴。仰卧位，施术者右手食指和中指并拢，食指横放于肚脐处，则中指边缘与体前正中线相交的位置即是气海穴；以中指指腹或手掌掌心在脐下 1.5 寸的气海穴回旋摩动，每次摩动 3 分钟。

气冲穴 在人体的腹股沟上方一点，即大腿根里侧，当脐中下约 5 寸处，距前正中线 2 寸。仰卧位，双手置于下腹部，以食指或中指指腹在脐中下 5 寸，前正中线 2 寸的气冲穴回旋摩动，每次摩动 4 分钟。

三阴交穴 人体小腿内侧，足内踝上缘四指宽，踝尖正上方胫骨边缘凹陷中即是。正坐或仰卧，屈膝，单手手掌放置在踝关节，除拇指以外其余四指轻轻握住踝部；拇指弯曲，以拇指指端按揉胫骨后缘的三阴交穴，有酸痛感，每次按揉 2 分钟。注意：孕妇禁按此穴位。

太冲穴 该穴位于人体脚背部第一、第二跖骨结合部之前凹陷处。正坐或仰卧，屈膝抬足，手掌置于足背部，以食指和中指指端按揉太冲穴，有胀、酸、痛感，每次按揉 2 分钟。

健康贴士

在日常饮食上，患者应忌食生冷食物，以及刺激性食物如辣椒、茴香、洋葱、蒜、白酒等，可以食用乌骨鸡、鳖、猪肚、芡实、肉苁蓉、枸杞子、白果、绿豆、冬瓜等温热性滋补强壮类食物。保持外阴干燥清洁，勤换洗内裤，经期尤其要注意阴部卫生。舒畅心情，常保持开朗、乐观的心态。

取穴推拿

快速取穴

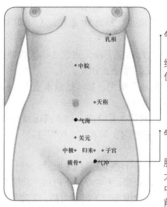

气海穴
位于体前正中线，脐下1寸半的位置即是该穴。

气冲穴
在人体的腹股沟上方一点，即大腿根里侧，当脐中下约5寸处，距前正中线2寸。

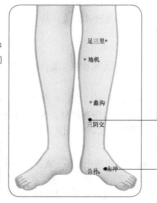

三阴交穴
人体小腿内侧，足内踝上缘四指宽，踝尖正上方胫骨边缘凹陷中即是。

太冲穴
该穴位于人体脚背部第一、第二跖骨结合部之前凹陷处。

推拿方法

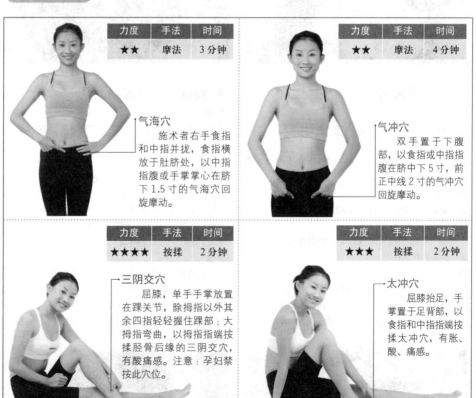

力度	手法	时间
★★	摩法	3分钟

气海穴
施术者右手食指和中指并拢，食指横放于肚脐处，以中指指腹或手掌掌心在脐下1.5寸的气海穴回旋摩动。

力度	手法	时间
★★	摩法	4分钟

气冲穴
双手置于下腹部，以食指或中指指腹在脐中下5寸，前正中线2寸的气冲穴回旋摩动。

力度	手法	时间
★★★★	按揉	2分钟

三阴交穴
屈膝，单手手掌放置在踝关节，除拇指以外其余四指轻轻握住踝部；大拇指弯曲，以拇指指端按揉胫骨后缘的三阴交穴，有酸痛感。注意：孕妇禁按此穴位。

力度	手法	时间
★★★	按揉	2分钟

太冲穴
屈膝抬足，手掌置于足背部，以食指和中指指端按揉太冲穴，有胀、酸、痛感。

64

带下的对症药膳

● 芡实莲子薏苡仁汤

材料：

芡实 100 克，茯苓 50 克，山药 50 克，薏苡仁 100 克，猪小肠 500 克，干品莲子 100 克，盐 3 克，米酒 30 毫升

做法：

①将猪小肠处理干净，放入沸水中余烫，捞出剪成小段。

②将芡实、茯苓、山药、莲子、薏苡仁洗净，与猪小肠一起入锅，加水至盖过所有材料，煮沸后用小火炖约 30 分钟，快熟时加盐调味，淋上米酒即可。

功效：

芡实药性平和，为药食两用佳品，能益肾健脾、收敛固涩、除湿止带，茯苓、山药、莲子、薏苡仁均可健脾祛湿止带。以上几味配伍，对脾虚或肾虚型带下过多症有较好的食疗作用。

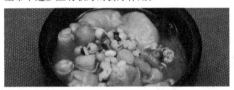

● 覆盆子米粥

材料：

大米 100 克，覆盆子 20 克，盐适量

做法：

①将大米洗净，泡发半个小时后捞出沥干水分；覆盆子洗净，用纱布包好，置于锅中，加适量清水煎取药液备用。

②锅置火上，倒入清水，放入大米，大火煮至米粒开花。

③再倒入覆盆子药液同煮片刻，再以小火煮至浓稠状，调入盐拌匀即可。

功效：

覆盆子可滋补肝肾、固涩止带；大米健脾补气。两者合用，对肾虚型带下量多，质稀如水，淋漓不断，伴有腰酸腰痛，小腹冷感，尿频或夜尿多者有较好的食疗效果。

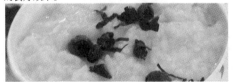

● 白果煲猪肚

材料：

猪肚 300 克，白果 30 克，葱 15 克，姜 10 克，高汤 600 毫升，盐 20 克，料酒 10 毫升，生粉 30 克

做法：

①猪肚用盐和生粉抓洗干净，重复 2~3 次后冲洗干净切条，葱切段、姜去皮切片。

②将猪肚和白果放入锅中，加入适量水煮 20 分钟至熟，捞出沥干水分。

③将所有材料一同放入瓦罐内，加入高汤及料酒，小火烧煮至肚条软烂时，加入调味料即可。

功效：

猪肚补气健脾、利湿止带；白果收涩而固下焦，能除湿泄浊，收涩止带，为治疗带下白浊之常用药。两者配伍同用，对脾虚型带下量多质稀、绵绵不断、小腹空坠者有较好的食疗效果。

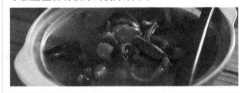

● 狗脊熟地乌鸡汤

材料：

狗脊、熟地、花生各 30 克，红枣 6 颗，乌鸡 1 只，盐 5 克

做法：

①狗脊、熟地、花生分别洗净；红枣去核，洗净；乌鸡去内脏，洗净，余水。

②将清水 2 000 毫升放入瓦煲中，煮沸后放入狗脊、熟地、花生、红枣、乌鸡，以大火煮开，改用小火煲 3 个小时，加盐调味即可。

功效：

熟地具有滋补肝肾、滋阴补血的功效；乌鸡补肾养血、滋养卵巢；花生、红枣益气补虚；狗脊具有补肾益血、强筋壮骨的功效，以上几位搭配炖汤食用，对肝肾亏虚引起的带下过少症有一定的食疗作用。

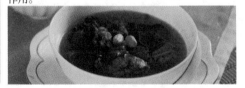

● 绿豆苋菜枸杞子粥

材料：

大米、绿豆各40克，苋菜100克，枸杞子5克，冰糖10克

做法：

①大米、绿豆均泡发洗净，苋菜洗净，切碎，枸杞子洗净，备用。

②锅置火上，倒入清水，放入大米、绿豆、枸杞子煮至开火。

③待煮至浓稠状时，加入苋菜、冰糖稍煮即可。

功效：

绿豆清热解毒、利尿通淋，可辅助治疗阴道炎、阴道瘙痒以及尿频、尿急、尿痛等尿路感染症状；苋菜可清热利湿、凉血止血，对湿热下注引起的带下过多、阴道炎、阴道瘙痒等均有较好的食疗作用。

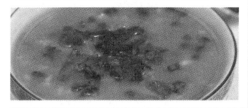

● 山药益智仁扁豆粥

材料：

山药30克，扁豆15克，大米100克，益智仁10克，冰糖10克

做法：

①大米、益智仁均泡发洗净；扁豆洗净，切段；山药去皮，洗净切块。

②锅置火上，注水后放入大米、山药、益智仁用大火煮至米粒开花。

③再放入扁豆，改用小火煮至粥成，放入冰糖煮至融化后即可食用。

功效：

山药补气健脾、补肾填髓；扁豆健脾补虚；大米健脾和胃、生津止渴；益智仁健脾祛湿；冰糖清热、生津、止渴。以上几味同用，可改善阴道干涩、带下过少症状。

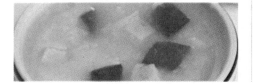

● 枸杞子桂圆白木耳汤

材料：

枸杞子根500克，白木耳50克，枸杞子20克，桂圆10克，姜1片，盐5克

做法：

①桂圆、枸杞子洗净。

②白木耳泡发，洗净，煮5分钟，捞起沥干水。

③下油爆香姜，白木耳略炒后盛起。另加适量水煲滚，放入枸杞子梗、桂圆、枸杞子、白木耳、姜再煲滚，小火煲1个小时，下盐调味即成。

功效：

枸杞子滋阴补肾、养肝明目；白木耳滋阴养巢、益气补虚；桂圆补血养心。以上几位配伍，对肝肾亏虚引起的带下过少、阴道干涩等症均有改善作用。

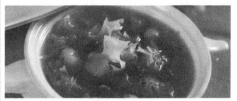

● 莲子茅根炖乌鸡

材料：

萹蓄、土茯苓、茅根各15克，红花8克，莲子50克，乌鸡肉200克，盐适量

做法：

①将莲子、萹蓄、土茯苓、茅根、红花洗净备用。

②乌鸡肉洗净，切小块，入沸水中汆烫，去血水。

③把全部用料一起放入炖盅内，加适量开水，炖盅加盖，小火隔水炖3个小时，加盐调味即可。

功效：

萹蓄、土茯苓、茅根均可清热利湿、消炎杀菌；莲子可健脾补肾、固涩止带，可辅助治疗湿热型盆腔炎，能有效改善带下异常、小腹隐隐作痛等症状；乌鸡可益气养血、滋补肝肾，是常用于妇科疾病的食疗佳品。

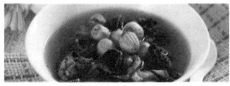

乳腺增生 气血通畅是最好的良方

乳腺增生的症状主要是乳房周期性疼痛。起初为游漫性胀痛，乳房外上侧及中上部触痛明显，月经前疼痛加剧，月经后疼痛减退或消失。严重者经前经后均呈持续性疼痛，有时疼痛向腋部、肩背部、上肢等处放射。

● 病理分析

内分泌失调是引起乳腺增生的一大因素。饮食中脂肪摄入过多，可影响卵巢的功能，强化雌激素对乳腺上皮细胞的刺激从而导致乳腺增生。人流、不育或30岁以上生育，不哺乳，夫妻不和，含激素的保健品等也都可能导致乳腺增生。此外，过紧的胸罩易压迫淋巴和血液循环，有碍乳腺的健康。

● 取穴推拿

乳根穴 在人体胸部，乳头直下，乳房根部的凹陷处。正坐或仰卧，抬手曲肘，以食指或中指指腹在乳头直下，乳房根部凹陷处的乳根穴做轻柔摩动，每次摩动3分钟。

膻中穴 人体的胸部，前正中线上，两乳头之间连线的中点即是该穴。正坐或仰卧，单手伸至胸前，以拇指或中指指腹在胸部两乳头之间中点处的膻中穴做轻柔摩动，每次摩动3分钟。

肩井穴 前直乳中，大椎与肩峰端连线的中点，也就是乳头正上方与肩线的交接处即是该穴。正坐，双手上抬至肩高，掌心朝下；以拇指、食指和中指指腹相对着力拿捏肩井穴，有酸麻、胀痛的感觉，每次拿捏3分钟。

天宗穴 此穴位于人体肩胛骨冈下窝的中央，或者肩胛冈中点下缘，下1寸处。正坐，用对侧手，由颈下过肩，以中指指腹点按天宗穴；也可以正坐或俯卧，由施术者从背后以双手拇指指腹同时垂直点按双侧的天宗穴，有胀、酸、痛感，每次点按2分钟。

取穴推拿

快速取穴

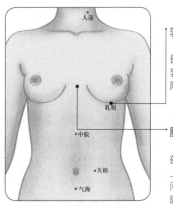

乳根穴
在人体胸部，乳头直下，乳房根部的凹陷处。

膻中穴
人体的胸部，前正中线上，两乳头之间连线的中点即是。

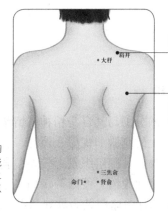

肩井穴
乳头正上方与肩线的交接处即是该穴。

天宗穴
此穴位于人体肩胛骨冈下窝的中央。

推拿方法

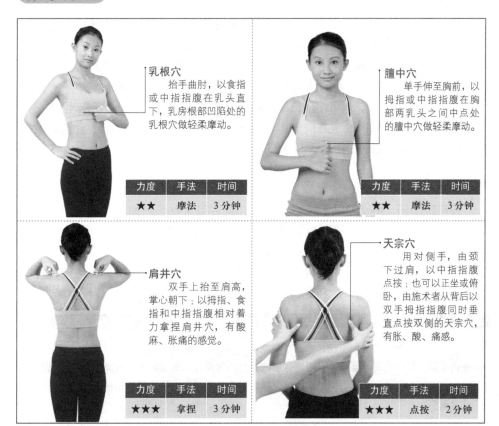

乳根穴
抬手曲肘，以食指或中指指腹在乳头直下，乳房根部凹陷处的乳根穴做轻柔摩动。

力度	手法	时间
★★	摩法	3分钟

膻中穴
单手伸至胸前，以拇指或中指指腹在胸部两乳头之间中点处的膻中穴做轻柔摩动。

力度	手法	时间
★★	摩法	3分钟

肩井穴
双手上抬至肩高，掌心朝下；以拇指、食指和中指指腹相对着力拿捏肩井穴，有酸麻、胀痛的感觉。

力度	手法	时间
★★★	拿捏	3分钟

天宗穴
用对侧手，由颈下过肩，以中指指腹点按；也可以正坐或俯卧，由施术者从背后以双手拇指指腹同时垂直点按双侧的天宗穴，有胀、酸、痛感。

力度	手法	时间
★★★	点按	2分钟

第六章 女性常见病症推拿

65

产后缺乳 健脾和胃，疏肝理气

产妇在产后哺乳期乳汁少或完全无乳，则称之为缺乳，也常被称为"乳汁不足"。多发生于产后 2~3 天至半个月以内，也有可能发生在整个哺乳期。临床上以初产妇发生缺乳的情况最为常见。

● 病理分析

产妇乳汁的分泌与其自身精神、情绪、营养状况以及休息情况等因素密切相关。任何精神上的刺激如忧虑、惊恐、悲伤、烦恼等，都会在一定程度上减少乳汁的分泌。此外，乳腺组织发育较差、乳汁不能畅流、产后出血过多、产妇情绪欠佳以及一些诸如腹泻、便溏等疾病，也都可能导致产妇缺乳。传统中医常将产妇产后缺乳的治疗策略归结为健脾和胃、疏肝理气、活血通络等方面。

● 取穴推拿

曲池穴 屈肘成直角，该穴位于肘横纹外侧端与肱骨外上髁连线中点处，即肘弯横纹尽头筋骨间的凹陷处。正坐，轻抬左臂，手肘内屈，大约成直角；右手掌心朝内轻握左手肘部，四指在下，拇指在上；拇指弯曲，以拇指指腹垂直按压肘弯横纹尽头筋骨间凹陷处的曲池穴，有酸痛感，每次按压 2 分钟。

少泽穴 此穴位于人体小指末节尺侧，距指甲根角旁 0.1 寸即是。正坐，曲肘，双手置于胸前，一只手的掌背向上、掌心向下；用另一只手的拇指、食指指尖相对按压小指末节尺侧的少泽穴，每次按压 2 分钟。

● 健康食疗

鲫鱼猪蹄汤 鲫鱼可让妇女乳汁充盈，自古以来就是产妇的催乳佳品；再配以补血、通乳的猪蹄，这道鲫鱼猪蹄汤的功效更加显著。

材料：鲫鱼 250 克，猪蹄 1 只，水、盐、姜各适量。

制法：将鲫鱼去鳞，内脏洗净备用，猪蹄去毛洗净斩成小块。将两种食材同放入锅中，加入适量清水、盐和姜，以中火煨煮 30 分钟，汤色乳白后即可连汤食用。

健康贴士

为了避免缺乳情况的出现，产妇在哺乳期应注意饮食营养的均衡与丰富，多加摄取高蛋白类以及新鲜蔬果类食物，少食肥甘厚味。产前可用温水清洗乳头，按摩乳房。乳头凹陷时，可用干净的手指适当伸拉。此外，按时哺乳、早哺乳、哺乳期乳房的清洁与卫生也非常重要。

取穴推拿

快速取穴

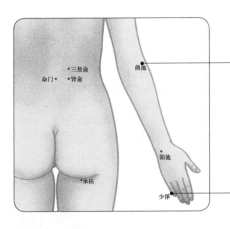

曲池穴

屈肘成直角，该穴位于肘横纹外侧端与肱骨外上髁连线中点处，即肘弯横纹尽头筋骨间的凹陷处。

少泽穴

此穴位于人体小指末节尺侧，距指甲根角旁 0.1 寸即是。

推拿方法

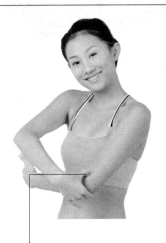

曲池穴

轻抬左臂，手肘内屈，大约成直角；右手掌心朝内轻握左手肘部，四指在下，拇指在上；拇指弯曲，以拇指指腹垂直按压肘弯横纹尽头筋骨间凹陷处的曲池穴，有酸痛感。

力度	手法	时间
★★★	按压	2分钟

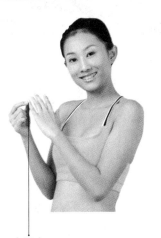

少泽穴

曲肘，双手置于胸前，一只手的掌背向上、掌心向下；用另一只手的拇指、食指指尖相对按压小指末节尺侧的少泽穴。

力度	手法	时间
★★★	按压	2分钟

产后缺乳的对症药膳

● 丝瓜银花饮

材料：

金银花 40 克，丝瓜 500 克

做法：

①丝瓜、金银花洗净，丝瓜切成菱形块状。

②锅中下入丝瓜、金银花，加水适量，大火煮开后转中火煮 5 分钟即可。

③可分数次食用，每次 300 毫升，每日 3 ~ 5 次。

功效：

丝瓜可清热解毒、通络下乳，对哺乳期乳汁淤滞、乳腺发炎的患者有很好的食疗作用。金银花清热泻火、解毒消肿，可治疗多种热性病症，两者合用，清热效果更佳。

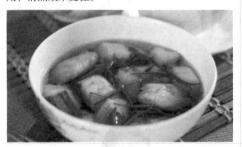

● 通草丝瓜对虾汤

材料：

对虾 2 只，丝瓜 10 克，通草 6 克，葱段、盐、蒜末各适量

做法：

①将对虾处理干净，用盐腌渍；丝瓜去皮，洗净，切条状；通草洗净。

②油烧热，下入葱段、蒜末炒香，再加入对虾、丝瓜、通草，加水煮至熟。

③最后加盐调味即可。

功效：

本品具有通经下乳的功效，适合乳房经络不通、乳汁淤滞引起的乳汁不行的患者食用。

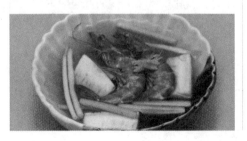

● 木瓜猪蹄汤

材料：

猪蹄 1 只，木瓜 175 克，盐 6 克

做法：

①将猪蹄洗净，切块，汆水。

②木瓜洗净，去籽，切块，备用。

③净锅上火倒入水，调入盐，下入猪蹄煲至快熟时再下入木瓜煲至熟烂即可。

功效：

本品具有通乳、美容、丰胸的作用，对产妇乳汁不行、缺乳，以及少女乳房发育迟缓等症患者有显著的食疗功效。

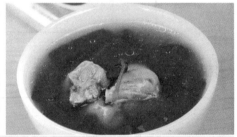

● 红枣莲藕猪蹄汤

材料：

红枣、当归各 20 克，莲藕、猪蹄各 150 克，黑豆、清汤适量，盐 4 克，姜片 3 克

做法：

①将莲藕洗净切成块；猪蹄洗净斩块。

②黑豆、红枣洗净浸泡 20 分钟备用。

③净锅上火倒入清汤，下入姜片、当归，调入盐烧开，下入猪蹄、莲藕、黑豆、红枣煲至熟即可。

功效：

此汤补血、活血、通乳，对气血不足导致的缺乳有很好的食疗作用。

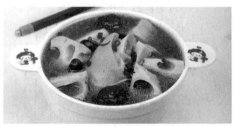

● 墨鱼干节瓜煲猪蹄

材料：

猪蹄 500 克，墨鱼干、节瓜、红枣各少许，盐 3 克，鸡精 2 克

做法：

①猪蹄洗净，斩成大块；墨鱼干、红枣均洗净，浸水片刻；节瓜去皮，洗净切厚片。

②热锅上水烧沸，将猪蹄放入，煮尽血水，捞起洗净。

③将猪蹄、墨鱼干、节瓜、红枣放入炖盅，注水后用大火烧开，改小火炖煮 2 个小时，加盐、鸡精调味即可。

功效：

本品滋阴补血、通络通乳，对阴血亏虚引起的缺乳有很好的食疗效果。

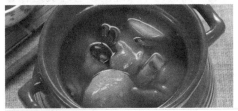

● 金针菇黄豆煲猪蹄

材料：

猪蹄 300 克，金针菇、黄豆、红枣、枸杞子各少许，盐 3 克，葱花适量

做法：

①猪蹄洗净，斩块；金针菇、黄豆均洗净泡发；红枣去蒂，洗净泡发；枸杞子洗净泡发。

②净锅上水烧开，下猪蹄氽透，捞起洗净。

③将猪蹄、黄豆、红枣、枸杞子放进瓦煲，注入清水，大火烧沸，改小火煲 1.5 个小时，加盐调味即可。

功效：

猪蹄能填肾精、健腰脚、滋胃液、滑皮肤，助血脉、充乳汁。一般多用来催乳，治产后气血不足，乳汁缺乏症。黄豆、红枣均有补气健脾、养血补虚的功效，可助猪蹄通乳汁。

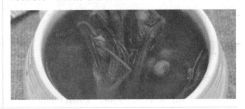

● 虾仁豆腐汤

材料：

鱿鱼、虾仁各 100 克，豆腐 125 克，鸡蛋 1 个，盐少许，香菜段 3 克

做法：

①将鱿鱼、虾处理干净；豆腐洗净切条；鸡蛋打入盛器搅匀备用。

②净锅上火倒入水，下入鱿鱼、虾、豆腐烧开至熟后，倒入鸡蛋，煮开即可食用。

功效：

虾的通乳作用较强，并且富含磷、钙，对小儿、孕妇尤有补益功效；虾营养丰富，所含蛋白质是鱼、蛋、奶的几倍到几十倍，对身体虚弱以及产后妇女是极好的食物。

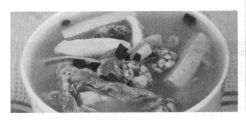

● 莲子土鸡汤

材料：

土鸡 300 克，姜 1 片，莲子 30 克，盐、鸡精粉、味精各适量

制作：

①先将土鸡剁成块，洗净，入沸水中焯去血水；莲子洗净，泡发。

②将鸡肉、莲子一起放入炖盅内，加开水适量，放入锅内，炖蒸 2 个小时。

③最后加入盐、鸡精、味精调味即可食用。

功效：

本品具有温中益气、补精添髓、补益气血、补虚损、健脾胃的功效，对产后气血亏虚引起的缺乳有很好的补益效果。

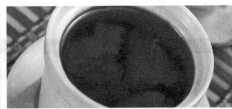

66

更年期综合征 健脾补肾，重现女人昔日阳光

更年期综合征又称"经断前后诸证"。更年期妇女卵巢功能减退，自主神经功能紊乱，进而出现的一系列症状，如目眩耳鸣、月经变化、面色潮红、心悸、失眠、乏力、抑郁、多虑、烦躁易怒、烘热汗出、五心烦热、倦怠乏力、面目及下肢水肿甚至情志失常等。

● 病理分析

传统中医将女性更年期综合征的病因归结为肾气衰退、任冲俱亏以及阴阳失调。当女性进入更年期之后，家庭和社会环境的变化都可加重其身体和精神上的负担，从而使更年期综合征易于发生，或使原来已有的某些症状加重。有些本身精神状态不稳定的妇女，其更年期综合征可能就更为明显，甚至喜怒无常。更年期综合征虽然是由于性生理变化所致，但发病率高低与个人经历、心理负担有着直接的关系。

● 取穴推拿

头维穴 人体头侧部的发际中，当额角发际上 0.5 寸，头正中线旁 4.5 寸处即是。正坐，举起双手至头部，拇指向前，四指向后，掌心朝上；以拇指指端点按头侧部发际中的头维穴，有酸胀感，每次点按 3 分钟。

中脘穴 人体前正中线上，脐中上 4 寸即是该穴。正坐，双手食指、中指、无名指并拢，左手无名指横放于肚脐处，右手无名指与左手食指并列紧贴，则右手食指与体前正中线相交的位置即是中脘穴。以单手食指或中指指腹按揉脐中上 4 寸的中脘穴，每次按揉 1 分钟。

百会穴 位于人体头部，当前发际正中直上 5 寸，或头顶正中线与两耳尖端连线的交点处。正坐，抬起单手高举过头，除拇指外其余四指自然并拢，以拇指指端点按头顶的百会穴，有酸胀、刺痛的感觉，每次点按 3 分钟。

风池穴 位于人体的后颈部，后头骨下，两条大筋外缘陷窝中，相当于与耳垂齐平。正坐，施术者站在患者的身后，左手轻按其头部，右手反复按揉其颈部两侧的肌肉，并以拇指点按后颈部的风池穴，有酸、胀、痛的感觉；左右两穴位，每次点按 3 分钟。

健康贴士

应注意调整情绪，避免暴怒、忧郁等不良情绪；注意经期卫生，保持外阴清洁；忌食生冷辛辣等刺激性食物；适当参加体育锻炼，但不宜过度劳累。

取穴推拿

快速取穴

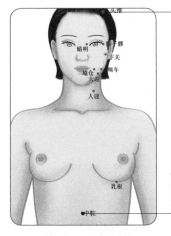

头维穴
人体头侧部的发际中，当额角发际上0.5寸，头正中线旁4.5寸处即是。

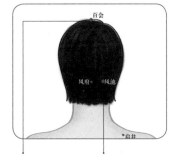

中脘穴
人体前正中线上，脐中上4寸即是该穴。

百会穴
位于人体头部，头顶正中线与两耳尖端连线的交点处。

风池穴
位于人体的后颈部，后头骨下，两条大筋外缘陷窝中，相当于与耳垂齐平。

推拿方法

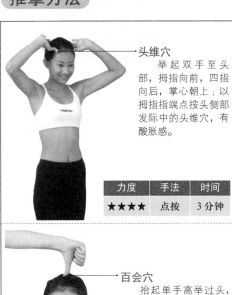

头维穴
举起双手至头部，拇指向前，四指向后，掌心朝上；以拇指指端点按头侧部发际中的头维穴，有酸胀感。

力度	手法	时间
★★★★	点按	3分钟

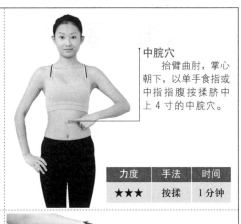

中脘穴
抬臂曲肘，掌心朝下，以单手食指或中指指腹按揉脐中上4寸的中脘穴。

力度	手法	时间
★★★	按揉	1分钟

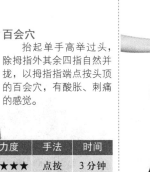

百会穴
抬起单手高举过头，除拇指外其余四指自然并拢，以拇指指端点按头顶的百会穴，有酸胀、刺痛的感觉。

力度	手法	时间
★★★★	点按	3分钟

风池穴
施术者站在患者的身后，左手轻按其头部，右手反复按揉其颈部两侧的肌肉，并以拇指点按后颈部的风池穴，有酸、胀、痛的感觉。

力度	手法	时间
★★★★	点按	3分钟

67

更年期综合征的对症药膳

● 红枣木瓜墨鱼汤

材料：

木瓜 200 克，墨鱼 125 克，红枣 3 颗，盐 5 克，姜丝 2 克

做法：

①将木瓜洗净，去皮、籽切块；墨鱼洗净，切块余水；红枣洗净备用。

②净锅上火倒入水，调入盐、姜丝，下入木瓜、墨鱼、红枣煲至熟即可。

功效：

本品具有滋阴补肾、育阴潜阳的功效，适合肾阴虚型的更年期综合征患者食用。

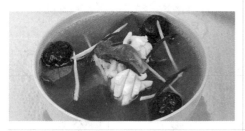

● 阿胶枸杞子炖甲鱼

材料：

甲鱼 500 克，山药、阿胶、枸杞子各适量，姜 1 片，料酒 5 毫升，清鸡汤 700 毫升，盐适量，味精 3 克

做法：

①甲鱼宰杀洗净，切成中块；山药、枸杞子用温水浸透洗净。

②将甲鱼肉、清鸡汤、山药、枸杞子、姜、料酒置于炖盅，盖上盅盖，隔水炖之。

③待锅内水开后用中火炖 2 个小时，放入阿胶后再用小火炖 30 分钟，再调入盐、味精即可。

功效：

本品滋阴壮阳，补血养气的功效，适用于肾阴阳两虚型更年期综合征。

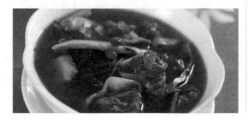

● 小鲍鱼参杞汤

材料：

小鲍鱼 2 个，瘦肉 150 克，参片 12 片，枸杞子 30 克，盐适量

做法：

①将鲍鱼杀好，洗净；瘦肉洗净，切块；参片、枸杞子均洗净。

②将以上材料放入炖盅内，加适量开水，盖上盅盖，隔水用中火蒸 1 个小时。

③熟后，调入盐即可。

功效：

本品具有滋阴补肾、育阴潜阳的功效，适合肾阴虚型的更年期综合征患者食用。

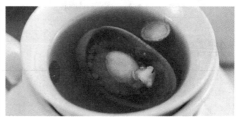

● 参麦五味乌鸡汤

材料：

乌鸡腿 2 只，麦冬、山药各 25 克，人参片 6 克，五味子 10 克，盐 1 匙

做法：

①将乌鸡腿洗净剁块，余去血水；参片、山药、麦冬、五味子均洗净。

②将乌鸡腿及以上药材一起放入煮锅中，加适量水(7 碗水左右) 直至盖过所有的材料。

③以大火煮沸，然后转小火续煮 1 个小时左右，快熟前加盐调味即成。

功效：

此汤滋阴补肾、安神定志，适合肾阴虚型的更年期综合征患者食用。

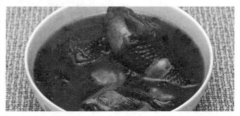

● 海蜇金针菜

材料：

海蜇 200 克，金针菜 100 克，盐、味精、醋、香油、红甜椒各适量

做法：

①金针菜洗净；海蜇洗净；红椒洗净，切丝。

②锅内注水烧沸，放入海蜇、金针菜焯熟后，捞出沥干装入碗中，再放入红椒丝。

③向碗中加入盐、味精、醋、香油拌匀后，再倒入盘中即可。

功效：

本品具有清热解毒、滋阴补肾的功效，适合肾阴虚型的更年期综合征患者食用。

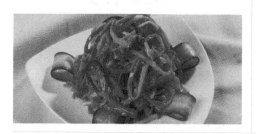

● 白芍排骨汤

材料：

白芍 10 克、蒺藜 10 克、莲藕 300 克、小排骨 250 克、盐 3 克、姜适量

做法：

①白芍、蒺藜装入纱布袋扎紧；莲藕用清水洗净，切块。

②小排骨洗净，氽烫后捞起，再用凉水冲洗，沥干，备用。

③将上述材料放进煮锅，加 6 ~ 7 碗水，大火烧开后转小火约 30 分钟，加盐调味即可。

功效：

本药膳能清热凉血，平肝解郁，缓解更年期气血淤滞引起的胸胁胀痛、焦虑烦躁、乳房疼痛等症状。莲藕有很好的清热祛火解毒的功效，搭配蒺藜，能有效地消除更年期肿胀。

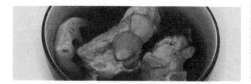

● 核桃韭菜粥

材料：

鲜嫩韭菜 50 克，核桃仁 30 克，糯米 100 克，盐 2 克，味精 1 克

做法：

①韭菜摘去黄叶，洗净，切段；核桃仁洗净；糯米洗净，泡发半个小时。

②锅置火上，注水后，放入糯米、核桃仁，用大火煮至米粒绽开。

③放入韭菜，用小火煮至粥成，加入盐、味精调味即可。

功效：

此粥补肾壮阳、活血补气，适合肾阳虚型的更年期综合征患者食用。

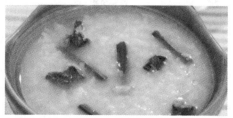

● 麦枣甘草萝卜汤

材料：

甘草 15 克，红枣 10 颗，小麦 100 克，白萝卜 15 克，排骨 250 克，盐 2 小勺

做法：

①小麦洗净，以清水浸泡 1 小时，沥干。

②排骨氽烫，捞起，冲净；白萝卜削皮、洗净、切块；红枣、甘草冲净。

③将所有材料盛入煮锅，加 8 碗水煮沸，转小火炖约 40 分钟，加盐即成。

功效：

甘草味甘，是名副其实的"甘草"。具有补脾益气、清热解毒的功效，可用于祛痰止咳、缓急止痛，能调和诸药毒性。对气虚引起的脾胃虚弱、倦怠乏力、心悸气短，以及脘腹挛痛疗效很好。

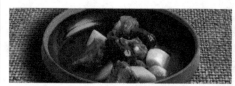

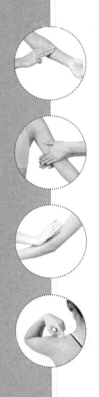

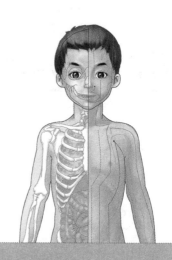

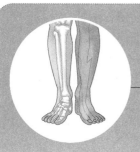

第七章
小儿常见病症推拿

　　小儿正处于成长发育阶段，娇嫩的体质、较差的抗病能力以及外部环境的变化，都让小儿的健康受到一定的挑战。作为父母，更要在此时做好宝宝的"守护神"。有效的小儿推拿疗法不仅可以帮助宝宝轻松远离疾病的威胁，没有任何毒副作用，更免除了吃药、打针等让宝宝尤为抵触的事情。原来很繁琐的事情也可以变得如此简单。

小儿发热 清热解表，快速退热

小儿发热常表现为体温异常升高，额头和手足心均有发烫的症状，此外还常伴有面赤唇红、烦躁不安、食欲减退、大便干燥恶臭，或者咳嗽、流涕、鼻塞、打喷嚏、形体消瘦、盗汗、自汗等情况。

● 病理分析

在现实生活中，由感冒而引起的小儿发热最为普遍，这主要是因为小儿抗病能力不足，对环境冷热变化适应比较慢，继而很容易因感受风寒而使体温异常升高。此外，气温过高、衣服过厚、喝水太少、流汗、腹泻等导致的体内水分严重丢失，房间空气流通性差都会引起小儿发热。一些诸如风湿免疫性疾病、血液系统疾病、恶性肿瘤等病症也会引起小儿发热。

● 取穴推拿

大椎穴 位于人体的颈部下端，第七颈椎棘突下凹陷处即是。正坐或俯卧，施术者将右手置于小儿肩部，虎口紧邻其右侧颈部，四指朝前，拇指指腹或指尖垂直按揉其颈部下端第七颈椎棘突下凹陷处的大椎穴，每次按揉 2 分钟。

风门穴 位于人体的背部，当第二胸椎棘突下，旁开 1.5 寸处即是。正坐或俯卧，施术者食指和中指并拢，其他手指自然弯曲，将中指的指腹放置在其大椎下第二个凹陷的中心，即食指指尖所在的位置就是该穴；以拇指或中指指腹按揉其风门穴，每次按揉 2 分钟。

● 健康食疗

芹菜麦芽汤 芹菜有着醒脾健胃、清热平肝、清利湿热、消肿解毒、降压止眩的功效，中医常用其配以大麦芽和车前子来治疗小儿发热。

材料：芹菜 15 克，大麦芽 25 克，车前子 10 克。

制法：将上述 3 类食材同放入锅中，加入适量清水煎汤，取水服用即可。

健康贴士

患儿发热，首先应先排除急性传染病的致病可能，再施以具体的推拿手法。如果发热体温较高，应先给予静脉补液等治疗安排；发热期间注意引导患儿多喝水，多卧床休息，保持居室空气流通，新鲜空气有利于小儿散热；病后注意营养的补充，避免小儿气血亏损；日常生活中要勤加对小儿的照顾，避风邪，防外感；根据情况适当加强体育锻炼，以增强其抵御外邪侵袭的能力。

超简单推拿消百病全书

取穴推拿

快速取穴

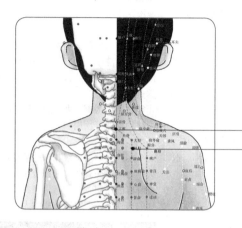

大椎穴
　　位于人体的颈部下端，第七颈椎棘突下凹陷处即是。

风门穴
　　位于人体的背部，当第二胸椎棘突下，旁开 1.5 寸处即是。

推拿方法

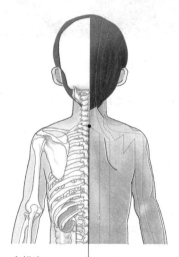

大椎穴
　　施术者将右手置于小儿肩部，虎口紧邻其右侧颈部，四指朝前，拇指指腹或指尖垂直按揉其颈部下端第七颈椎棘突下凹陷处的大椎穴。

力度	手法	时间
★★★	按揉	2分钟

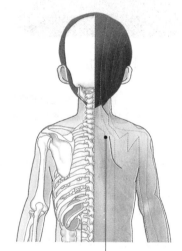

风门穴
　　施术者食指和中指并拢，其他手指自然弯曲，将中指的指腹放置在其大椎下第二个凹陷的中心，即食指指尖所在的位置就是该穴；以拇指或中指指腹按揉其风门穴。

力度	手法	时间
★★★	按揉	2分钟

小儿发热的对症药膳

● 蒲公英银花茶

材料：

蒲公英 50 克，金银花（银花）50 克，白糖适量

做法：

①将蒲公英、金银花冲净、沥干，备用。

②砂锅洗净，倒入清水至盖满材料，以大火煮开转小火慢煮 20 分钟。

③在熬煮的过程中，需定时搅拌，以免粘锅。最后，起锅前，加入少量白糖，拌匀，取汁当茶饮。

功效：

本药膳具有清热解毒、消暑、助消化的功效。蒲公英具有增进食欲，治疗胃炎，利尿、缓泻、退黄疸、利胆、助消化等功效。

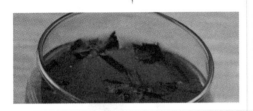

● 牡蛎萝卜营养饭

材料：

米饭 50 克，牡蛎、白萝卜各 20 克，胡萝卜、豆芽各 10 克，海苔粉 1/2 小匙，柠檬汁 1 小匙，香油 1/2 小匙，葱花、芝麻盐各适量

做法：

①将牡蛎放进盐水里洗净，沥干，切片；白萝卜、胡萝卜去皮，洗净，切丝；豆芽氽烫后切段。

②白萝卜、胡萝卜用香油煸炒，加水、牡蛎、豆芽、葱花，加米饭拌匀，撒上柠檬汁、芝麻盐、海苔粉等。

功效：

用各种材料制作的牡蛎萝卜营养饭，味道鲜美，营养丰富，能改善宝宝因发热引起的食欲不振，还能补充宝宝身体所需的多种营养。

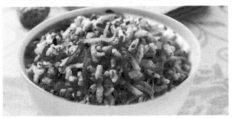

● 银花白菊饮

材料：

金银花（银花）、白菊花各 10 克，冰糖适量

做法：

①银花、白菊花分别洗净、沥干水分，备用。

②将砂锅洗净，倒入清水 1000 毫升。用大火煮开，倒入银花和白菊花，再次煮开后，转为小火，慢慢熬煮。

③待花香四溢时，加入冰糖，待冰糖完全溶化后，搅拌均匀即可饮用。

功效：

本药膳中的金银花和白菊花都是清热滋阴、祛火排毒的良药。两味煎茶合用，能更好地发挥其消炎解毒的作用。特别适合患有口疮、上火牙痛、咽痛的人饮用，但寒凉体质的人不适合此饮。

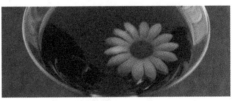

● 哈密瓜南瓜稀粥

材料：

大米 15 克，哈密瓜 10 克，南瓜 5 克

做法：

①大米洗净，加水浸泡；南瓜洗净，磨成糊状；哈密瓜去皮、籽，洗净，磨成糊状。

②将大米磨碎，加水熬煮成粥，将南瓜倒进米粥里煮一会儿，再放进哈密瓜煮沸即可。

功效：

此粥中富含淀粉、蛋白质、脂肪、多种维生素、钙、铁、磷等多种营养物质，营养丰富，能够滋补身体，增长力气。发热的宝宝身体虚弱，消化、吸收能力较差，口感绵软的粥最符合宝宝的需求。

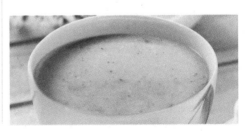

● 蔬菜豆腐

材料：

豆腐 60 克，胡萝卜、洋葱、白菜各 10 克，水淀粉 1 大匙，高汤 1/4 杯

做法：

①豆腐洗净，用热水氽烫一下，切成片；胡萝卜去皮洗净，切成细丝；洋葱洗净，剁碎；白菜洗净，氽烫一下，剁碎。

②起油锅，煸炒豆腐、胡萝卜、洋葱、白菜，再倒进高汤，最后用水淀粉勾芡即可。

功效：

发热会使宝宝没有胃口，消化功能也会下降。这时候给宝宝吃豆腐最合适不过了，豆腐柔软可口，营养丰富，对宝宝的牙齿、骨骼的生长发育极为有益，而且口感柔软，易被人体消化吸收。

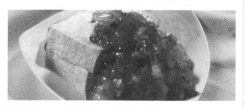

● 蜂蜜桂花糕

材料：

白糖 100 克，牛奶 200 毫升，桂花蜂蜜 2 茶匙，琼脂 4 茶匙，蜜糖适量

做法：

①将琼脂放入水中，用小火煮烂，再加入白糖，煮至白糖完全溶解，再倒入牛奶拌匀。

②琼脂未完全冷却前加入桂花蜂蜜拌匀，冷却，加入少数蜜糖即可。

功效：

牛奶、桂花蜂蜜和琼脂都具有清热、泻火和安神的作用，可除烦祛躁，稳定情绪，对于小儿高热烦躁有一定的食疗作用。

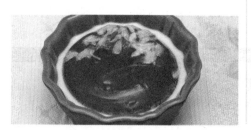

● 紫苏卷蒜瓣

材料：

紫苏 150 克，蒜瓣 200 克，盐 2 克，味精 2 克，酱油 5 毫升，白糖 3 克，香油 3 毫升

做法：

①紫苏、蒜瓣用凉开水冲洗后，沥干水分。

②将紫苏、蒜瓣在糖盐水中泡 30 分钟，中途换 3 次水，取出沥干水分。将盐、味精、酱油、白糖、香油搅拌均匀。

③把蒜瓣一个一个地卷在紫苏中，食用时蘸调匀的调味料。

功效：

紫苏叶发散风寒、发汗固表，蒜可解毒杀菌、抵抗病毒，两者同食，对于小儿外感风寒所致的高热病症有一定的辅助治疗作用。

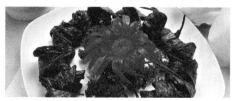

● 豆腐冬瓜汤

材料：

豆腐 250 克，冬瓜 200 克，盐适量

做法：

①豆腐洗净，切小块；冬瓜去皮，洗净，切薄片。

②锅中加水，放入豆腐、冬瓜，煮汤。

③煮熟后加盐调味即可。

功效：

本品具有清热解暑、生津止渴的功效，可缓解小儿发热的症状。

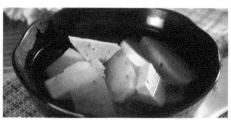

小儿呕吐 彻查病源，随症施治很简单

看着宝宝健康地成长是一种幸福，但是宝宝的抚养也是一件苦差事。宝宝的身体还未发育完全，体质相对较为虚弱，最让父母心疼的事情就是各类病因引起的小儿呕吐了。根据病因的不同，小儿呕吐的症状表现大体上可分为三类，即脾寒呕吐、胃热呕吐以及伤食呕吐。

● 病理分析

脾寒呕吐，呕吐时作时止，时轻时重，吐物不化，或为清稀黏稠，没有特别的酸腐气味，进食比平时稍多也容易发生呕吐，脸部和唇部都发白，身体发寒，四肢发冷；胃热呕吐，进食就吐，吐物有恶臭或是黄水，口渴唇干，身热面赤，烦躁不安，胃部疼痛或胃胀不适；伤食呕吐，频繁呕吐，吐物味道酸臭，常伴有没有消化的乳汁或食物残渣，厌食，吐气恶臭，腹部疼痛不适，吐后疼痛缓解，大便秘结或酸臭不化，便后疼痛减轻。

脾胃受寒类呕吐，由于过食生冷或食物过凉，致寒入肠胃，胃气受到干扰，升降失和，下行受阻，上冲而发生呕吐；脾胃发热类呕吐，由于暑热之邪侵犯脾胃或食积化热，以致热气上逆而呕吐；乳食不节类呕吐，由于小儿脾胃较为薄弱，乳食过量或吃了些油腻不消化的食物，导致积食，脾也不能正常运行，胃气不能下行，上逆而发生呕吐。

● 取穴推拿

内关穴 位于前臂正中，腕横纹上2寸，在桡侧腕屈肌腱同掌长肌腱之间。正坐，手掌平伸，掌心朝上，施术者双手轻轻托住其腕部，一只手拇指弯曲，以拇指指腹按揉近手腕横皱纹中央往上大约三指宽中央部位的内关穴，每次按揉2分钟。

劳宫穴 该穴位于人体的手掌心，握拳屈指时当中指端所指处即是。正坐，手平伸，掌心向上；施术者一手轻轻托住其手掌，另一只手四指放在手背，拇指弯曲置于掌心，以拇指指腹按揉其掌心的劳宫穴，每次按揉2分钟。

少商穴 双手拇指末节桡侧，距指甲根角0.1寸处即是。正坐，将拇指伸出；施术者用一只手的食指和中指轻轻持住此拇指；并以拇指指腹按揉其拇指末节桡侧的少商穴，每次按揉2分钟。

足三里穴 外膝眼下3寸，距胫骨前嵴1横指，当胫骨前肌上即是。正坐或仰卧，屈膝，施术者除拇指外，其余四指并拢，托住其膝关节后侧，并以拇指指腹推揉其外膝眼下3寸，距胫骨前嵴1横指的足三里穴，每次推揉2分钟。

健康贴士

小儿呕吐时，父母要将患儿的头放于侧位，以避免因呕吐物吸入气管而发生意外。患儿饮食上宜吃清淡、稀软、容易消化的食物，可适当多吃些流质或半流质食物，勿食辛辣、油腻类的食物。

超简单推拿消百病全书

取穴推拿

快速取穴

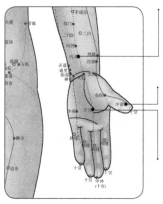

内关穴
位于前臂正中，腕横纹上2寸，在桡侧腕屈肌腱同掌长肌腱之间。

少商穴
双手拇指末节桡侧，距指甲根角0.1寸处即是。

劳宫穴
该穴位于人体的手掌心，握拳屈指时当中指端所指处即是。

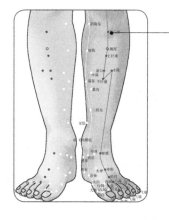

足三里穴
外膝眼下3寸，距胫骨前嵴1横指，当胫骨前肌上即是。

推拿方法

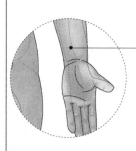

内关穴
手掌平伸，掌心朝上，施术者双手轻轻托住其腕部，一只手拇指弯曲，以拇指指腹按揉近手腕横皱纹中央往上大约三指宽中央部位的内关穴。

力度	手法	时间
★★	按揉	2分钟

劳宫穴
手平伸，掌心向上；施术者一手轻轻托住其手掌，另一只手四指放在手背，拇指弯曲置于掌心，以拇指指腹按揉其掌心的劳宫穴。

力度	手法	时间
★★	按揉	2分钟

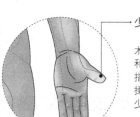

少商穴
将拇指伸出；施术者用一只手的食指和中指轻轻持住此拇指；并以拇指指腹按揉其拇指末节桡侧的少商穴。

力度	手法	时间
★★	按揉	2分钟

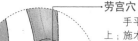

足三里穴
屈膝，施术者除拇指外，其余四指并拢，托住其膝关节后侧，并以拇指指腹推揉其外膝眼下3寸，距胫骨前嵴1横指的足三里。

力度	手法	时间
★★★	推揉	2分钟

69

小儿痢疾 找准病因，事半功倍

小儿痢疾是以腹痛、腹泻、便下赤白等为主要症状的消化系统疾病。由人体感受湿热或寒湿所致，多见于夏秋两个季节。患儿肛门灼热，伴有烦渴，小便短赤或便下白色发粘，舌头发红，嘴唇发干，指纹发紫。

● 病理分析

小儿痢疾的致病因素通常为感受湿热或感受寒湿两类。前者是湿热侵入肠胃，郁结于内，与气血相搏，大肠气机受阻，升降失利，使肠壁、脉络受损，传导功能受损害不正常而导致痢疾；后者则为脾胃功能本来不好，大肠气弱，风冷寒湿之邪乘虚而入，凝结于肠胃，以致气机不畅，肠道传化失常而导致痢疾。

● 取穴推拿

足三里穴 外膝眼下3寸，距胫骨前嵴1横指，当胫骨前肌上即是。正坐或仰卧，屈膝，施术者除拇指外，其余四指并拢，托住其膝关节后侧，并以拇指指腹推揉其外膝眼下3寸，距胫骨前嵴1横指的足三里穴，每次推揉2分钟。

上巨虚穴 小腿前外侧，当犊鼻下6寸，胫骨前缘1中指指宽的位置，足三里与下巨虚连线的中点即是。正坐或仰卧，屈膝，施术者一手扶住其小腿外侧，另一手以拇指指腹推揉其小腿前外侧的上巨虚穴，每次推揉2分钟。

天枢穴 人体中腹部，平脐中，肚脐左右两侧三指横宽，即2寸处。仰卧位，施术者双手置于其中腹部，左手按在左边的穴位，右手按在右边的穴位，手掌心向下；以双手中指指腹按揉脐中两侧的天枢穴，每次按揉3分钟。

● 健康食疗

柿饼 柿子是人们比较喜欢食用的果品之一，它营养丰富，甜腻可口，孩子们也非常喜欢；人们将柿子铺在石板房上制成有着涩肠、润肺、止血、和胃功效的柿饼。而长时间的日晒夜露，久而久之柿子上会长出一层白霜，也正是这种柿霜有着治疗痢疾的功效。因此，柿饼常被人们用来作为医治小儿痢疾的良药。

健康贴士

具体的穴位推拿前后，如配合摩腹和捏脊，则治疗效果更好。对于发病急剧、病情较重的中毒性痢疾患儿，还应采用中西医结合的方式治疗，及时送往医院进行急救。此外，在日常生活中，要特别注意小儿的保暖与饮食卫生。

超简单推拿消百病全书

取穴推拿

快速取穴

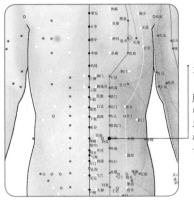

天枢穴
　人体中腹部,平脐中,肚脐左右两侧三指横宽,即2寸处。

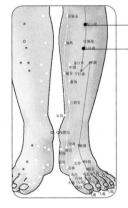

足三里穴
　外膝眼下3寸,距胫骨前嵴1横指,当胫骨前肌上即是。

上巨虚穴
　小腿前外侧,当犊鼻下6寸,胫骨前缘1中指指宽的位置,足三里与下巨虚连线的中点即是。

推拿方法

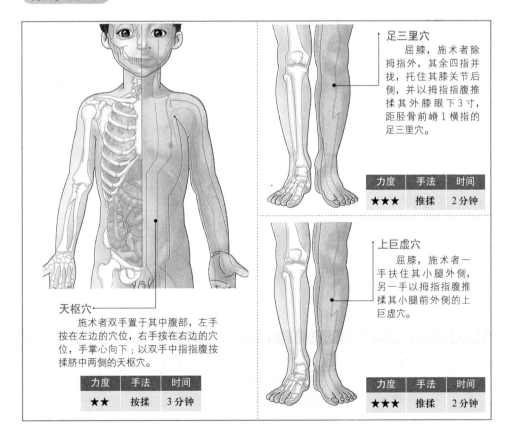

足三里穴
　屈膝,施术者除拇指外,其余四指并拢,托住其膝关节后侧,并以拇指指腹推揉其外膝眼下3寸,距胫骨前嵴1横指的足三里穴。

力度	手法	时间
★★★	推揉	2分钟

天枢穴
　施术者双手置于其中腹部,左手按在左边的穴位,右手按在右边的穴位,手掌心向下;以双手中指指腹按揉脐中两侧的天枢穴。

力度	手法	时间
★★	按揉	3分钟

上巨虚穴
　屈膝,施术者一手扶住其小腿外侧,另一手以拇指指腹推揉其小腿前外侧的上巨虚穴。

力度	手法	时间
★★★	推揉	2分钟

70

小儿腹泻 健脾祛湿，饮食起居常反思

症状较轻的小儿，其腹泻物呈稀糊状、蛋花汤样或水样，可有少许黏冻，但无脓血，每日数次到十多次。患儿大便前可能啼哭，似有腹痛状，亦可有轻度恶心呕吐。重症患儿一天可以腹泻 10 次甚至 20 次以上，伴有呕吐、高热、体倦、嗜睡等现象。

● 病理分析

婴幼儿的消化系统发育不成熟，分泌的消化酶较少，消化能力还比较弱，容易发生腹泻。再者，婴幼儿神经系统对胃肠的调节功能也比较差，所以，如果饮食稍有改变，比如对添加的辅助食物不适应、短时间添加的种类太多或者一次喂得太多、突然断奶；再或者饮食不当，吃了不易消化的蛋白质食物；天气的突然变化，过冷或过热等，都可能引起婴幼儿腹泻。

● 取穴推拿

中脘穴 人体前正中线上，脐中上 4 寸即是该穴。正坐或仰卧，施术者以单手中指指腹轻柔按揉脐中上 4 寸的中脘穴，每次按揉 1 分钟。

神阙穴 该穴位于人体的中腹部，脐中央即是。仰卧位，施术者以单手中指指腹或掌根按揉脐中央位置的神阙穴，每次按揉 1 分钟。

关元穴 位于人体下腹部，前正中线上，当脐中下四指横宽，即 3 寸的位置。仰卧位，施术者以单手中指指腹或手掌掌心按揉脐中下 3 寸的关元穴，每次按揉 1 分钟。

足三里穴 外膝眼下 3 寸，距胫骨前嵴 1 横指，当胫骨前肌上即是。正坐或仰卧，屈膝，施术者除拇指外，其余四指并拢，托住其膝关节后侧，并以拇指指腹推揉其外膝眼下 3 寸，距胫骨前嵴 1 横指的足三里穴，每次推揉 2 分钟。

● 健康食疗

薏苡仁豆浆 本品具有清热利湿、健脾止泻、排脓解毒的功效，适合湿热型的腹泻患者，可缓解其腹痛、腹泻症状。

材料：黄豆 70 克，薏苡仁 20 克，冰糖适量。

制法：黄豆预先浸泡至软，捞出洗净；薏苡仁洗净泡软。将薏苡仁、黄豆放入豆浆机中，添水搅打成豆浆，烧沸后滤出豆浆，加入冰糖拌匀即可。

健康贴士

日常生活起居中应时刻注意气候的变化，根据温度对小儿适当加减衣着，以避免其着凉或者过热。注意适当引导小儿锻炼，增强体质，提高其机体抵抗力；最好是母乳喂养，断奶之前供给辅助食物。要循序渐进，使小儿有个适应的过程。

取穴推拿

快速取穴

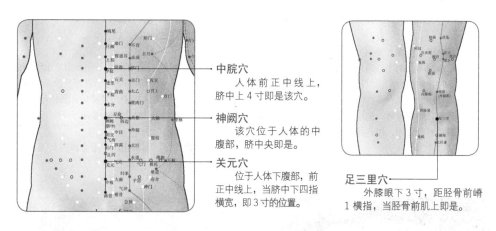

中脘穴
人体前正中线上，脐中上4寸即是该穴。

神阙穴
该穴位于人体的中腹部，脐中央即是。

关元穴
位于人体下腹部，前正中线上，当脐中下四指横宽，即3寸的位置。

足三里穴
外膝眼下3寸，距胫骨前嵴1横指，当胫骨前肌上即是。

推拿方法

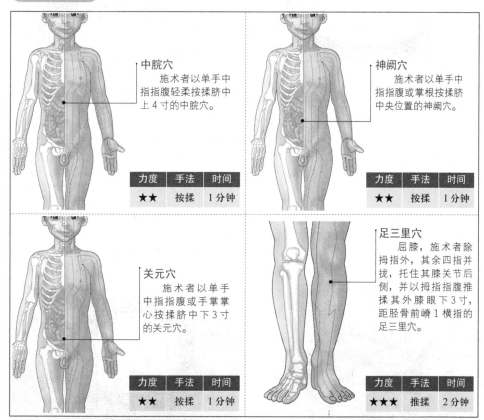

中脘穴
施术者以单手中指指腹轻柔按揉脐中上4寸的中脘穴。

力度	手法	时间
★★	按揉	1分钟

神阙穴
施术者以单手中指指腹或掌根按揉脐中央位置的神阙穴。

力度	手法	时间
★★	按揉	1分钟

关元穴
施术者以单手中指指腹或手掌掌心按揉脐中下3寸的关元穴。

力度	手法	时间
★★	按揉	1分钟

足三里穴
屈膝，施术者除拇指外，其余四指并拢，托住其膝关节后侧，并以拇指指腹推揉其外膝眼下3寸，距胫骨前嵴1横指的足三里穴。

力度	手法	时间
★★★	推揉	2分钟

小儿腹泻的对症药膳

● 山药糯米粥

材料：

山药 15 克，糯米 50 克，红糖适量，胡椒末少许

做法：

①将山药去皮，洗净，备用。

②先将糯米洗净，沥干，略炒，与山药共煮粥。

③粥将熟时，加胡椒末、红糖，再稍煮即可。

功效：

本品具有健脾暖胃、温中止泻的功效，适合小儿慢性腹泻患者食用，可连续数日当主食食用。

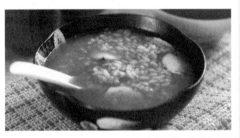

● 苹果红糖饮

材料：

鲜苹果 1 个，红糖适量

做法：

①将苹果洗净，去皮，切块。

②苹果块放入碗内，加入适量水，入锅蒸熟。

③最后再加入红糖即可。

功效：

本品具有健脾止泻、开胃消食的功效，适合脾虚型腹泻日久不愈的患者食用，还可改善小儿食欲不振、食积腹胀等症状。

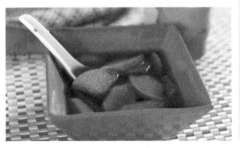

● 四神沙参猪肚汤

材料：

猪肚半个，茯苓 50 克，沙参 15 克，莲子、芡实各 100 克，新鲜山药 200 克，盐 2 小匙

做法：

①猪肚洗净余烫切块；芡实淘洗干净，用清水浸泡，沥干；山药削皮，洗净切块；莲子、茯苓、沙参洗净。

②将所有材料一起放入锅中，煮沸后，再转小火炖 2 个小时，煮熟烂后，加盐调味即可。

功效：

本品健脾渗湿、涩肠止泻，适合脾虚久泻或久泻脱肛的小儿食用。

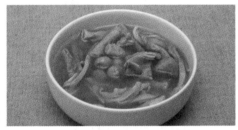

● 芡实莲子薏苡仁汤

材料：

芡实、薏苡仁、干品莲子各 100 克，茯苓及山药各 50 克，猪小肠 500 克，肉豆蔻 10 克，盐 2 小匙

做法：

①将猪小肠洗净，入沸水余烫，剪成小段。

②将芡实、茯苓、山药、莲子、薏苡仁、肉豆蔻洗净，与备好的小肠一起放入锅中，加水适量。

③大火煮沸，转小火炖煮至熟烂后加入盐调味即可。

功效：

本品温补脾阳、固肾止泻，适合慢性小儿腹泻的患者食用。

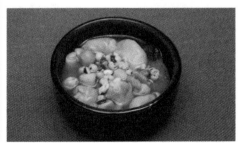

● 茯苓粥

材料：

大米 70 克，薏苡仁 20 克，红枣 3 颗，白茯苓 10 克，白糖 3 克

做法：

①大米、薏苡仁、红枣均泡发洗净；白茯苓洗净。

②锅置火上，倒入清水，放入大米、薏苡仁、白茯苓、红枣，以大火煮开。

③待煮至浓稠状时，调入白糖拌匀即可。

功效：

本品具有清热利湿、健脾止泻的功效，适合湿热型的慢性肠炎患者食用。

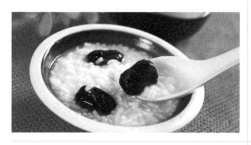

● 石榴芡实红豆浆

材料：

红豆 30 克，石榴 15 克，芡实 8 克

做法：

①红豆加水浸泡 6 个小时，捞出洗净；石榴去皮，掰成颗粒；芡实洗净。

②将上述材料放入豆浆机中，添水搅打成豆浆，并煮熟。

③去渣取汁饮用。

功效：

本品具有益气健脾、涩肠止泻的功效，适合脾胃气虚型的腹泻患者。

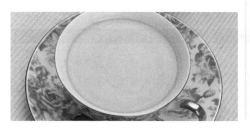

● 栗子桂圆粥

材料：

栗子肉、桂圆肉各 15 克，粳米 70 克，白糖 5 克，葱花少许

做法：

①栗子肉、桂圆肉洗净；粳米泡发洗净。

②锅置火上，注入清水后，放入粳米，用大火煮至米粒开花。

③放入栗子肉、桂圆肉，用中火煮至粥成，调入白糖入味，撒上葱花即可。

功效：

本品具有温补脾阳、补肾健脾的功效，适合脾肾阳虚、脾胃气虚型的慢性腹泻患儿。

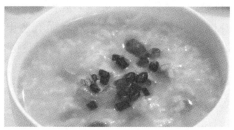

● 麦冬薏苡仁芡实汤

材料：

麦冬、薏苡仁各 30 克，莲子、芡实各 20 克，冰糖适量

做法：

①将莲子、麦冬、芡实、薏苡仁洗净，用清水浸泡 20 分钟。

②将芡实、薏苡仁放入锅中，加清水，以大火煮沸后再以小火煮 30 分钟。

③然后将莲子、麦冬放入锅中，再煮 20 分钟左右，起锅前，调入冰糖搅拌均匀后，煮 2 分钟即可起锅。

功效：

莲子有健脾补胃、益肾涩精的功用，适合脾胃气虚型的慢性肠炎腹泻者。

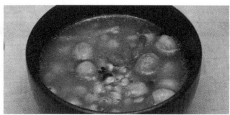

(72) 小儿便秘 辨清虚实，寻迹疏补

小儿便秘是指婴幼儿大便秘结不通，排便时间延长，或欲大便而艰涩不畅的一种病症。其具体症状为大便干硬难解，或隔2~3天甚至更长时间才排便一次，多因饮食不当、乳食积滞、燥热伤胃等所致。一年四季均可发生，并不只局限于干燥季节。

● 病理分析

传统中医认为小儿便秘主要是由肝脾郁结、气滞不行、燥热内结、肠液干涸等病因造成。此外，小儿因喝水太少，尤其夏天出汗多，肠内水分被充分吸收，可能致使大便过于干燥而引起便秘；营养不良、贫血、缺乏维生素 B_1、运动量少，导致腹肌无力、肠胃传送功能不足，可引发小儿便秘；食物过于精细，缺少纤维素，对肠壁刺激不够，也可以形成便秘；小儿平时没有形成规律性的排便习惯，虽然有排便的感觉，可能由于贪玩而有意识地抑制便意，时间长了，肠内排便的反射敏感度降低，堆积于肠内的大便吸收更多水分，都可能导致便秘。

● 取穴推拿

中脘穴 人体前正中线上，脐中上4寸即是该穴。仰卧位，施术者以单手拇指指端着力，运用一指禅推法轻柔推按脐中上4寸的中脘穴，每次推按3分钟。

天枢穴 人体中腹部，平脐中，肚脐左右两侧三指横宽，即2寸处。仰卧位，施术者双手置于其中腹部，左手按在左边的穴位，右手按在右边的穴位，手掌心向下；以双手中指指腹按揉脐中两侧的天枢穴，每次按揉3分钟。

大横穴 人体的中腹部，距脐中4寸，正坐或仰卧，右手五指并拢，手指朝下，将拇指放于肚脐处，则小指边缘与肚脐所对的位置即是该穴。施术者以中指指腹按揉距脐中4寸的大横穴，每次按揉3分钟。

大肠俞穴 此穴位于人体腰部，当第四腰椎棘突下，旁开1.5寸即是。俯卧位，施术者以拇指指端运用一指禅推法推按体后正中线第四腰椎棘突下，旁开食指、中两指横宽位置的大肠俞穴，每次推按3分钟。

健康贴士

穴位推拿如果再配以揉腹和捏脊，则治疗的效果更好。小儿应当适当增加户外活动，增加抗病能力。培养小儿按时排便的良好习惯。小儿便秘时应该多吃蔬菜、水果，喝牛奶时可适量添加一些蜂蜜，以帮助小儿润肠通便。

超简单推拿消百病全书

取穴推拿

快速取穴

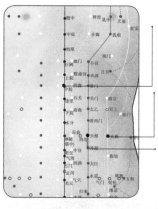

中脘穴
人体前正中线上，脐中上4寸即是该穴。

大横穴
人体的中腹部，距脐中4寸。

天枢穴
人体中腹部，平脐中，肚脐左右两侧三指横宽，即2寸处。

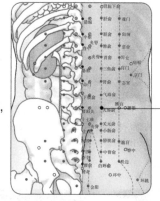

大肠俞穴
此穴位于人体腰部，当第四腰椎棘突下，旁开1.5寸即是。

推拿方法

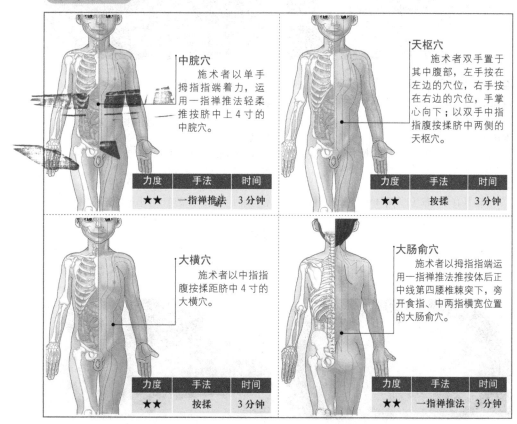

中脘穴
施术者以单手拇指指端着力，运用一指禅推法轻柔推按脐中上4寸的中脘穴。

力度	手法	时间
★★	一指禅推法	3分钟

天枢穴
施术者双手置于其中腹部，左手按在左边的穴位，右手按在右边的穴位，手掌心向下；以双手中指指腹按揉脐中两侧的天枢穴。

力度	手法	时间
★★	按揉	3分钟

大横穴
施术者以中指指腹按揉距脐中4寸的大横穴。

力度	手法	时间
★★	按揉	3分钟

大肠俞穴
施术者以拇指指端运用一指禅推法推按体后正中线第四腰椎棘突下，旁开食指、中两指横宽位置的大肠俞穴。

力度	手法	时间
★★	一指禅推法	3分钟

小儿便秘的对症药膳

● 糙米米浆

材料：

糙米 3 大匙，去壳花生仁 3 大匙，葡萄糖浆 30 毫升

做法：

①糙米洗净，泡水 3 个小时后沥干水分；花生洗净平铺于烤盘上，放入烤箱，以 130℃烤至表面呈金黄色。

②将糙米、花生仁、水一起放入果汁机中，搅打至颗粒绵细。

③用纱布过滤出米汁，再将米汁用大火煮开后转中小火，边煮边将浮沫捞除，煮约 10 分钟后熄火，再加入葡萄糖浆拌匀即可。

功效：

本品具有温阳通便的功效，适合阳虚便秘患者。

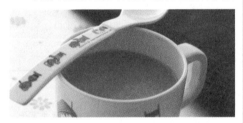

● 黑米黑豆莲子粥

材料：

糙米 40 克，燕麦 30 克，黑米、黑豆、红豆、莲子各 20 克，白糖 5 克

做法：

①糙米、黑米、黑豆、红豆、燕麦均洗净，泡发；莲子洗净，泡发后，挑去莲心。

②锅置火上，加入适量清水，放入糙米、黑豆、黑米、红豆、莲子、燕麦开大火煮沸。

③最后转小火煮至各材料均熟，粥呈浓稠状时，调入白糖拌匀即可。

功效：

本品具有滋阴养血、益气补肾的功效，适合血虚、阴虚、气虚型的便秘患者。

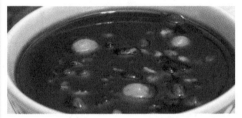

● 鹌鹑蛋粳米粥

材料：

鹌鹑蛋 100 克，粳米 50 克

做法：

①将鹌鹑蛋洗净，煮熟，去壳；粳米洗净。

②将粳米煮粥，将熟时，下入鹌鹑蛋即可。

功效：

本品具有补中益气、健脾和胃、滋阴润肠的功效，适合气虚、阴虚型的便秘患者。

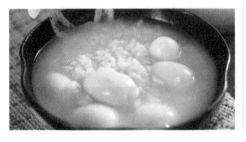

● 红豆燕麦粥

材料：

红豆、燕麦片、白糖各 10 克，枸杞子 5 克

做法：

①燕麦片洗净，红豆洗净，泡水约 4 个小时，直到泡胀为止；枸杞子浸泡。

②将泡软的红豆、燕麦片放锅中，加入适当的水后，用中火煮，水滚后，转小火煮至熟透。

③加入泡好的枸杞子，再加入适量的白糖调味即可。

功效：

本品具有益气通便、补虚养胃的功效，适合气虚、阳虚型的便秘患者。

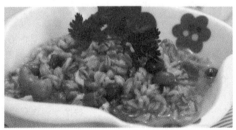

● 韭菜烧猪血

材料：

韭菜 100 克，猪血 150 克，上汤 200 毫升，盐 5 克，味精 2 克，红椒 1 个，油 15 毫升，辣椒酱 30 克，豆瓣酱 20 克

做法：

①猪血洗净切块，韭菜洗净切段，红椒洗净切块。

②锅中水烧开，放入猪血焯烫，捞出沥水。

③油锅热，爆香红椒，加入猪血、上汤及调味料煮入味，再加入韭菜煮熟即可。

功效：

本品具有温阳通便的功效，适合阳虚型的便秘患者。

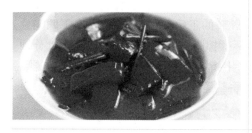

● 五仁粥

材料：

花生仁、核桃仁、杏仁各 2 0 克，郁李仁、火麻仁各 10 克，绿豆 30 克，小米 70 克，白糖 4 克

做法：

①小米、绿豆均泡发洗净；花生仁、核桃仁、杏仁均洗净。

②锅置火上，加入适量清水，放入除白糖以外所有准备好的材料，开大火煮开。

③再转中火煮至粥呈浓稠状，调入白糖拌匀即可。

功效：

此粥有润肠通便、清热泻火的功效，适合便秘患者食用。

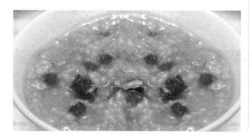

● 百合猪蹄汤

材料：

萝卜干 30 克，百合 20 克，猪蹄 600 克，蜜枣 5 颗，盐 4 克

做法：

①萝卜干浸泡 1 个小时，洗净、斩块；蜜枣洗净；百合泡发。

②猪蹄斩件，洗净、飞水，入烧锅，将猪蹄干爆 5 分钟。

③将清水适量放入瓦煲内，煮沸后加以上材料，大火煲沸后，改用小火煲 3 个小时，加盐调味即可。

功效：

本品具有补血、滋阴的功效，适合血虚、阴虚的便秘患者。

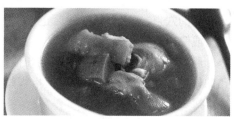

● 菠菜拌核桃仁

材料：

菠菜 400 克，核桃仁 150 克，香油 20 毫升，盐 4 克，鸡精 1 克

做法：

①将菠菜洗净，焯水，装盘待用；核桃仁洗净，入沸水锅中汆水至熟，捞出，倒在菠菜上。

②用香油、蚝油、盐和鸡精调成味汁，淋在菠菜核桃仁上，搅拌均匀即可。

功效：

本品具有润肠通便的功效，适合老年人便秘、习惯性便秘以及痔疮等患者食用。

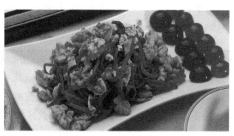

小儿遗尿 温肾固涩，减轻疲劳与压力

遗尿是指人体在睡眠中不知不觉地排尿，一般以 5~15 岁的儿童较为多见。一般情况下，孩子在 3~4 岁时开始自我控制排尿，如果 5~6 岁以后还经常性尿床，每周两次以上并持续达 6 个月就是遗尿症。

● 病理分析

患儿因为没有受过排尿训练，没有良好的夜间排尿习惯，容易发生夜间尿床；白天身体过于疲劳或者精神过于紧张、夜晚饮水过多、睡眠环境与气温的突然变化，也都有可能导致小儿发生遗尿。

● 取穴推拿

命门穴 位于人体腰部的后正中线上，肚脐的正后方，第二腰椎棘突下凹陷处。正坐或俯卧，施术者以拇指指腹或手掌鱼际揉擦腰部的命门穴，每次揉擦 1 分钟。

膀胱俞穴 人体背后正中线旁开食指、中指两指横宽，即 1.5 寸，平第二骶后孔的位置。俯卧位，施术者以拇指指腹或手掌鱼际推擦腰部以下的膀胱俞穴，每次推擦 2 分钟。

白环俞穴 人体背后正中线旁开食指、中指两指横宽，即 1.5 寸，平第四骶后孔的位置。俯卧位，施术者以拇指指腹或手掌鱼际推擦腰部以下的白环俞穴，每次推擦 2 分钟。

三阴交穴 人体小腿内侧，足内踝上缘四指宽，踝尖正上方胫骨边缘凹陷中即是。正坐或仰卧，施术者手掌轻握其小腿下部，四指贴近外侧，拇指于内，以拇指指腹按揉足内踝上缘三指宽的三阴交穴，每次按揉 2 分钟。

● 健康食疗

芡实红枣花生汤 芡实是常见的滋养强壮性食物，具有固肾涩精、补脾止泄的功效。此汤具有易消化、营养高、调补脾胃、益气养血的特点与作用。

材料：芡实 60 克，红枣 10 克，花生 30 克，红糖适量。

制法：将上述食材分别洗净；把炖锅放在火上，烧开；放入红枣、芡实、花生同煮 40 分钟；熄火后调入红糖搅匀即可。

健康贴士

白天应注意不要让孩子过度疲劳或精神过于紧张。培养孩子睡觉之前排空小便再上床的习惯；每日适当控制饮水量，尤其是晚饭前后少喝水。鼓励孩子在排尿的过程中自主中断排尿，然后再把尿排尽，以此来训练并提高孩子膀胱括约肌排尿的能力。

取穴推拿

快速取穴

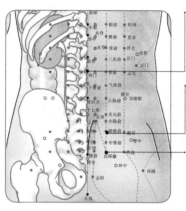

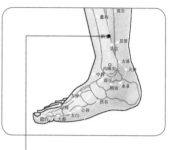

命门穴
　　位于人体腰部的后正中线上，肚脐的正后方，第二腰椎棘突下凹陷处。

膀胱俞穴
　　人体背后正中线旁开食指、中指两指横宽，即1.5寸，平第二骶后孔的位置。

白环俞穴
　　人体背后正中线旁开食指、中指两指横宽，即1.5寸，平第四骶后孔的位置。

三阴交穴
　　人体小腿内侧，足内踝上缘四指宽，踝尖正上方胫骨边缘凹陷中即是。

推拿方法

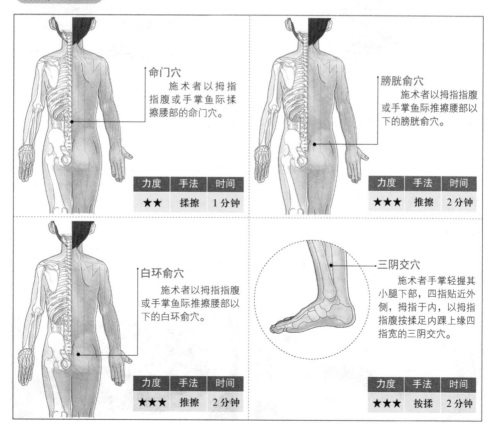

命门穴
　　施术者以拇指指腹或手掌鱼际揉擦腰部的命门穴。

力度	手法	时间
★★	揉擦	1分钟

膀胱俞穴
　　施术者以拇指指腹或手掌鱼际推擦腰部以下的膀胱俞穴。

力度	手法	时间
★★★	推擦	2分钟

白环俞穴
　　施术者以拇指指腹或手掌鱼际推擦腰部以下的白环俞穴。

力度	手法	时间
★★★	推擦	2分钟

三阴交穴
　　施术者手掌轻握其小腿下部，四指贴近外侧，拇指于内，以拇指指腹按揉足内踝上缘四指宽的三阴交穴。

力度	手法	时间
★★★	按揉	2分钟

⑺3

小儿遗尿的对症药膳

● 猪腰枸杞子大米粥

材料：

猪腰 80 克，枸杞子 10 克，大米 120 克，盐 3 克，鸡精 2 克，葱花适量

做法：

①猪腰洗净，去腰臊，切花刀；枸杞子洗净；大米淘净，泡好。

②大米放入锅中，加水，以大火煮沸，下入枸杞子，以中火熬煮。

③待米粒开花后放入猪腰，转小火，待猪腰变熟，加盐、鸡精调味，撒上葱花即可。

功效：

此粥具有补肾强腰、缩尿止遗的功效，常食可改善小儿遗尿症状。

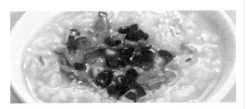

● 山药莲子羹

材料：

山药 30 克，胡萝卜、莲子各 15 克，大米 90 克，盐、味精、葱花各适量

做法：

①山药去皮，洗净切块；莲子洗净泡发；胡萝卜去皮，切丁；大米洗净。

②锅内注水，放入大米、莲子、胡萝卜、山药。

③改用小火煮至浓稠熟烂时，放入盐、味精调味，撒上葱花即可。

功效：

本品具有健脾补虚、缩尿止遗的功效，适合脾肾虚弱所致的遗尿、盗汗等症患者食用。

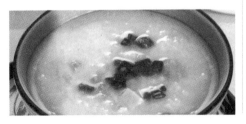

● 山茱萸覆盆子奶酪

材料：

山茱萸 10 克，覆盆子果酱 30 克，鱼胶片 12 克，鲜奶 350 毫升，动物性鲜奶油 150 毫升，细粒冰糖 15 克

做法：

①山茱萸洗净，加 300 毫升水，煮至 100 毫升，去渣，汤汁备用；鱼胶片用冰水泡软。

②将鲜奶和鲜奶油加热至 80℃，加入鱼胶片拌至溶化，隔冰水冷却到快要凝结时，倒入模型中，冷藏凝固，即制成奶酪。

③将备好的汤汁和果酱、冰糖一起煮匀，淋在奶酪上即可。

功效：

本品可改善小儿遗尿症状。

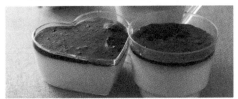

● 白果煲猪小肚

材料：

猪小肚 100 克，白果 5 枚，覆盆子 10 克，盐 2 克，味精 1 克

做法：

①猪小肚洗净，切丝；白果炒熟，去壳。

②将猪小肚、白果、覆盆子一起放入砂锅，加适量水，煮沸后改小火炖煮 1 个小时。

③调入盐、味精即可。

功效：

本品具有益气健脾、补肾固精、缩尿止遗的功效，适合肾气亏虚所致的小儿遗尿患者食用。

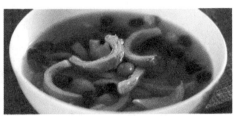

● 薏苡仁猪肠汤

材料：

薏苡仁 20 克，猪小肠 120 克，金樱子、山茱萸各 10 克，盐适量

做法：

①薏苡仁洗净，用热水泡 1 个小时；猪小肠洗净，放入开水中氽烫至熟，切小段。

②将金樱子、山茱萸装入纱布袋中，扎紧，与猪小肠、薏苡仁放入锅中，加水煮沸，转中火续煮 2 个小时。

③煮至熟烂后，将药袋捞出，加入盐调味即可。

功效：

补肾健脾、缩尿止遗。

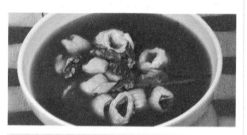

● 归芪猪肝汤

材料：

当归 6 克，黄芪 30 克，猪肝 150 克，盐 4 克，味精、香油各 3 克

做法：

①猪肝洗净，切片，用盐稍腌渍。

②当归、黄芪洗净，用 200 毫升水煎 2 次，煎半个小时，将两次的汁混合。

③药汁继续烧开，加入腌好的猪肝，煮熟，调入盐、味精，淋香油即可。

功效：

本品具有益气升举、补气养血的功效，适合中气不足所致的遗尿患儿食用。

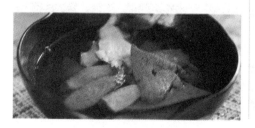

● 山药薏苡仁白菜粥

材料：

山药、薏苡仁各 15 克，白菜 20 克，大米 50 克，盐 2 克

做法：

①大米、薏苡仁均泡发洗净；山药洗净；白菜洗净，切丝。

②锅置火上，倒入清水，放入大米、薏苡仁、山药，以大火煮开。

③加入白菜煮至浓稠状，调入盐拌匀即可。

功效：

本品具有健脾补胃、补中益气的功效，适合脾胃气虚所致的遗尿患儿食用。

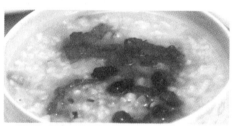

● 冬瓜薏苡仁煲老鸭

材料：

冬瓜 200 克，鸭 1 只，红枣、薏苡仁少许，姜适量，盐 3 克，香油 5 毫升

做法：

①冬瓜洗净，切块；鸭收拾干净，剁件；姜去皮洗净，切片；红枣、薏苡仁洗净。

②净锅上火，油烧热，爆香姜片，加入清水烧沸，下鸭焯烫后捞起。

③将鸭转入砂钵内，放入红枣、薏苡仁烧开后，放入冬瓜煲至熟，调入盐，淋入香油拌匀即可。

功效：

本品能够补充小儿成长所需的各种营养，具有缩尿止遗的功效，常食可改善小儿遗尿症状。

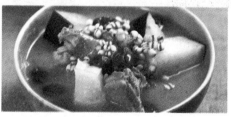

小儿夜啼 健脾安神，夜晚顺畅入梦乡

婴幼儿每到夜晚便间歇啼哭或持续不已，甚至通宵达旦，而白天却一切正常，这就是夜啼症，民间俗称为"夜啼郎"。通常来说，脾寒夜啼的患儿啼哭声软，用手按着腹部，手脚发冷，伴有腹泻；心热夜啼的患儿面红耳赤，烦躁不安，哭声粗壮，便秘，小便短黄；食积夜啼的患儿夜间阵发啼哭，腹部胀满，呕吐，大便酸臭。

● 病理分析

婴幼儿在饥饿、尿布潮湿、有便意、室温过高或过低、被子过厚、强大音响刺激等情况下的啼哭都属于生理性啼哭，家长不必过分担心和焦虑。需要注意的是病理性夜啼，如先天不足、后天失调引起的脾寒，使患儿气血不通，入夜后腹痛而啼哭；患儿心热导致心火太盛，内热烦躁，不能安睡而啼哭；母乳喂养或食物不节制，导致患儿乳食积滞，腹部胀痛不能安眠而啼哭。

● 取穴推拿

劳宫穴 该穴位于人体的手掌心，握拳屈指时当中指端所指处即是。正坐，手平伸，掌心向上；施术者一手轻轻托住其手掌，另一只手四指放在手背，拇指弯曲置于掌心，以拇指指腹按揉其掌心的劳宫穴，每次按揉 2 分钟。

百会穴 位于人体头部，当前发际正中直上 5 寸，或头顶正中线与两耳尖端连线的交点处。正坐，施术者单抬右手，拇指向下，其余四指自然收拢，以拇指指端按揉其头顶的百会穴，每次按揉 1 分钟。

心俞穴 位于人体背部，当第五胸椎棘突下，旁开 1.5 寸。俯卧位，将并拢的食指和中指按在背部脊柱第五胸椎棘突下，第五胸椎棘突下与中指右侧相对应的位置即是该穴。施术者以中指指腹或手掌掌心在其背部的心俞穴做往复摩动，每次摩动 1 分钟。

肝俞穴 位于人体背部，当第九胸椎棘突下，旁开 1.5 寸。俯卧位，将并拢的食指和中指按在背部脊柱第九胸椎棘突下，第九胸椎棘突下与中指右侧相对应的位置即是该穴。施术者以中指指腹或手掌掌心在其背部的肝俞穴做往复摩动，每次摩动 1 分钟。

健康贴士

夜啼既可能是疾病所引起的，也可能是生理性的，因此对于婴幼儿的夜啼，家长应仔细地加以观察和护理。在排除了饥饿、尿布潮湿等原因后，如果婴幼儿仍有夜啼，应请医生检查，找出原因给予治疗。此外，要培养婴幼儿良好的睡眠习惯，夜间保持睡眠环境的安静、平和，以免使婴幼儿受到惊吓；婴幼儿的饮食温度要求适中，并注意其腹部的保暖；孕妇和乳母不宜多吃寒凉或辛辣类的食物。

取穴推拿

快速取穴

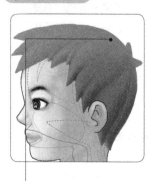

百会穴
位于人体头部，当前发际正中直上5寸。

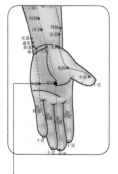

劳宫穴
该穴位于人体的手掌心，握拳屈指时当中指端所指处即是。

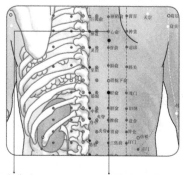

心俞穴
位于人体背部，当第五胸椎棘突下，旁开1.5寸。

肝俞穴
位于人体背部，当第九胸椎棘突下，旁开1.5寸。

推拿方法

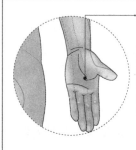

劳宫穴
手平伸，掌心向上；施术者一手轻轻托住其手掌，另一只手四指放在手背，拇指弯曲置于掌心，以拇指指腹按揉其掌心的劳宫穴。

力度	手法	时间
★★	按揉	2分钟

百会穴
施术者单抬右手，拇指向下，其余四指自然收拢，以拇指指端按揉其头顶的百会穴。

力度	手法	时间
★★	按揉	1分钟

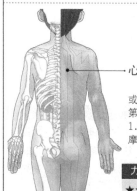

心俞穴
施术者以中指指腹或手掌掌心在其背部当第五胸椎棘突下，旁开1.5寸的心俞穴做往复摩动。

力度	手法	时间
★★★	摩法	1分钟

肝俞穴
施术者以中指指腹或手掌掌心在其背部当第九胸椎棘突下，旁开1.5寸的肝俞穴做往复摩动。

力度	手法	时间
★★★	摩法	1分钟

74

小儿咳嗽 推揉之间，让宝宝更舒畅

小儿咳嗽根据病因的不同，分为外感咳嗽和内伤咳嗽两类。前者咳嗽时有痰、鼻塞、流涕、头痛；后者则多是久咳，身体略发热，可能干咳少痰，也可能咳嗽痰多、食欲不振、神疲乏力、形体消瘦。

● 病理分析

小儿脏腑娇嫩，外感、内伤等多种原因均易伤肺而导致咳嗽。外感风寒，肺气不宣；外感燥气导致气道干燥、咽喉不利，都可导致咳嗽。如果小儿平时就是体虚或肺阴虚损、肺气上逆，或者脾胃虚寒、内生痰湿，也可引起咳嗽。

● 取穴推拿

天突穴 人体前正中线，两锁骨中间，胸骨上窝中央的位置即是该穴。正坐，施术者左手扶正其头部，右手循人体前侧正中线向上，至两锁骨中间，以中指指腹按揉其胸骨上窝中央的天突穴，每次按揉1分钟。

太阳穴 该穴位于人体的面部，耳郭之前，前额两侧，外眼角延长线的上方，两眉梢后凹陷处即是。正坐，施术者举起双手，左手扶正其头部，右手掌心向内，以中指指腹按压其前额两侧，外眼角延长线上方凹陷处的太阳穴，可单侧轮流按压，也可双侧同时按压，每次按压1分钟。

风门穴 位于人体的背部，当第二胸椎棘突下，旁开1.5寸处即是。正坐或俯卧，施术者食指和中指并拢，其他手指自然弯曲，将中指的指腹放置在其大椎下第二个凹陷的中心，即食指指尖所在的位置就是该穴；以拇指或中指指腹按揉其风门穴，每次按揉2分钟。

大椎穴 位于人体的颈部下端，第七颈椎棘突下凹陷处即是。正坐或俯卧，施术者将右手置于小儿肩部，虎口紧邻其右侧颈部，四指朝前，拇指指腹或指尖垂直按揉其颈部下端第七颈椎棘突下凹陷处的大椎穴，每次按揉2分钟。

健康贴士

日常起居生活应格外注意小儿的保暖，预防风寒。让患儿适当休息，多饮开水，居住的房间要注意通风，保持室内空气流通，避免煤气、烟尘等刺激。饮食上宜选清淡多汁的蔬菜瓜果类食物，或具有性凉清热、生津利咽作用的食物。咳嗽发作期间，忌食油腻荤腥或过咸过酸的食物。

取穴推拿

快速取穴

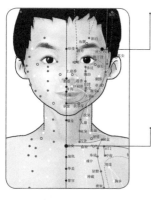

太阳穴
　　该穴位于人体的面部，耳郭之前，前额两侧，外眼角延长线的上方，两眉梢后凹陷处即是。

天突穴
　　人体前正中线，两锁骨中间，胸骨上窝中央的位置即是该穴。

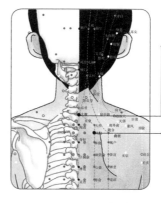

大椎穴
　　位于人体的颈部下端，第七颈椎棘突下凹陷处即是。

风门穴
　　位于人体的背部，当第二胸椎棘突下，旁开1.5寸处即是。

推拿方法

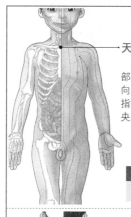

天突穴
　　施术者左手扶正其头部，右手循人体前侧正中线向上，至两锁骨中间，以中指指腹按揉其胸骨上窝中央的天突穴。

力度	手法	时间
★★	按揉	1分钟

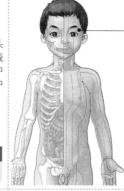

太阳穴
　　施术者举起双手，左手扶正其头部，右手掌心向内，以中指指腹按压其前额两侧，外眼角延长线上方凹陷处的太阳穴。

力度	手法	时间
★★	按压	1分钟

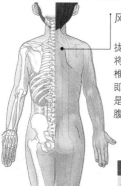

风门穴
　　施术者食指和中指并拢，其他手指自然弯曲，将中指的指腹放置在其大椎下第二个凹陷的中心，即食指指尖所在的位置就是该穴；以拇指或中指指腹按揉其风门穴。

力度	手法	时间
★★★	按揉	2分钟

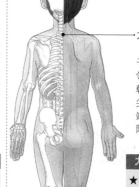

大椎穴
　　施术者将右手置于小儿肩部，虎口紧邻其右侧颈部，四指朝前，拇指指腹或指尖垂直按揉其颈部下端第七颈椎棘突下凹陷处的大椎穴。

力度	手法	时间
★★★	按揉	2分钟

小儿咳嗽的对症药膳

● 桑白葡萄果冻

材料：

椰果 60 克，葡萄 200 克，鱼腥草、桑白皮各 10 克，果冻粉 20 克，红糖 25 克

做法：

①鱼腥草、桑白皮均洗净，放入锅中，加水煎取药汁备用。

②葡萄洗净，切半，取出籽，与椰果一起放入模型中。

③药汁、果冻粉、红糖放入锅中，以小火加热，同时搅拌，煮沸后关火。倒入模型中，待凉后移入冰箱中冷藏、凝固，即可食用。

功效：

本品清热化痰、滋阴润肺，适合咳嗽、咳吐黄痰的患者食用。

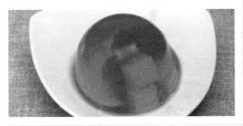

● 霸王花猪肺汤

材料：

霸王花 20 克，猪肺 750 克，猪瘦肉 300 克，红枣 3 颗，南杏仁、北杏仁各 10 克，盐 5 克，姜 2 片

做法：

①霸王花、红枣浸泡，洗净；猪肺洗净，切片；猪瘦肉洗净，切块。

②烧热油锅，放入姜片，将猪肺爆炒 5 分钟左右。

③将清水煮沸后加入所有原材料，用小火煲 3 个小时，加盐调味即可。

功效：

本品具有宣肺散寒、化痰平喘的功效，适合冷哮型的哮喘患者食用。

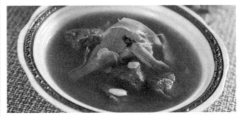

● 鹌鹑五味子陈皮粥

材料：

鹌鹑 3 只，茴香 3 克，大米 80 克，肉桂 15 克，五味子、陈皮各 10 克，姜末、味精、盐、葱花各适量

做法：

①鹌鹑洗净切块，入沸水汆烫；大米淘净；茴香、肉桂、五味子、陈皮煎汁备用。

②锅中放入鹌鹑、大米、姜末、药汁，加沸水，熬煮成粥，加盐、味精调味，撒入葱花即可。

功效：

本粥健脾益气、补肺纳喘，对小儿百日咳后期有较好的食疗作用。

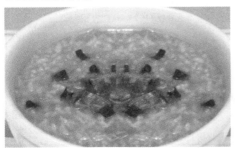

● 川贝蒸鸡蛋

材料：

川贝 6 克，鸡蛋 2 个，盐少许

做法：

①川贝洗净，备用。

②鸡蛋打入碗中，加入少许盐，搅拌均匀。

③将川贝放入鸡蛋中，入蒸锅蒸 6 分钟即可。

功效：

本品具有清热化痰、滋阴养肺的功效，适合肺虚咳嗽的患者食用。

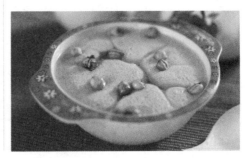

● 白果猪肚汤

材料：

猪肚 180 克，白果 40 克，胡椒粉、姜、盐各适量

做法：

①猪肚用盐、生粉洗净后切片；白果去壳；姜洗净切片。

②锅中注水烧沸，入猪肚汆去血沫，捞出备用。

③将猪肚、白果、姜放入砂煲，倒入适量清水，小火熬 2 个小时，调入胡椒粉和盐即可。

功效：

本品具有清热化痰、补肾纳气、定喘止咳的功效，适合热痰郁肺、肾虚不纳型的慢性肺炎患者食用。

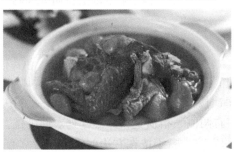

● 复方菊花茶

材料：

金银花 21 克，菊花、桑叶各 9 克，杏仁 6 克，芦根 30 克（鲜的加倍），蜂蜜适量

制作：

①将金银花、菊花、桑叶、杏仁、芦根用水略冲洗。

②放入锅中用水煮，将汤盛出。

③待凉后再加入蜂蜜即可。

功效：

本品具有清热润肺、止咳化痰的功效，可用于咳嗽、咳吐黄痰、发热、小便发黄的肺炎患者食用。

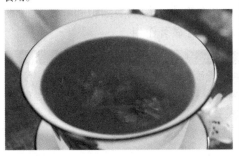

● 杏仁核桃牛奶饮

材料：

杏仁 30 克，核桃仁 20 克，牛奶 200 克

做法：

①将杏仁、核桃仁放入清水中洗净，与牛奶一起放入炖锅中。

②加适量清水后将炖锅置于火上烧沸，再用小火煎煮 20 分钟即可。

功效：

本品具有温肺定喘、润肠通便、健脾益胃、益智安神的功效。尤其适合肺虚咳嗽、便秘、神经衰弱、失眠、支气管炎等患者食用。

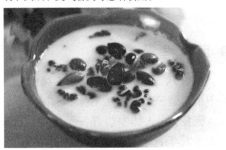

● 海底椰参贝瘦肉汤

材料：

海底椰 150 克，西洋参 10 克，川贝母 10 克，猪瘦肉 400 克，盐 2 克

做法：

①海底椰、西洋参、川贝母均洗净备用。

②猪瘦肉洗净，切块，飞水；蜜枣洗净。

③将以上备好的用料一起放入煲内，注入沸水适量，加盖，煲 4 个小时，加盐调味即可。

功效：

益气养阴，镇喘止咳，适合阴虚干咳、肺热咳吐黄痰、咽干口渴者。

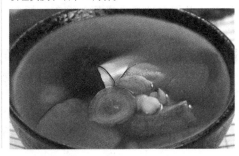

小儿营养不良 调理脾胃，健康指数揉出来

小儿营养不良，又称为"疳积"，其症状有恶心呕吐、不思饮食、腹胀腹泻、烦躁不安、哭闹不止、睡眠不实、喜欢俯卧、手足心热、口渴喜饮、两颧发红、小便混浊、大便时干时溏、面黄肌瘦、头发稀少、头大脖子细、肚子大、精神不振等。

● 病理分析

小儿哺食过早，或者甘肥生冷食物吃得太多，可损伤脾胃之气，耗伤气血津液，导致消化功能紊乱而发生营养不良；慢性腹泻或长期呕吐的患儿，治疗不彻底会引发营养不良；诸如婴幼儿先天性幽门狭窄、腭裂、传染病、寄生虫病等疾病，也会在一定程度上引起小儿营养不良。

● 取穴推拿

中脘穴 人体前正中线上，脐中上4寸即是该穴。正坐或仰卧，施术者以单手中指指腹或手掌掌心轻柔按揉中脘穴，每次按揉3分钟。

天枢穴 人体中腹部，平脐中，肚脐左右两侧三指横宽，即2寸处。仰卧位，施术者双手置于其中腹部，左手按在左边的穴位，右手按在右边的穴位，手掌心向下；以双手中指指腹按揉脐中两侧的天枢穴，每次按揉3分钟。

胃俞穴 此穴位于人体背部，当第十二胸椎棘突下，旁开1.5寸即是。俯卧位，施术者以拇指指腹按揉体后正中线第十二胸椎棘突下，旁开食指、中指两指横宽位置的胃俞穴，每次按揉3分钟。

大肠俞穴 此穴位于人体腰部，当第四腰椎棘突下，旁开1.5寸即是。俯卧位，施术者以拇指指腹按揉其体后正中线第四腰椎棘突下，旁开食指、中指两指横宽位置的大肠俞穴，每次按揉1分钟。

● 健康食疗

胡萝卜 胡萝卜中含有丰富的胡萝卜素、多种维生素、钙质及食物纤维等，几乎可以与多种维生素药丸媲美。胡萝卜中还含有大量构成脑细胞和骨髓细胞的磷质，对促进儿童生长发育、增强肌体抗病能力有显著作用。

健康贴士

对患儿腹部和脐部进行掌摩法推拿后，再进行适当的捏脊，则治疗的效果更好。经常带小儿到户外活动，呼吸新鲜空气，多晒太阳，有利于增强小儿体质；喂养要得当，定时、定量喂奶，多加摄取营养丰富、易于消化的食物；提倡母乳喂养，添加辅食时要合理搭配，循序渐进；注意小儿的饮食卫生，积极预防各种肠道传染病和寄生虫病。

取穴推拿

快速取穴

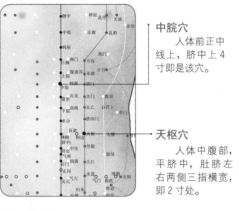

中脘穴
　　人体前正中线上,脐中上4寸即是该穴。

天枢穴
　　人体中腹部,平脐中,肚脐左右两侧三指横宽,即2寸处。

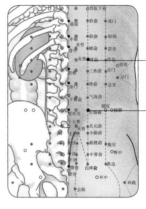

胃俞穴
　　此穴位于人体背部,当第十二胸椎棘突下,旁开1.5寸即是。

大肠俞穴
　　此穴位于人体腰部,当第四腰椎棘突下,旁开1.5寸即是。

推拿方法

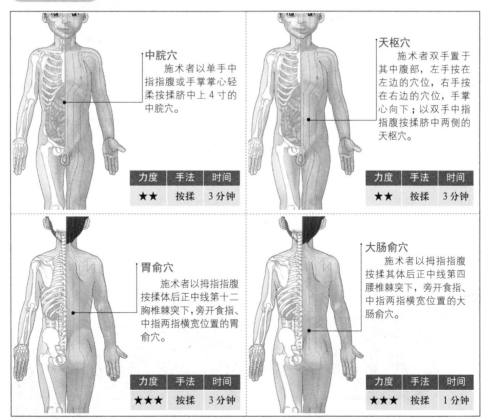

中脘穴
　　施术者以单手中指指腹或手掌掌心轻柔按揉脐中上4寸的中脘穴。

力度	手法	时间
★★	按揉	3分钟

天枢穴
　　施术者双手置于其中腹部,左手按在左边的穴位,右手按在右边的穴位,手掌心向下;以双手中指指腹按揉脐中两侧的天枢穴。

力度	手法	时间
★★	按揉	3分钟

胃俞穴
　　施术者以拇指指腹按揉体后正中线第十二胸椎棘突下,旁开食指、中指两指横宽位置的胃俞穴。

力度	手法	时间
★★★	按揉	3分钟

大肠俞穴
　　施术者以拇指指腹按揉其体后正中线第四腰椎棘突下,旁开食指、中指两指横宽位置的大肠俞穴。

力度	手法	时间
★★★	按揉	1分钟

76

小儿营养不良的对症药膳

● 佛手薏苡仁粥

材料：

红枣、薏苡仁各 20 克，佛手 15 克，大米 70 克，白糖 3 克，葱 5 克

做法：

①大米、薏苡仁均泡发，洗净；红枣洗净，去核，切成小块；葱洗净，切成葱花；佛手洗净，备用。

②锅置火上，倒入清水，放入大米、薏苡仁、佛手，以大火煮开。

③加入红枣煮至浓稠状，撒上葱花，调入白糖拌匀即可。

功效：

此粥能促进新陈代谢、减少肠胃负担，可缓解小儿营养不良症状。

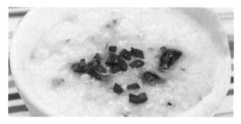

● 牛奶山药麦片粥

材料：

牛奶 100 毫升，豌豆 30 克，麦片 50 克，莲子 20 克，白糖 3 克，葱 5 克，山药适量

做法：

①豌豆、莲子、山药均洗净；葱洗净，切成葱花。

②锅置火上，加入适量清水，放入麦片，以大火煮开。

③加入豌豆、莲子、山药同煮至浓稠状，再倒入牛奶煮 5 分钟后，撒上葱花，调入白糖拌匀即可。

功效：

此粥含有多种营养素，可补充体质，还有促进睡眠的作用，可用于小儿营养不良等症。

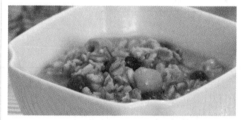

● 党参佛手猪心汤

材料：

猪心 200 克，党参片 8 克，青菜叶 50 克，佛手 10 克，清汤、盐、姜末各适量

做法：

①将猪心洗净，余水，切片备用。

②党参片、佛手洗净；青菜叶洗净，备用。

③汤锅上火，倒入清汤，调入盐、姜末，下入猪心、党参片、佛手煮至熟，撒入青菜叶即可。

功效：

本品具有益气健脾、行气消积食的功效，可用于小儿营养不良、腹胀食积、食欲不振等症。

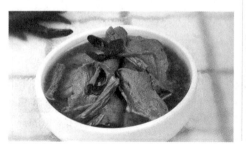

● 山楂麦芽猪腱汤

材料：

猪腱、山楂、麦芽各适量，盐 2 克，鸡精 3 克

做法：

①山楂洗净，切开去核；麦芽洗净；猪腱洗净，斩块。

②锅上水烧开，将猪腱余去血水，取出洗净。

③瓦煲内注水用大火烧开，下入猪腱、麦芽、山楂，改小火煲 2.5 个小时，加盐、鸡精调味即可。

功效：

本品具有益气健脾、消食化积的功效，对小儿营养不良有很好的食疗作用。

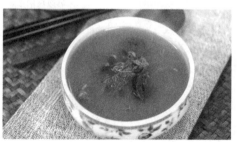

● 姜橘鲫鱼汤

材料：

姜片 30 克，鲫鱼 250 克，橘皮 10 克，胡椒粉 3 克，盐适量

做法：

①将鲫鱼宰杀，去内脏，洗净；橘皮洗净备用。

②锅中加适量水，放入鲫鱼，用小火煨熟。

③加姜片、橘皮，稍煨一会，再加胡椒粉、盐调味即可。

功效：

此汤可健脾化湿、开胃消食，适用于小儿偏食、食欲不振等症。

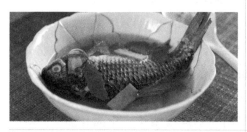

● 菊花山楂饮

材料：

红茶包 1 袋，菊花 10 克，山楂 15 克，白糖少许，清水适量

做法：

①菊花、山楂用水洗净，沥干，备用。

②烧锅洗净，倒入适量清水，烧开后，加入菊花、山楂，待水开后，将大火转为小火，续煮 10 分钟。

③加入红茶包，待红茶入味时，用滤网将茶汁里的药渣滤出，起锅前加入适量白糖，搅拌均匀即可。

功效：

本品具有消食导滞的功效，适合消化不良的小儿患者食用。

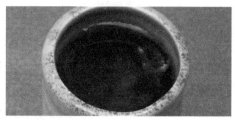

● 厚朴谷芽消食汁

材料：

葡萄柚 2 颗，柠檬 1 颗，谷芽 10 克，厚朴、天门冬 8 克，蜂蜜 1 大匙

做法：

①谷芽、厚朴、天门冬放入锅中，加入清水，以小火煮沸，约 1 分钟后关火，滤取药汁降温备用。

②葡萄柚和柠檬切半，利用榨汁机榨出果汁，倒入杯中。

③加入蜂蜜、药汁搅拌均匀，即可饮用。

功效：

厚朴具有温中下气、燥湿行气之效，谷芽、柠檬善于消食化积，蜂蜜有健胃和中的功效。合用能有效治疗小儿消化不良，症见不思饮食、脘腹胀满、饮食不化等。

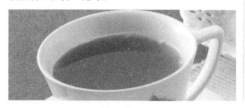

● 枸杞子白木耳高粱羹

材料：

白木耳 1 朵，高粱 50 克，枸杞子少许，白糖少许

做法：

①白木耳洗净，放入清水中泡发，然后切成小朵，备用；高粱用清水洗净，备用；枸杞子洗净，泡发备用。

②锅洗净，置于火上，将白木耳、高粱、枸杞子一起放入锅中，注入适量清水，煮至熟。

③最后加入适量白糖调好味即可。

功效：

高粱具有凉血、解毒、和胃、健脾、止泻的功效，可对消化不良、积食、湿热下痢和小便不利等多种疾病。

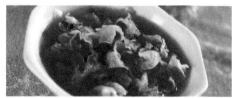

76

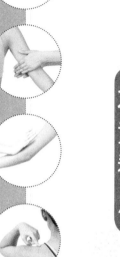

本章看点

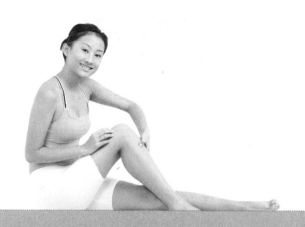

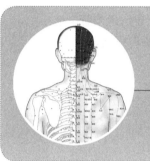

第八章
软组织损伤及相关病症推拿

当人体皮肤、皮下组织、肌肉、肌腱、韧带和关节囊等软组织受到较重外力的撞击、扭挫或牵拉时，均可能发生损伤，这种损伤就称之为软组织损伤，俗称"伤筋"。虽说"小心能驶万年船"，但是再小心的人也说不准自己的身体什么时候会出现这类损伤，因为这类损伤常常是无法预见的。有了推拿疗法的支持，人们在痛苦地服用止痛片的同时，发现原来还可以这样……

颈部扭伤 舒筋活血，不再叫苦不迭

所谓颈部扭伤，即是指人体颈部肌肉的扭挫、拉伤。作为人体头部的支撑，颈部时刻承受着一定的重量，频繁的多方位活动对颈部肌肉的持久性与灵活性有着较高的要求。一旦出现颈部扭伤，常规活动时颈部肌肉的僵硬、疼痛，会让人叫苦不迭。

● 病理分析

颈部扭伤常由活动过程中突发或强力的扭转、伸拉等活动，导致颈部肌肉韧带的损伤而造成。具有颈部肌肉僵硬、痉挛，无法正常活动，肌肉疼痛、肿胀，略微活动时痛感加剧等特征。

● 快速取穴

风池穴 位于人体的后颈部，后头骨下，两条大筋外缘陷窝中，相当于与耳垂齐平。

天柱穴 位于后头骨正下方凹陷处，即脖颈处突起的肌肉（斜方肌）外侧凹处，后发际正中旁开 2 厘米左右。

风府穴 人体头部，后发际正中直上 1 寸，枕外隆凸直下凹陷中即是该穴。

大椎穴 位于人体的颈部下端，第七颈椎棘突下凹陷处即是。

肩髃穴 该穴位于人体肩峰与肱骨结节之间，肩部三角肌上部正中位置。

肩井穴 前直乳中，大椎与肩峰端连线的中点，也就是乳头正上方与肩线的交接处即是该穴。

天宗穴 此穴位于人体肩胛骨冈下窝的中央，或者肩胛冈中点下缘，下 1 寸处。

● 推拿流程

STEP 1 正坐位，拿揉颈肩部的肌肉及韧带。

STEP 2 揉按伤侧部位肌肉、韧带以及上肢部位肌肉。以拇指、中指指端相对着力捏揉风池穴、天柱穴；以拇指指端或指腹点揉风府穴、大椎穴；以拇指或中指指端点揉肩髃穴；以拇指与其他四指拿揉肩井穴；以双手拇指指腹两侧同时按揉天宗穴。

STEP 3 以手掌小鱼际部位滚揉人体颈肩部肌肉。

STEP 4 持空拳以小鱼际侧拍击人体颈肩部肌肉。

取穴推拿

背部取穴

风府穴 —
　　人体头部，后发际正中直上1寸，枕外隆凸直下凹陷中即是该穴。

风池穴 —
　　位于人体的后颈部，后头骨下，两条大筋外缘陷窝中，相当于与耳垂齐平。

天柱穴 —
　　位于后头骨正下方凹陷处，即脖颈处突起的肌肉（斜方肌）外侧凹处，后发际正中旁开2厘米左右。

肩井穴

大椎穴 —
　　位于人体的颈部下端，第七颈椎棘突下凹陷处即是。

天宗穴

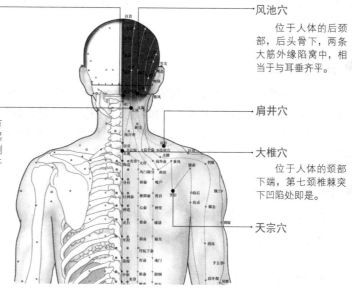

推拿流程

STEP 1

正坐位，拿揉颈肩部的肌肉及韧带。

STEP 2

揉按伤侧部位肌肉、韧带以及上肢部位肌肉。以拇指、中指指端相对着力捏揉风池穴、天柱穴；以拇指指端或指腹点揉风府穴、大椎穴；以拇指或中指指端点揉肩髃穴；以拇指与其他四指拿揉肩井穴；以双手拇指指腹两侧同时按揉天宗穴。

STEP 3

以手掌小鱼际部位滚揉人体颈肩部肌肉。

STEP 4

持空拳以小鱼际侧拍击人体颈肩部肌肉。

 颈部扭伤

 推拿结束

77

78 颈椎病　通络活血，扳转轻柔勿用强

颈椎病又称作颈椎综合征，主要是指由颈椎退行性病理改变而导致的头颈、肩背、手臂酸痛，颈部僵硬、活动受限、肩背沉重、上肢无力、手指发麻、手握物无力，甚至有可能出现眩晕或心悸等症状。

● 病理分析

颈椎病通常是神经根受到刺激和压迫而引发的疾病。中医认为，颈椎病属于颈部"伤筋"，主要是积劳成伤、气血阻滞、伤损肝肾，使经脉失养，筋骨失利所致。此外，长期低头工作、姿势不当造成颈椎退化改变、颈部外伤和慢性酸痛，都可以引起颈椎病。

● 快速取穴

风府穴 人体头部，后发际正中直上 1 寸，枕外隆凸直下凹陷中即是该穴。

风池穴 位于人体的后颈部，后头骨下，两条大筋外缘陷窝中，相当于与耳垂齐平。

天柱穴 位于后头骨正下方凹陷处，即脖颈处突起的肌肉（斜方肌）外侧凹处，后发际正中旁开约 2 厘米。

大椎穴 位于人体的颈部下端，第七颈椎棘突下凹陷处即是。

大杼穴 位于人体背部，当第一胸椎棘突下，旁开 1.5 寸的位置即是。

肩井穴 前直乳中，大椎与肩峰端连线的中点，也就是乳头正上方与肩线的交接处即是该穴。

肩中俞穴 位于人体背部，当第七颈椎棘突下，旁开 2 寸的位置即是。

曲垣穴 人体背部两侧肩胛骨的内上方。

天宗穴 此穴位于人体肩胛骨冈下窝的中央，或者肩胛冈中点下缘，下 1 寸处。

● 推拿流程

STEP 1 正坐位，拿揉颈肩部的肌肉，使其充分放松。

STEP 2 以拇指指端点揉风府穴、大杼穴；以拇指、中指指端相对着力捏揉风池穴、天柱穴；以拇指指腹点揉大椎穴、肩中俞穴；以拇指与其他四指拿揉肩井穴；以拇指指端或指腹点揉曲垣穴；以双手拇指指腹两侧同时按揉天宗穴；拿揉颈肩部及上肢肌肉，使其放松。

STEP 3 在受术者的体后以双手端托其两颊，顺势稍用力端托、牵拉颈椎，带动其颈部在正常的生理活动范围内做前后左右的活动和旋转。

STEP 4 以空掌或空拳拍打颈肩背部，牵抖上肢。

取穴推拿

背部取穴

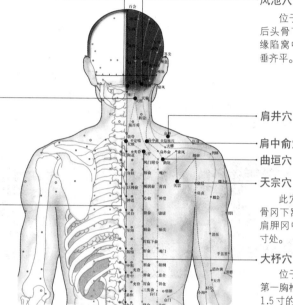

风府穴

人体头部，后发际正中直上1寸，枕外隆凸直下凹陷中即是该穴。

天柱穴

位于后头骨正下方凹陷处，即脖颈处突起的肌肉（斜方肌）外侧凹处，后发际正中旁开约2厘米。

大椎穴

位于人体的颈部下端，第七颈椎棘突下凹陷处即是。

风池穴

位于人体的后颈部，后头骨下，两条大筋外缘陷窝中，相当于与耳垂齐平。

肩井穴

肩中俞穴

曲垣穴

天宗穴

此穴位于人体肩胛骨冈下窝的中央，或者肩胛冈中点下缘，下1寸处。

大杼穴

位于人体背部，当第一胸椎棘突下，旁开1.5寸的位置即是。

推拿流程

STEP 1

正坐位，拿揉颈肩部的肌肉，使其充分放松。

STEP 2

以拇指指端点揉风府穴、大杼穴；以拇指、中指指端相对着力捏揉风池穴、天柱穴；以拇指指腹点揉大椎穴、肩中俞穴；以拇指与其他四指拿揉肩井穴；以拇指指端或指腹点揉曲垣穴；以双手拇指指腹两侧同时按揉天宗穴；拿揉颈肩部及上肢肌肉，使其放松。

STEP 3

在受术者的体后以双手端托其两颊，顺势稍用力端托、牵拉颈椎，带动其颈部在正常的生理活动范围内做前后左右的活动和旋转。

STEP 4

以空掌或空拳拍打颈肩背部，牵抖上肢。

颈椎病

推拿结束

颈椎病的对症药膳

● 排骨桂枝栗子汤

材料：

排骨 350 克，桂枝 20 克，栗子 20 克，枸杞子、盐少许，味精 3 克，高汤适量

做法：

①将排骨洗净，切块，氽水。

②桂枝洗净，备用；栗子去壳备用。

③净锅上火倒入高汤，调入盐、味精，放入排骨、桂枝、栗子、枸杞子煲至成熟即可。

功效：

本品具有温经散寒、行气活血的功效，适合气血运行不畅的颈椎病患者食用。

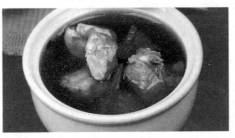

● 山药鳝鱼汤

材料：

鳝鱼 2 条，山药 25 克，枸杞子 5 克，补骨脂 10 克，盐 5 克，葱花、姜片各 2 克

做法：

①将鳝鱼处理干净，切段，氽水。

②山药去皮，洗净，切片；补骨脂、枸杞子洗净，备用。

③净锅上火，调入盐、葱花、姜片，下入鳝鱼、山药、补骨脂、枸杞子煲至熟即可。

功效：

本品具有行气活血、补肾壮骨的功效，适合颈椎病患者、腰膝酸痛患者食用。

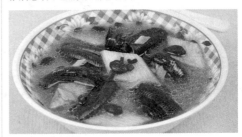

● 川芎桂枝茶

材料：

川芎、丝瓜络各 10 克，桂枝 8 克，冰糖适量

做法：

①将川芎、桂枝、丝瓜络洗净，一起放入锅中。

②往锅里加入适量水，煲 20 分钟，加入冰糖煮至融化即可。

功效：

本品具有行气活血、温经散寒的功效，适合肩颈部气血运行不畅的颈椎病患者食用。

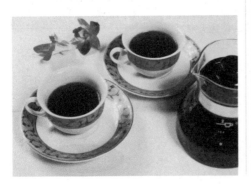

● 丹参红花酒

材料：

丹参 30 克，红花 20 克，白酒 800 毫升

做法：

①将丹参、红花洗净，泡入白酒中。

②约 7 天后即可服用。

③每次 20 毫升左右，饭前服，酌量饮用。

功效：

本品具有活血化淤、通脉止痛的功效，适合颈椎病患者食用。

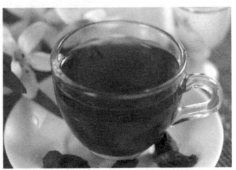

● 桑寄生连翘鸡爪汤

材料：

桑寄生 30 克，连翘 15 克，鸡爪 400 克，蜜枣 2 颗，盐 5 克

做法：

①桑寄生、连翘、蜜枣洗净。

②鸡爪洗净，去爪甲，斩件，入沸水中余烫。

③将适量清水放入瓦煲内，煮沸后加入桑寄生、连翘、蜜枣、鸡爪，大火煲开后，改用小火煲 2 个小时，加盐调味即可。

功效：

本品具有补肝肾、强筋骨、祛风湿的功效，对适合颈椎病患者食用。

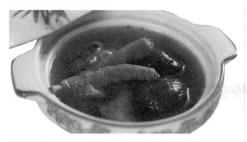

● 栗子猪腰汤

材料：

栗子 50 克，猪腰 100 克，红枣、姜各适量，盐 1 克，鸡精适量

做法：

①将猪腰洗净，切开，除去白色筋膜，入沸水余去表面血水，倒出洗净。

②栗子洗净剥开；红枣洗净；姜洗净，去皮切片。

③用瓦煲装水，在大火上滚开后放入猪腰、栗子、姜片、红枣，以小火煲 2 个小时，调入盐、鸡精即可。

功效：

栗子可补肾强骨、健脾养胃、活血止血；猪腰可补肾气、消积滞、止消渴。此品对肾虚所致的腰酸、腰部冷痛、耳鸣、颈椎骨质增生等症有很好的食疗效果。

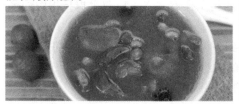

● 杜仲栗子鸽汤

材料：

乳鸽 400 克，栗子 150 克，杜仲 50 克，盐 3 克

做法：

①乳鸽切块，栗子入开水中煮 5 分钟，捞起后剥去外膜。

②下入乳鸽块，入沸水中余烫，捞起冲净后沥干。

③将鸡肉、栗子和杜仲放入锅中，加适量的水后用大火煮开，再转小火慢煮 30 分钟，加盐调味即成。

功效：

杜仲、鸽肉、栗子配伍同用，对肾气亏虚、肾精不足引起的颈椎退行性病变、腰痛、腰膝酸软等症有很好的疗效。

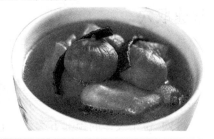

● 人参黄芪蒸甲鱼

材料：

人参 3 克，黄芪 10 克，甲鱼 1 只，姜、盐各 5 克，味精 2 克，鸡精 3 克，料酒 5 毫升。

做法：

①甲鱼宰杀洗净，人参切段，黄芪洗净，姜切片备用。

②将备好的甲鱼放入砂锅中，添水煮至七分熟，然后捞出备用。

③将所有的调味料在碗中拌匀，然后淋在甲鱼上，使其浸透，再上锅蒸 13 分钟即可。

功效：

这道菜能有效改善四肢发冷、腰膝酸软、颈椎疼痛等症状。体质虚弱的人服用本菜品也可以改善身体状况，提高身体免疫力。

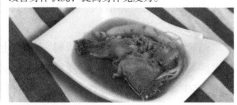

背部软组织损伤　舒筋与通络并重

背部软组织损伤，是指人体背部肌肉、筋腱以及肩胛骨周边筋腱韧带等组织结构的损伤或劳损。其主要症状是肩背部肌肉与筋腱僵硬无力，有轻微或明显的痛感，可蔓延至颈肩部，活动时痛感加剧。重症患者甚至有时出现局部肌肉肿胀，疼痛剧烈，肢体活动受限等情况。

● 病理分析

背部软组织损伤，主要是在人体从事各类行为、活动过程中，遭遇瞬间闪挫、扭转等突发暴力，或长时间反复承受一定强度动作，引发的肩背部或肩胛骨周边肌肉、筋腱韧带的损伤或劳损。

● 快速取穴

风池穴　位于人体的后颈部，后头骨下，两条大筋外缘陷窝中，相当于与耳垂齐平。

天柱穴　位于后头骨正下方凹陷处，即脖颈处突起的肌肉（斜方肌）外侧凹处，后发际正中旁开约 2 厘米。

大椎穴　位于人体的颈部下端，第七颈椎棘突下凹陷处即是。

大杼穴　位于人体背部，当第一胸椎棘突下，旁开 1.5 寸的位置即是。

风门穴　位于人体的背部，当第二胸椎棘突下，旁开 1.5 寸处即是。

肺俞穴　人体背部，第三胸椎下旁开 1 寸半即是。

肩井穴　前直乳中，大椎与肩峰端连线的中点，也就是乳头正上方与肩线的交接处即是该穴。

秉风穴　人体体后肩胛部，冈上窝中央，举臂时肩胛骨上的凹陷处即是。

天宗穴　此穴位于人体肩胛骨冈下窝的中央，或者肩胛冈中点下缘，下 1 寸处。

● 推拿流程

STEP 1　俯卧位，按揉肩背部以及具体损伤部位的软组织。

STEP 2　以拇指、中指指端相对着力捏揉风池穴、天柱穴；以拇指指腹点揉大椎穴；以拇指指端点揉大杼穴、秉风穴；以拇指或中指指腹按揉风门穴；以拇指或中指指尖点揉肺俞穴；以拇指与其他四指拿揉肩井穴；以双手拇指指腹两侧同时按揉天宗穴。

STEP 3　以手掌鱼际或掌根部位由上到下外旋推揉背部脊柱两侧的肌肉；捻揉肩胛骨周边的筋肉，重点揉按损伤部位的软组织。

STEP 4　以手掌鱼际滚揉或空掌拍打肩背部肌肉。

取穴推拿

背部取穴

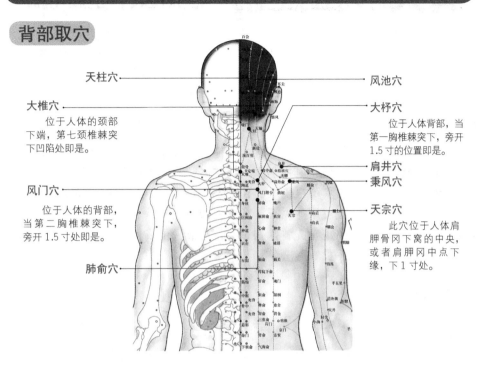

天柱穴

大椎穴
位于人体的颈部下端，第七颈椎棘突下凹陷处即是。

风门穴
位于人体的背部，当第二胸椎棘突下，旁开1.5寸处即是。

肺俞穴

风池穴

大杼穴
位于人体背部，当第一胸椎棘突下，旁开1.5寸的位置即是。

肩井穴
秉风穴

天宗穴
此穴位于人体肩胛骨冈下窝的中央，或者肩胛冈中点下缘，下1寸处。

推拿流程

STEP 1
俯卧位，按揉肩背部以及具体损伤部位的软组织。

STEP 2
以拇指、中指指端相对着力捏揉风池穴、天柱穴；以拇指指腹点揉大椎穴；以拇指指端点揉大杼穴、秉风穴；以拇指或中指指腹按揉风门穴；以拇指或中指指尖点揉肺俞穴；以拇指与其他四指拿揉肩井穴；以双手拇指指腹两侧同时按揉天宗穴。

STEP 3
以手掌鱼际或掌根部位由上到下外旋推揉背部脊柱两侧的肌肉；捻揉肩胛骨周边的筋肉，重点揉按损伤部位的软组织。

STEP 4
以手掌鱼际滚揉或空掌拍打肩背部肌肉。

背部软组织损伤

推拿结束

80 肩关节扭挫伤 轻揉慢转，止痛化淤

肩关节扭挫伤是指人体在从事各类活动的过程中，肩部遭受闪挫、扭转或强烈的暴力冲击，导致其软组织受损，进而出现局部出血肿胀、韧带撕裂、疼痛拒碰、活动受限等状况。

◉ 病理分析

这类损伤多由人体猛然扑倒、闪挫、冲撞、扭转动作而造成，通常受伤当时症状轻微，有时人们甚至觉得其所引发的局部淤肿和痛感在短时间内有着逐渐消却、减轻的迹象，但尚未恢复的肢体如不及时治疗，则很可能随后出现伤痛加重、筋膜粘连，甚至关节活动受限等情况。需要人们注意的是，在对肩关节扭挫伤施以推拿治疗之前，施术者应首先排除伤患部位关节脱位或骨折的可能，然后再根据情况施以具体的推拿手法。

◉ 快速取穴

肩井穴 前直乳中，大椎与肩峰端连线的中点，也就是乳头正上方与肩线的交接处即是该穴。

肩髃穴 该穴位于人体肩峰与肱骨结节之间，肩部三角肌上部正中位置。

肩髎穴 人体肩部，肩髃穴的后方，手臂外展后肩峰后下方的凹陷处即是。

臑俞穴 人体肩部，肩胛冈下缘凹陷中即是。

臑会穴 手臂外侧，肩髎穴至肘尖的连线上，肩髎穴向下3寸即是。

中府穴 胸前壁的外上方、云门穴下1寸、前正中线旁开6寸，平第一肋间隙处。

云门穴 人体胸前壁外上方，锁骨外侧下端三角形凹陷处即是该穴。

曲垣穴 人体背部两侧肩胛骨的内上方。

天宗穴 此穴位于人体肩胛骨冈下窝的中央，或者肩胛冈中点下缘，下1寸处。

◉ 推拿流程

STEP 1 正坐位，按揉患者肩部肌肉、软组织及其伤患部位。

STEP 2 依据伤侧部位的不同，以拇指揉按伤侧部位及其周边的肌肉与软组织，具体痛点可适当着重施与拿捏、弹拨。以拇指与其他四指拿揉肩井穴；以拇指或中指指端点揉肩髃穴、肩髎穴、臑俞穴、臑会穴，以中指指腹按揉中府穴、云门穴；以拇指指端或指腹点揉曲垣穴，以双手拇指指腹两侧同时按揉天宗穴。

STEP 3 一只手固定住患者的肩头部位，用另一只手牵动伤肢腕部，在拔伸牵引的作用下对肩关节进行幅度由小至大的旋摇活动。

STEP 4 按揉、捋顺肩部和上肢肌肉，可适当牵抖上肢理筋活络。

超简单推拿消百病全书

取穴推拿

侧部取穴

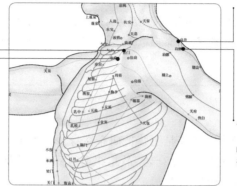

云门穴
人体胸前壁外上方，锁骨外侧下端三角形凹陷处即是该穴。

中府穴
胸前壁的外上方，云门穴下 1 寸、前正中线旁开 6 寸，平第一肋间隙处。

肩井穴
前直乳中，大椎与肩峰端连线的中点，也就是乳头正上方与肩线的交接处即是该穴。

肩髃穴
该穴位于人体肩峰与肱骨结节之间，肩部三角肌上部正中位置。

背部取穴

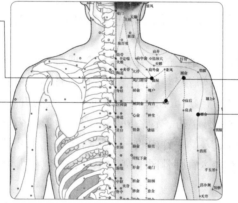

曲垣穴
人体背部两侧肩胛骨的内上方。

天宗穴
此穴位于人体肩胛骨冈下窝的中央，或者肩胛冈中点下缘，下 1 寸处。

臑俞穴
人体肩部，肩胛冈下缘凹陷中即是。

臑会穴
手臂外侧，肩髎穴至肘尖的连线上，肩髎穴向下 3 寸即是。

推拿流程

STEP 1
正坐位，按揉患者肩部肌肉、软组织及其伤患部位。

STEP 2
依据伤侧部位的不同，以拇指揉按伤侧部位及其周边的肌肉与软组织，具体痛点可适当着重施与拿捏、弹拨。点揉肩井穴、肩髃穴、云门穴、曲垣穴等穴。

STEP 3
幅度由小至大地旋摇伤侧肩关节。

STEP 4
按揉、捋顺肩部和上肢肌肉。

背部软组织损伤

推拿结束

(80)

肩周炎 舒筋活络，勤加锻炼

肩周炎，是指由人体肩关节周围慢性无菌性炎症而引发肩关节疼痛、活动受限的疾病。早期肩关节呈阵发性疼痛，常因天气变化及劳累而诱发，以后逐渐发展为持续性疼痛，并逐渐加重，昼轻夜重，夜不能寐，不能向患侧侧卧，肩关节可能有广泛压痛，并向颈部及肘部放射。

● 病理分析

肩关节的活动减少，尤其是上肢长期靠在身旁，垂于体侧，被认为是肩周炎最主要的诱发因素。此外，人体衰老、软组织退行病变，以及肩部外伤处理、治疗、恢复不当，也有可能导致肩周炎。

● 快速取穴

肩井穴 前直乳中，大椎与肩峰端连线的中点，也就是乳头正上方与肩线的交接处即是该穴。

肩髎穴 人体肩部，肩髃穴的后方，手臂外展后肩峰后下方的凹陷处即是。

肩髃穴 该穴位于人体肩峰与肱骨结节之间，肩部三角肌上部正中位置。

中府穴 胸前壁的外上方、云门穴下1寸、前正中线旁开6寸，平第一肋间隙处。

云门穴 人体胸前壁外上方，锁骨外侧下端三角形凹陷处即是该穴。

肩贞穴 肩关节后下方，手臂内收时，腋后纹头上1寸处。

天宗穴 此穴位于人体肩胛骨冈下窝的中央，或者肩胛冈中点下缘，下1寸处。

● 推拿流程

STEP 1 正坐位，按揉患者肩部和上肢肌肉，使其放松。

STEP 2 按揉肩部、肩胛部、上肢肌肉及其软组织，以拇指和其他四指拿揉肩井穴，以拇指点揉肩髎穴、肩髃穴、中府穴、云门穴、天宗穴，以中指按揉肩贞穴。

STEP 3 引导患者伤侧手臂曲肘前绕摸健侧肩头、后绕摸健侧肩胛、上举摸头后枕部。

STEP 4 一只手固定住患者的肩头部位，用另一只手牵动伤肢腕部，对其肩关节进行幅度由小至大的旋摇活动。

STEP 5 以手掌拍打、撮抹肩部及上肢肌肉。

取穴推拿

侧部取穴

云门穴
人体胸前壁外上方，锁骨外侧下端三角形凹陷处即是该穴。

中府穴
胸前壁的外上方、云门穴下1寸、前正中线旁开6寸，平第一肋间隙处。

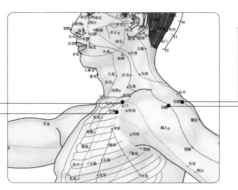

肩髎穴
人体肩部，肩髃穴的后方，手臂外展后肩峰后下方的凹陷处即是。

肩髃穴
该穴位于人体肩峰与肱骨结节之间，肩部三角肌上部正中位置。

背部取穴

肩井穴
前直乳中，大椎与肩峰端连线的中点，也就是乳头正上方与肩线的交接处即是该穴。

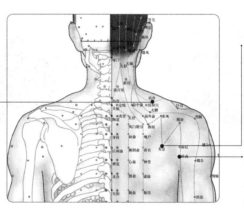

天宗穴
此穴位于人体肩胛骨冈下窝的中央，或者肩胛冈中点下缘，下1寸处。

肩贞穴
肩关节后下方，手臂内收时，腋后纹头上1寸处。

推拿流程

STEP 1
正坐位，按揉患者肩部和上肢肌肉，使其放松。

肩周炎

STEP 2
按揉肩部、肩胛部、上肢肌肉及其软组织，以拇指和其他四指拿揉肩井穴，以拇指点揉肩髎穴、肩髃穴、中府穴、云门穴、天宗穴，以中指按揉肩贞穴。

STEP 3
引导患者伤侧手臂曲肘前绕摸健侧肩头、后绕摸健侧肩胛、上举摸头后枕部。

STEP 4

一只手固定住患者的肩头部位，用另一只手牵动伤肢腕部，对其肩关节进行幅度由小至大的旋摇活动。

STEP 5
以手掌拍打、撮抹肩部及上肢肌肉。

推拿结束

第八章　软组织损伤及相关病症推拿

(81)

肩周炎的对症药膳

● 败毒排骨汤

材料：

羌活、独活、川芎、细辛各 15 克，党参 12 克，柴胡 10 克，茯苓、甘草、枳壳、干姜各 5 克，排骨 250 克，盐 4 克

制作：

①将所有药材洗净，煎取药汁备用。

②排骨斩成块，入沸水中汆烫，捞起冲净，放入炖锅，加入熬好的药汁，再加水至盖过材料，以大火煮开，转小火炖约 30 分钟。

③最后加盐调味即可。

功效：

本品祛湿散寒、理气止痛，适合肩周炎、风湿性关节炎患者食用。

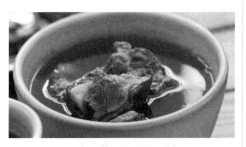

● 炒蛇片

材料：

干蕲蛇 50 克，干辣椒、姜、花椒粉各 5 克，蒜 6 克，盐 4 克

制作：

①将干蕲蛇用水泡开，切成片状；姜去皮，洗净，切丝；蒜洗净，切片，备用。

②把油加入锅内烧热，下入姜丝、蒜片、干辣椒炒香。

③再下入蕲蛇片，爆炒，加盐、花椒粉和水稍焖即可。

功效：

本品具有祛风除湿、通络强筋的功效，适合肩周炎、风湿性关节炎、坐骨神经痛等患者食用。

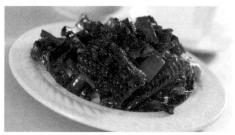

● 川乌粥

材料：

制川乌、桂枝各 10 克，肉桂 5 克，葱白 2 根，粳米 100 克，红糖适量

制作：

①先将制川乌洗净，煎制 90 分钟。

②下入洗净的桂枝、肉桂、葱白，再煎 40 分钟。

③取汁与洗净的粳米一同煮粥，粥熟后调入红糖稍煮即成。

功效：

本品具有活血通络、祛风除湿的功效，可辅助治疗手足痹痛、肩周炎、风湿性关节炎属寒证者。

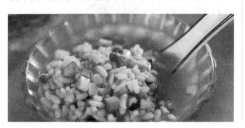

● 桑枝鸡汤

材料：

桑枝 60 克，老母鸡 1 只，盐少许

制作：

①将桑枝洗净。

②鸡宰杀，去内脏，洗净，斩件，放入沸水中焯烫，去血水。

③将桑枝与鸡共煮至烂熟汤浓，加盐调味即可。

功效：

本品具有祛风湿、通经络、补气血的功效，对肩周炎有较好的食疗作用。

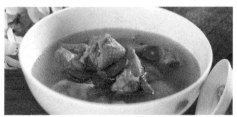

● 丹皮三七炖鸡

材料：
乌鸡 1 只，牡丹皮 30 克，三七 10 克，盐 5 克，姜丝适量，味精 2 克

做法：
①乌鸡收拾干净，切块，放入沸水中余烫，去血污，捞起沥干水分，备用；牡丹皮、三七分别用清水洗净。
②将三七、牡丹皮一起装入纱布袋中，扎紧袋口。
③纱布袋与乌鸡一同放入砂锅中，加 600 毫升清水，烧开后，加入姜丝和盐，小火炖 1 个小时，调入味精即可。

功效：
本品具有益气补血、活血化淤、凉血止血的功效，可用于淤血阻滞型肩周炎以及各种出血性病症、妇女崩漏、跌打损伤等。

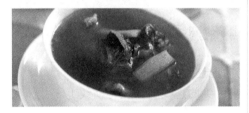

● 当归羊肉汤

材料：
当归 10 克，姜 20 克，羊肉 100 克，盐适量

做法：
①将羊肉洗净后切成方块；当归、姜洗净备用。
②羊肉入锅，加适量水、当归、姜同炖至羊肉熟透。
③加入盐调味即可。

功效：
本品具有散寒除湿、活血化淤、益气补虚的功效，适合寒湿型肩周炎患者食用。

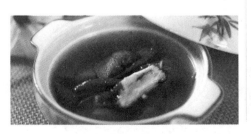

● 当归山楂茶

材料：
当归 15 克，山楂、枸杞子各 10 克，川芎 6 克，红糖适量，红枣 1 颗

做法：
①将当归、山楂、川芎分别用清水洗净，装入纱布袋中扎紧袋口；枸杞子、红枣洗净。
②锅洗净，置于火上，将纱布袋同枸杞子、红枣一起放入锅中，加水后煲 20 分钟，去除药袋。
③将煮好的药茶倒入壶中，调入红糖即可饮用。

功效：
本品具有行气活血、化淤止痛的功效，可用于淤血阻滞型肩周炎，以及妇女月经不调、痛经、闭经等病症。

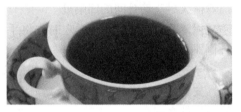

● 干姜薏苡仁粥

材料：
干姜 6 克，艾叶 10 克，薏苡仁 30 克，大米 50 克，红糖

做法：
①将艾叶洗净，与干姜水煎取汁，薏苡仁、大米洗净备用。
②将薏苡仁、大米煮粥至八成熟，入药汁同煮至熟。
③加入红糖调匀即可。

功效：
本品可散寒除湿、温经化淤，适合胃脘冷痛、四肢发凉，以及寒凝血淤型肩周炎等患者。

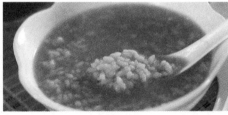

81

网球肘 由浅入深，舒筋止痛

网球肘，也称作"肱骨外上髁炎"，是指因慢性劳损和突发暴力导致肘部外侧肌腱受损、发炎而产生疼痛的病症。初起时偶感肘外侧疼痛，严重时手臂疼痛、无力、无法举高，甚至有时可能连牙刷、筷子、汤匙都无法拿好，上厕所时拉链和纽扣也无法自己处理。

● 病理分析

作为一种肘关节外踝局限性疼痛，网球肘有时能影响到手腕伸缩和前臂旋转功能。网球肘有时也被人们称为"四十肘"，多因长期劳累，伸腕肌起点反复受到牵拉刺激，进而引起部分撕裂，慢性炎症或局部的滑膜增厚、滑囊炎等变化。

● 快速取穴

曲池穴 屈肘成直角，该穴位于肘横纹外侧端与肱骨外上髁连线中点处，即肘弯横纹尽头筋骨间的凹陷处。

尺泽穴 手臂肘部，取穴时先将手臂上举，在手臂内侧中央处有粗腱，腱的外侧即是此穴。

手三里穴 在前臂背面桡侧，当阳溪与曲池连线上，肘横纹下 2 寸。

支沟穴 人体的前臂背侧，当阳池穴与肘尖的连线上，腕背横纹上 3 寸，尺骨与桡骨之间。

● 推拿流程

STEP 1 正坐位，施术者以双手指端揉捏患侧肘部和上肢肌肉，使其气血舒畅并充分放松。

STEP 2 以单手握住患侧肘部，四指在后，拇指在前，以拇指指尖和指腹对重点的疼痛部位加以轻柔缓和的刮摩；以拇指指尖对上肢曲池穴、尺泽穴、手三里穴、支沟穴进行往返抠拨与重点点揉。

STEP 3 以双手握住患侧手腕，引导其肘关节做反复屈伸旋摇运动。

STEP 4 以手掌轻拍或搓摩肘部和上肢肌肉，促进血液循环。

取穴推拿

侧部取穴

尺泽穴 ——
　　手臂肘部，取穴时先将手臂上举，在手臂内侧中央处有粗腱，腱的外侧即是此穴。

手三里穴 ——
　　在前臂背面桡侧，当阳溪与曲池连线上，肘横纹下2寸。

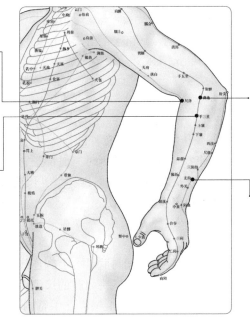

曲池穴
　　屈肘成直角，该穴位于肘横纹外侧端与肱骨外上髁连线中点处，即肘弯横纹尽头筋骨间的凹陷处。

支沟穴
　　人体的前臂背侧，当阳池穴与肘尖的连线上，腕背横纹上3寸，尺骨与桡骨之间。

推拿流程

STEP 1
　　正坐位，施术者以双手指端揉捏患侧肘部和上肢肌肉，使其气血舒畅并充分放松。

STEP 2
　　以单手握住患侧肘部，四指在后，拇指在前，以拇指指尖和指腹对重点的疼痛部位加以轻柔缓和的刮摩；以拇指指尖对上肢曲池穴、尺泽穴、手三里穴、支沟穴进行往返抠拨与重点点揉。

STEP 3
　　以双手握住患侧手腕，引导其肘关节做反复屈伸旋摇运动。

STEP 4
　　以手掌轻拍或搓摩肘部和上肢肌肉，促进血液循环。

网球肘

推拿结束

82

肘关节损伤 力度轻柔把握好

　　肘关节损伤，也叫做肘关节扭挫伤，常指人体由于长期反复劳作而出现慢性劳损，或承受突发外来暴力致使肘部肌肉、韧带、关节囊产生牵拉扭挫等损伤。其中，由慢性劳损造成的慢性肘关节损伤，症状为关节酸痛，活动不畅甚至受限；由突发外来暴力造成的急性损伤，症状则为伤处淤肿，痛感明显和活动受限。

● 病理分析

　　人体出现肘关节损伤，多数因不当或意外的行为动作，造成肘部关节的活动超出生理功能的界限，如牵拉、扭转或跌倒时，肘部硬性着力而发生的挫伤等。此外，急性损伤处置不当，以及诸如扛、提、推、举等长期劳作致使的慢性劳损，也能引发肘关节软组织出现一定程度的损伤。

● 快速取穴

　　少海穴 该穴位于人体肘横纹内侧端与肱骨内上髁连线的中点的凹陷处。

　　曲泽穴 该穴位于人体肘横纹中当肱二头肌腱的尺侧缘。

　　尺泽穴 手臂肘部，取穴时先将手臂上举，在手臂内侧中央处有粗腱，腱的外侧即是此穴。

　　小海穴 在人体的肘内侧，当尺骨鹰嘴与肱骨内上髁之间的凹陷处既是。

　　天井穴 位于人体的手臂外侧，屈肘时，当肘尖直上 1 寸凹陷处。

　　曲池穴 屈肘成直角，该穴位于肘横纹外侧端与肱骨外上髁连线中点处，即肘弯横纹尽头筋骨间的凹陷处。

● 推拿流程

　　STEP 1 正坐位，施术者以单手反复轻缓按揉伤侧肌肉，促使其患处气血舒畅。

　　STEP 2 以拇指指腹揉按、点拨肘部肌肉和韧带，点揉少海穴、曲泽穴、尺泽穴、小海穴、天井穴、曲池穴。

　　STEP 3 双手分别固定握住患侧肩头和手腕，适当轻柔引导其肘部关节做屈伸旋转活动。

　　STEP 4 以手掌轻拍、搓摩患处及上肢肌肉，促使其气血通畅、理筋通络。

取穴推拿

正面取穴

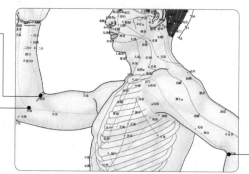

曲泽穴
该穴位于人体肘横纹中当肱二头肌腱的尺侧缘。

少海穴
该穴位于人体肘横纹内侧端与肱骨内上髁连线的中点的凹陷处。

尺泽穴
手臂肘部，取穴时先将手臂上举，在手臂内侧中央处有粗腱，腱的外侧即是此穴。

背部取穴

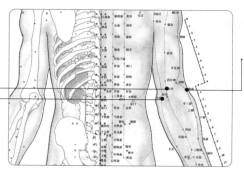

天井穴
位于人体的手臂外侧，屈肘时，当肘尖直上1寸凹陷处。

小海穴
在人体的肘内侧，当尺骨鹰嘴与肱骨内上髁之间的凹陷处既是。

曲池穴
屈肘成直角，该穴位于肘横纹外侧端与肱骨外上髁连线中点处，即肘弯横纹尽头筋骨间的凹陷处。

推拿流程

STEP 1
正坐位，施术者以单手反复轻缓按揉伤侧肌肉，促使其患处气血舒畅。

STEP 2
以拇指指腹揉按、点拨肘部肌肉和韧带，点揉少海穴、曲泽穴、尺泽穴、小海穴、天井穴、曲池穴。

STEP 3
双手分别固定握住患侧肩头和手腕，适当轻柔引导其肘部关节做屈伸旋转活动。

STEP 4
以手掌轻拍、搓摩患处及上肢肌肉，促使其气血通畅、理筋通络。

肘关节损伤

推拿结束

83

掌指指间关节扭挫伤　　拔伸有度，揉捏适中

掌指指间关节扭挫伤，是指人体掌骨或指骨关节的肌腱、韧带在外力牵拉、扭抻、闪挫后造成的一定程度损伤，如拉伤、挫伤、撕裂甚至是肌腱断裂、关节脱位等。由于日常工作与生活中掌指指间关节的使用最为频繁，因而这类损伤也就更加常见。

● 病理分析

外来的突发暴力是致使人体出现掌指指间关节损伤的最大因素。受伤后患处明显红肿疼痛，时有忌压怕碰，甚至有掌指关节活动受限和患处畸形的情况出现。需要注意的是，在进行此类病症的推拿过程中，推拿的力度应控制在轻柔和缓的范围内，以避免造成新的损伤。

● 推拿部位

手指的牵拉拔抻
单手握住患侧手腕固定，另一手食指、中指弯曲，以近掌关节侧缘相对着力夹住伤指进行适度牵拉拔抻，力度轻柔，不宜过大。

手掌的揉按搓动
患侧手背向上，手心向下，以双手和握住患侧手掌，四指在下持住其大小鱼际部位，拇指按于掌背，以拇指和其他四指相对着力，轻柔适度揉按、搓动。

● 推拿流程

STEP 1　正坐位，以拇指、食指相对着力轻柔揉捏掌指关节周边的肌肉与韧带。

STEP 2　施术者一手握住患侧手腕固定，另一手以屈指的食指、中指二指近掌关节侧缘相对着力，夹住伤指进行适度的牵拉拔抻动作。

STEP 3　双手握住患侧手掌进行轻柔适度的揉按、搓动。

STEP 4　以拇指与其他手指捏住伤指引导其和缓进行左右上下旋摇动作。

取穴推拿

正面取位

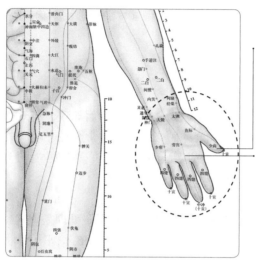

手指的牵拉拔抻

单手握住患侧手腕固定，另一手食指、中指弯曲，以近掌关节侧缘相对着力夹住伤指进行适度牵拉拔抻，力度轻柔，不宜过大。

手掌的揉按搓动

患侧手背向上，手心向下，以双手和握住患侧手掌，四指在下持住其大小鱼际部位，拇指按于掌背，以拇指和其他四指相对着力，轻柔适度揉按、搓动。

推拿流程

STEP 1

正坐位，以拇指、食指相对着力轻柔揉捏掌指关节周边的肌肉与韧带。

STEP 2

施术者一手握住患侧手腕固定，另一手以屈指的食指、中指二指近掌关节侧缘相对着力，夹住伤指进行适度的牵拉拔抻动作。

STEP 3

双手握住患侧手掌进行轻柔适度的揉按、搓动。

STEP 4

以拇指与其他手指捏住伤指引导其和缓进行左右上下旋摇动作。

 掌指指间关节扭挫伤

 推拿结束

84

85 # 胸部肌肉拉伤 *活血舒筋，消散淤痛*

　　人们在从事体育锻炼或者体力劳动的过程中，抬举、投掷、牵拉等突发、猛烈、过度的动作常常会引起胸部肌肉的撕裂或拉伤。由于这类损伤多发生于胸大肌，因而也多被直接称为"胸大肌拉伤"。

● 病理分析

　　胸部肌肉拉伤主要是因为肌肉急剧或高强度的收缩而导致，痛感清晰，具体疼痛范围不明显，有时会出现一定程度的肿胀。伤后通常会在呼吸、咳嗽或者从事上肢活动时感到疼痛加剧，给人们的生活与工作带来许多不便与痛苦。

● 快速取穴

　　云门穴 人体胸前壁外上方，锁骨外侧下端三角形凹陷处即是该穴。
　　中府穴 胸前壁的外上方、云门穴下1寸、前正中线旁开6寸,平第一肋间隙处。
　　乳根穴 在人体胸部，乳头直下，乳房根部的凹陷处。
　　肩井穴 前直乳中，大椎与肩峰端连线的中点，也就是乳头正上方与肩线的交接处即是该穴。
　　内关穴 位于前臂正中，腕横纹上2寸，在桡侧腕屈肌腱同掌长肌腱之间。
　　经渠穴 位于前臂掌侧,腕横纹上1寸,桡动脉外侧处,正当桡侧腕屈肌腱外侧。

● 推拿流程

　　STEP 1 仰卧位，施术者以双手手掌轻柔按揉其胸部患处肌肉以及周边机体组织，按揉力度由轻到重，以促进局部气血的循环顺畅。
　　STEP 2 捏揉胸部肌肉肌腱，以拇指指端点揉云门穴、中府穴、乳根穴。
　　STEP 3 揉按伤侧肩部及上肢周边肌筋，以拇指和其他四指拿捏点揉肩井穴、内关穴、经渠穴。
　　STEP 4 一手按住其伤侧肩头，另一手托住肘部，牵引其伤侧手臂以肩关节为中心上下左右旋摇。

取穴推拿

侧部取穴

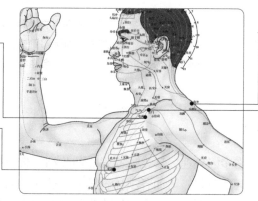

中府穴
　　胸前壁的外上方、云门穴下1寸、前正中线旁开6寸，平第一肋间隙处。

乳根穴
　　在人体胸部，乳头直下，乳房根部的凹陷处。

肩井穴
　　前直乳中，大椎与肩峰端连线的中点，也就是乳头正上方与肩线的交接处即是该穴。

云门穴
　　人体胸前壁外上方，锁骨外侧下端三角形凹陷处即是该穴。

正面取穴

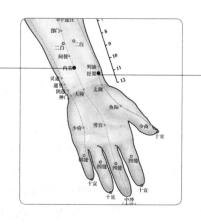

内关穴
　　位于前臂正中，腕横纹上2寸，在桡侧腕屈肌腱同掌长肌腱之间。

经渠穴
　　位于前臂掌侧，腕横纹上1寸，桡动脉外侧处，正当桡侧腕屈肌腱外侧。

推拿流程

STEP 1
　　仰卧位，施术者以双手手掌轻柔按揉其胸部患处肌肉以及周边机体组织，按揉力度由轻到重，以促进局部气血的循环顺畅。

STEP 2
　　捏揉胸部肌肉肌腱，以拇指指端点揉云门穴、中府穴、乳根穴。

STEP 3
　　揉按伤侧肩部及上肢周边肌筋，以拇指和其他四指拿捏点揉肩井穴、内关穴、经渠穴。

STEP 4
　　一手按住其伤侧肩头，另一手托住肘部，牵引其伤侧手臂以肩关节为中心上下左右旋摇。

胸部肌肉拉伤

推拿结束

85

86 腹部肌肉拉伤 行气活血，循序渐进

在人体从事体育运动或者肢体活动的过程中，突发或剧烈的展腹、收腹动作时常导致腹部出现一定程度的拉伤，患处肌肉感觉僵硬、疼痛剧烈，而腹部肌肉再进行活动时又使疼痛加剧。甚至有时在呼吸、咳嗽等轻微振颤动作下，周边组织也会牵拉、触碰到腹部痛处，让人尤为不适。

● 病理分析

人体腹部肌肉拉伤多因急速、猛发或高强度的收缩，致使腹直肌、腹外斜肌和腹内斜肌发生损伤甚至撕裂，诸如各项体育锻炼与肢体活动中，人体对外界环境适应程度差、活动前准备不充分、大幅度或高强度的动作，都可能造成腹部肌肉的拉伤。

● 快速取穴

中脘穴 人体前正中线上，脐中上 4 寸即是该穴。

气海穴 位于体前正中线，脐下 1 寸半的位置即是该穴。

关元穴 位于人体下腹部，前正中线上，当脐中下四指横宽，即 3 寸的位置。

肓俞穴 在人体中腹部，当脐中旁开 0.5 寸处即是该穴。

天枢穴 人体中腹部，平脐中，肚脐左右两侧三指横宽，即 2 寸处。

足三里穴 外膝眼下 3 寸，距胫骨前嵴 1 横指，当胫骨前肌上即是。

内庭穴 在足的第二趾与中趾之间，脚缝尽处的陷凹中。

三阴交穴 人体小腿内侧，足内踝上缘四指宽，踝尖正上方胫骨边缘凹陷中即是。

● 推拿流程

STEP 1 仰卧位，施术者以双手手掌轻柔摩擦其腹部肌肉，使之逐渐发热，并根据患处的耐受程度可适当增加力度。

STEP 2 以手掌按揉中脘穴、气海穴、关元穴、天枢穴、肓俞穴，以拇指或中指指端点揉足三里穴、内庭穴、三阴交穴。

STEP 3 以双手拇指及其他四指指端相对着力，大面积抓提腹部肌肉。

STEP 4 手掌轻轻拍揉腹部肌肉，整个流程要求力度的控制宜轻柔。

取穴推拿

腹部取穴

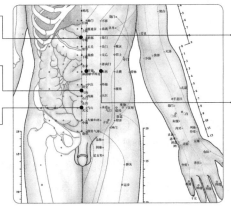

中脘穴
人体前正中线上，脐中上4寸即是该穴。

气海穴
位于体前正中线，脐下1寸半的位置即是该穴。

关元穴
位于人体下腹部，前正中线上，当脐中下四指横宽，即3寸的位置。

肓俞穴
在人体中腹部，当脐中旁开0.5寸处即是该穴。

天枢穴
人体中腹部，平脐中，肚脐左右两侧三指横宽，即2寸处。

下肢取穴

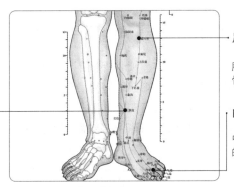

足三里穴
外膝眼下3寸，距胫骨前嵴1横指，当胫骨前肌上即是。

三阴交穴
人体小腿内侧，足内踝上缘四指宽，踝尖正上方胫骨边缘凹陷中即是。

内庭穴
在足的第二趾与中趾之间，脚缝尽处的陷凹中。

推拿流程

STEP 1
仰卧位，施术者以双手手掌轻柔摩擦其腹部肌肉，使之逐渐发热，并根据患处的耐受程度可适当增加力度。

STEP 2
以手掌按揉中脘穴、气海穴、关元穴、天枢穴、肓俞穴，以拇指或中指指端点揉足三里穴、内庭穴、三阴交穴。

STEP 3
以双手拇指及其他四指指端相对着力，大面积抓提腹部肌肉。

STEP 4
手掌轻轻拍揉腹部肌肉，整个流程要求力度的控制宜轻柔。

腹部肌肉拉伤

推拿结束

86

急性胸肋疼痛 揉推扳转，立见奇效

　　所谓的急性胸肋疼痛，即是指人们经常提及的"岔气"。由于在不正确的姿势下扭转胸部，导致某肋椎关节错位，进而发生一侧胸部疼痛、呼吸受限的症状。患者常感胸部疼痛、胸闷不适、呼吸浅促，咳嗽、深呼吸时均能引起一定程度的疼痛加重。

● 病理分析

　　这种急性胸肋疼痛症状的发生于膈肌和肋间肌。一旦肋间肌痉挛时，人的胸部两侧便会产生痛感。人们在做出搬举、扛抬、推拉、跳跃、攀高等动作时，用力过猛或者用力不当，引起胸壁软组织挫伤、肋间关节错位，都可引发胸闷不适、呼吸气痛。此外，没有运动习惯的人也易发生岔气。

● 快速取穴

大杼穴 位于人体背部，当第一胸椎棘突下，旁开 1.5 寸的位置即是。

天宗穴 此穴位于人体肩胛骨冈下窝的中央，或者肩胛冈中点下缘，下 1 寸处。

云门穴 人体胸前壁外上方，锁骨外侧下端三角形凹陷处即是该穴。

神封穴 在人体的胸部，当第四肋间隙，前正中线旁开 2 寸处。

天池穴 在人体的胸部，当第四肋间隙，乳头外 1 寸，前正中线旁开 5 寸。

章门穴 在人体的侧腹部，当第十一肋游离端的下方。

● 推拿流程

　　STEP 1 俯卧位，施术者以手掌按揉患者脊柱及其两侧的肌肉韧带。

　　STEP 2 以双手手掌分推腰背两侧的肌筋和穴位，以单侧手掌从上向下直推脊柱及其两侧的肌筋和穴位，以拇指指腹点按大杼穴、天宗穴。

　　STEP 3 仰卧位，点揉云门穴、神封穴、天池穴、章门穴，以手掌顺胸肋走向擦摩肋部。

　　STEP 4 俯卧位，施术者单手按住患者胸椎处，另一手扳住患侧肩头，双手协同发力扳转胸椎。

　　STEP 5 以空掌轻轻拍击患者腰背肌肉。

取穴推拿

背部取穴

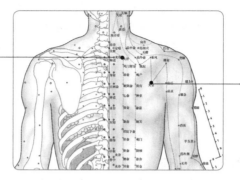

大杼穴
位于人体背部，当第一胸椎棘突下，旁开1.5寸的位置即是。

天宗穴
此穴位于人体肩胛骨冈下窝的中央，或者肩胛冈中点下缘，下1寸处。

正面取穴

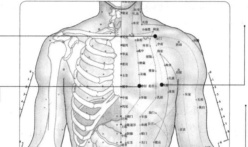

云门穴
人体胸前壁外上方，锁骨外侧下端三角形凹陷处即是该穴。

神封穴
在人体的胸部，当第四肋间隙，前正中线旁开2寸处。

天池穴
在人体的胸部，当第四肋间隙，乳头外1寸，前正中线旁开5寸。

章门穴
在人体的侧腹部，当第十一肋游离端的下方。

推拿流程

STEP 1
俯卧位，施术者以手掌按揉患者脊柱及其两侧的肌肉韧带。

STEP 2
以双手手掌分推腰背两侧的肌筋和穴位，以单侧手掌从上向下直推脊柱及其两侧的肌筋和穴位，以拇指指腹点按大杼穴、天宗穴。

STEP 3
仰卧位，点揉云门穴、神封穴、天池穴、章门穴，以手掌顺胸肋走向擦摩肋部。

STEP 4
俯卧位，施术者单手按住患者胸椎处，另一手扳住患侧肩头，双手协同发力扳转胸椎。

STEP 5
以空掌轻轻拍击患者腰背肌肉。

急性胸肋疼痛

推拿结束

87

急性腰扭伤 以脊柱两侧、患部为重点

急性腰扭伤，即是指人体腰椎两侧的肌肉及其软组织准备不足或突受暴力而遭受损伤，也就是人们生活中所常指的"闪腰"。闪到腰后，人体从事转身、弯腰拾物等动作时痛苦倍增，腰椎活动的幅度明显减小，脊椎多向患侧方向倾斜，腰部前屈后伸时疼痛加重并受到限制。

● 病理分析

搬抬重物的时候动作不协调，或某一人突然失足或不平衡，此时重物的重量忽然加在其他人身上；或者跌扑、撞击时腰部遭受强力扭转；或者走在路上不小心滑倒；甚至有时用力做咳嗽、打喷嚏等动作，不慎拉扯到腰部的肌肉与软组织，都有可能发生急性腰扭伤。

● 快速取穴

肾俞穴 该穴位于人体腰部，第二腰椎棘突下旁开两指横宽，即 1.5 寸的位置。

大肠俞穴 此穴位于人体腰部，当第四腰椎棘突下，旁开 1.5 寸即是。

承扶穴 该穴位于人体的大腿后侧，左右臀下臀沟的中心点即是。

殷门穴 在人体的大腿后面，当承扶穴与委中穴的连线上，在承扶穴下 6 寸处。

委中穴 人体大腿后，腘窝腘横纹的中央位置即是。

夹脊穴 人体第一胸椎至第五腰椎间，各椎棘突下左右旁开 0.5 寸，脊柱左右对称分布共 34 个。

● 推拿流程

STEP 1 俯卧位，施术者以双手手掌轻柔按揉患者脊柱两侧、腰椎损伤部位及其周边肌筋组织。

STEP 2 以手掌按揉肾俞穴、大肠俞穴，以拇指指端点揉承扶穴、殷门穴、委中穴以及伤患部位脊柱两侧相应的夹脊穴。

STEP 3 侧卧位，施术者一手按住患者的肩部前端，另一手扶住其臀部后缘，双手协同发力扳转腰椎。

STEP 4 双手着重拿揉腰部患侧及其周边肌筋组织。

STEP 5 以空掌拍击其腰背肌肉。

取穴推拿

后侧取穴

肾俞穴

该穴位于人体腰部，第二腰椎棘突下旁开两指横宽，即1.5寸的位置。

大肠俞穴

此穴位于人体腰部，当第四腰椎棘突下，旁开1.5寸即是。

承扶穴

该穴位于人体的大腿后侧，左右臀下臀沟的中心点即是。

夹脊穴

人体第一胸椎至第五腰椎间，各椎棘突下左右旁开0.5寸，脊柱左右对称分布共34个。

殷门穴

在人体的大腿后面，当承扶穴与委中穴的连线上，在承扶穴下6寸处。

委中穴

人体大腿后，腘窝腘横纹的中央位置即是。

推拿流程

STEP 1
俯卧位，施术者以双手手掌轻柔按揉患者脊柱两侧、腰椎损伤部位及其周边肌筋组织。

STEP 2
以手掌按揉肾俞穴、大肠俞穴，以拇指指端点揉承扶穴、殷门穴、委中穴以及伤患部位脊柱两侧相应的夹脊穴。

STEP 3
侧卧位，施术者一手按住患者的肩部前端，另一手扶住其臀部后缘，双手协同发力扳转腰椎。

STEP 4
双手着重拿揉腰部患侧及其周边肌筋组织。

STEP 5
以空掌拍击其腰背肌肉。

急性腰扭伤

推拿结束

88

腓肠肌损伤 舒筋通络，推揉得法

腓肠肌俗称"小腿肚子"。当人体承受剧烈运动而受到外力牵拉时，或者过度疲劳时，就会产生肌肉损伤，从而出现肌肉肿胀、疼痛等症状。据医学调查显示，老年人最可能发生此类小腿疼痛、抽筋。通常来说，腓肠肌急性损伤宜于 24 个小时后进行手术治疗，早期推拿手法应以轻柔、缓慢为主。

● 病理分析

腓肠肌损伤一般多与外伤、剧烈运动或长时间运动等因素有关，当脚踝关节遭受到外力伸拉牵引时，腓肠肌会因肌肉过度疲劳而受到损伤。有时候因为劳累、职业病、长期拉扯小腿肌肉，夜晚会发生突然性的抽筋，通常都是在这个小腿部位。当人们准备运动或锻炼之前，应先活动小腿，使肌肉放松。饮食上及时补充钙质、维生素 C 以及蛋白质等营养，都可有效避免腓肠肌损伤。

● 快速取穴

委中穴 人体大腿后，腘窝腘横纹的中央位置即是。

委阳穴 该穴位于腘窝纹外侧端，当股二头肌腱的内侧。

承山穴 人体的小腿后面正中，委中穴与昆仑穴之间，当伸直小腿或足跟上提时，腓肠肌肌腹下出现的尖角凹陷处即是该穴。

● 推拿流程

STEP 1 俯卧位，施术者以单侧手掌轻柔、缓慢按揉患者小腿损伤处，并根据耐受程度可适当增加力度。

STEP 2 单手轻握其踝关节，托起令其承屈膝状态，以拇指及其他四指指腹相对着力捏揉患处腓肠肌以及周边肌筋组织。

STEP 3 以拇指指腹按揉拿捏委中穴、委阳穴和承山穴，并以手掌自上而下反复推拿患侧小腿肌肉。

STEP 4 以掌心轻擦或空掌轻拍下肢后侧肌肉。

取穴推拿

下肢取穴

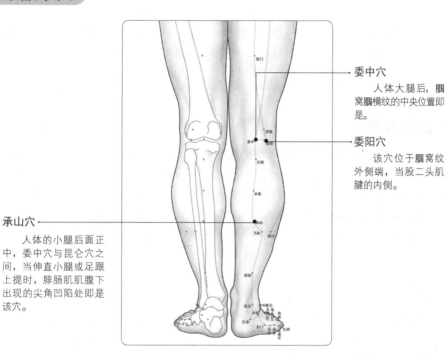

委中穴
人体大腿后，腘窝腘横纹的中央位置即是。

委阳穴
该穴位于腘窝纹外侧端，当股二头肌腱的内侧。

承山穴
人体的小腿后面正中，委中穴与昆仑穴之间，当伸直小腿或足跟上提时，腓肠肌肌腹下出现的尖角凹陷处即是该穴。

推拿流程

STEP 1
俯卧位，施术者以单侧手掌轻柔、缓慢按揉患者小腿损伤处，并根据耐受程度可适当增加力度。

STEP 2
单手轻握其踝关节，托起令其承屈膝状态，以拇指及其他四指指腹相对着力捏揉患处腓肠肌以及周边肌筋组织。

STEP 3
以拇指指腹按揉拿捏委中穴、委阳穴和承山穴，并以手掌自上而下反复推拿患侧小腿肌肉。

STEP 4
以掌心轻擦或空掌轻拍下肢后侧肌肉。

腓肠肌损伤

推拿结束

(90) 踝关节扭挫伤 理筋活血，轻柔得当

踝关节扭挫伤是指人体踝关节周围肌腱、韧带因遭受突发暴力而出现的损伤。通常表现为踝部关节疼痛、肿胀明显、行走困难，外踝或内踝处有明显压痛点，局部皮下淤血、青紫，踝关节被动内翻或外翻并背屈时疼痛加重。严重时甚至可伴随外踝骨折等情况。

● 病理分析

行走、跑步或下楼，因路面不平或地面有障碍物，足部受力不稳、不慎绊倒或跌倒，致使踝关节突然向内或向外翻转，超过了关节活动的正常生理范围，致使外侧或内侧韧带受到强力的牵拉而发生损伤，一般以内翻损伤较为多见。此外，在人们从事足球、篮球、跑步等运动时，跳跃、碰撞也可造成踝关节扭挫伤。需要注意的是,踝关节扭挫伤在24个小时以内或者有骨折、脱位、韧带断裂的可能时,不宜推拿治疗,具体的推拿力度宜轻不宜重。

● 快速取穴

太溪穴 足内侧，内踝后方与脚跟骨筋腱之间的凹陷处即是。

公孙穴 足内侧第一跖骨基底部前下缘，第一趾关节后 1 寸处。

太冲穴 该穴位于人体脚背部第一、第二跖骨结合部之前凹陷处。

足三里穴 外膝眼下 3 寸，距胫骨前嵴 1 横指，当胫骨前肌上即是。

丘墟穴 在足背侧，外踝前下方，当趾长伸肌腱的外侧，距跟关节间凹陷处。

解溪穴 足背与小腿交界处的横纹中央凹陷处，当拇长伸肌腱与趾长伸肌腱之间。

● 推拿流程

STEP 1 仰卧位，施术者以拇指指腹轻揉缓推伤侧踝部周围区域肌肤，以拇指指腹按压清晰的疼痛点。

STEP 2 以拇指指端点压太溪穴、公孙穴、太冲穴、足三里穴、丘墟穴、解溪穴。

STEP 3 单侧手平托住患者足跟，另一只手扶住足前部，双手协同发力下拉牵引踝关节，再做左右内外的旋摇，手法宜轻柔缓和。

STEP 4 俯卧位，施术者以手掌平托起足背，使其屈膝、稳定，轻柔按压患侧足底区域，手法缓和，力度均匀适度。

STEP 5 五指相对着力捏按跟腱，牵拉足跟部。

超简单推拿消百病全书

取穴推拿

内侧取穴

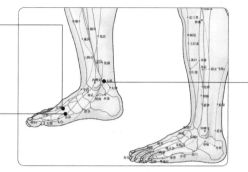

太冲穴
　　该穴位于人体脚背部第一、第二跖骨结合部之前凹陷处。

公孙穴
　　足内侧第一跖骨基底部前下缘，第一趾关节后1寸处。

太溪穴
　　足内侧，内踝后方与脚跟骨筋腱之间的凹陷处即是。

外侧取穴

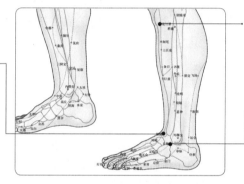

解溪穴
　　足背与小腿交界处的横纹中央凹陷处，当拇长伸肌腱与趾长伸肌腱之间。

足三里穴
　　外膝眼下3寸，距胫骨前嵴1横指，当胫骨前肌上即是。

丘墟穴
　　在足背侧，外踝前下方，当趾长伸肌腱的外侧，距跟关节间凹陷处。

推拿流程

STEP 1
　　仰卧位，施术者以拇指指腹轻揉缓推伤侧踝部周围区域肌肤，以拇指指腹按压清晰的疼痛点。

STEP 2
　　以拇指指端点压太溪穴、公孙穴、太冲穴、足三里穴、丘墟穴、解溪穴。

STEP 3
　　单侧手平托住患者足跟，另一只手扶住足前部，双手协同发力下拉牵引踝关节，再做左右内外的旋摇，手法宜轻柔缓和。

STEP 4
　　俯卧位，施术者以手掌平托起足背，使其屈膝、稳定，轻柔按压患侧足底区域，手法缓和，力度均匀适度。

STEP 5
　　五指相对着力捏按跟腱，牵拉足跟部。

踝关节扭挫伤

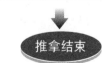

推拿结束

90

91

足跟痛 拿揉之间，和伤痛说再见

足跟痛又叫跟骨痛或跟痛症，是由多种原因引起的跟骨面痛，多与肢体劳损和退行性病变有密切关系，较多见于女性、肥胖者以及老年人。过度负重、长时间行走或久立的人，是本病的高危人群。

● 病理分析

跟后滑囊炎、跟腱腱鞘炎、腓骨肌腱鞘炎、跟骨下脂肪垫损伤、跟骨皮下滑囊炎、跟腱周围炎等多种足跟病症，都可能随发或引发足跟痛。跟骨下脂肪垫损伤多因外伤、行站过久，特别是负重行走、爬山等。此外，老年人足部血管弹性减低，影响供血，足跟受凉受冻，也都有可能引起足跟痛。对于罹患足跟痛的人们来说，应多加休息，减少承重导致的疼痛，症状减轻后也应减少站立和行走，尽量穿软底鞋来减轻足跟压力。

● 快速取穴

三阴交穴 人体小腿内侧，足内踝上缘四指宽，踝尖正上方胫骨边缘凹陷中即是。

太溪穴 足内侧，内踝后方与脚跟骨筋腱之间的凹陷处即是。

照海穴 人体踝部，踝尖内侧正下方凹陷处即是。

然谷穴 人体踝部，踝尖内侧前下方，足舟骨粗隆下方凹陷中即是。

昆仑穴 踝部外侧偏后，踝尖与跟腱之间的凹陷处。

仆参穴 足部外侧，外踝后下方，昆仑穴直下，赤白肉际处即是。

丘墟穴 在足背侧，外踝前下方，当趾长伸肌腱的外侧，距跟关节间凹陷处。

● 推拿流程

STEP 1 俯卧位，施术者以单侧手掌鱼际部位滚揉患者足底、足跟及其周围区域，以拇指及其他四指指腹相对着力反复拿捏患侧小腿后侧的肌筋组织，直至足底。

STEP 2 以拇指指端按揉抠拨三阴交穴、太溪穴、照海穴、然谷穴、昆仑穴、仆参穴、丘墟穴。

STEP 3 单侧手掌向上握住患侧踝部，以另一只手掌根拍击足跟压痛点。

STEP 4 以手掌掌心摩擦足跟及足底。

取穴推拿

内侧取穴

三阴交穴 ———
　　人体小腿内侧，足内踝上缘四指宽，踝尖正上方胫骨边缘凹陷中即是。

然谷穴 ———
　　人体踝部，踝尖内侧前下方，足舟骨粗隆下方凹陷中即是。

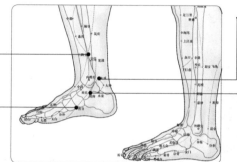

太溪穴
　　足内侧，内踝后方与脚跟骨筋腱之间的凹陷处即是。

照海穴
　　人体踝部，踝尖内侧正下方凹陷处即是。

外侧取穴

丘墟穴 ———
　　在足背侧，外踝前下方，当趾长伸肌腱的外侧，距跟关节间凹陷处。

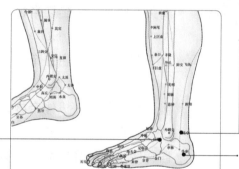

昆仑穴
　　踝部外侧偏后，踝尖与跟腱之间的凹陷处。

仆参穴
　　足部外侧，外踝后下方，昆仑穴直下，赤白肉际处即是。

推拿流程

STEP 1
　　俯卧位，施术者以单侧手掌鱼际部位滚揉患者足底、足跟及其周围区域，以拇指及其他四指指腹相对着力反复拿捏患侧小腿后侧的肌筋组织，直至足底。

STEP 2
　　以拇指指端按揉抠拨三阴交穴、太溪穴、照海穴、然谷穴、昆仑穴、仆参穴、丘墟穴。

STEP 3
　　单侧手掌向上握住患侧踝部，以另一只手掌根拍击足跟压痛点。

STEP 4
　　以手掌掌心摩擦足跟及足底。

足跟痛

推拿结束

第八章　软组织损伤及相关病症推拿

(91)

305

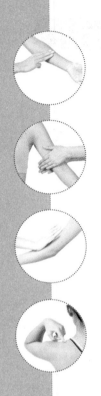

本章看点

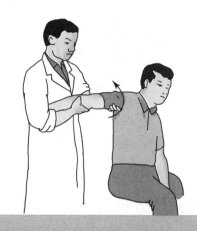

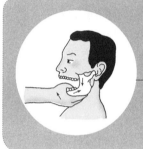

第九章
正骨推拿

　　世事难料，各类突发紧急状况常令人们措手不及，而专门应对于各类骨骼脱位、骨折的正骨推拿，正是推拿疗法中名副其实的"救火队员"。作为推拿疗法中功效独特的重要分支之一，正骨推拿正在逐渐褪去其神秘的外衣，呈现在世人面前。由于其应对的病情多数较为复杂，对施术者的技术、经验与应变能力要求较高，人们在具体施用时仍需谨慎细致。

下颌关节脱位 下巴掉了不用慌

下颌关节脱位，俗称"掉下巴"，常在打哈欠、大笑或咬大块食物等张口过大情况下，促使髁状突滑过关节结节的最大限度，从而出现脱落。其主要症状为口不能合，流涎不止，咀嚼食物困难，说话不清或者不能说话。身体虚弱的人经过一次脱位后，常常会形成习惯性脱位。

● 病理分析

下颌关节脱位可分为单脱和双脱两种。单脱患者，下颌向一侧歪斜下垂，可在一侧颧弓下摸到高凸和凹陷；双脱患者，下颌骨移向前方，在双侧颧弓下可摸到下颌骨小头突出，而在其后有一凹陷。通常来说，下颌关节脱位患者常有张口过大而突然脱位的病史。

● 口内复位法

STEP 1 正坐位，患者坐于较低位置，头依靠墙壁或由助手固定；施术者站于患者前面。

STEP 2 施术者将双手拇指缠绕上胶布或纱布后，探伸入患者口腔；以双手拇指指端分别按于口腔内两侧最后一个臼齿上，其余各指在两侧颊部挟住下颌角和下颌体部。

STEP 3 双手发力（如是单侧脱位，则控制健康一侧的手不需用力），以两拇指逐渐下按、向里推，其余各指同时配合将下颌体向上端送，会听到关节复位的弹跳声，则表明复位成功。

STEP 4 两拇指即刻迅速地向两旁颊侧滑开并退出口腔，以免被咬伤。

● 垫物复位法

STEP 1 正坐位，患者坐于较低位置，头依靠墙壁或由助手固定；施术者站于患者前面。

STEP 2 将医用纱布或绷带卷成2厘米直径的布卷，垫于患者口腔患侧最后的臼齿之间，嘱咐其咬住。

STEP 3 施术者单侧手掌按住患者的头顶，另一只手托住其下颌，平缓发力向上托起下颌前部，借助杠杆的作用将脱位的下颌关节复位。

对症推拿

口内复位法

STEP1　正坐位，患者坐于较低位置，头依靠墙壁或由助手固定；施术者站于患者前面。

STEP2　施术者将双手拇指缠绕上胶布或纱布后，探伸入患者口腔；以双手拇指指端分别按于口腔内两侧最后一个臼齿上，其余各指在两侧颊部挟住下颌角和下颌体部。

STEP3　双手发力（如是单侧脱位，则控制健康一侧的手不需用力），以两拇指逐渐下按、向里推，其余各指同时配合将下颌体向上端送，会听到关节复位的弹跳声，则表明复位成功。

STEP4　两拇指即刻迅速地向两旁颊侧滑开并退出口腔，以免被咬伤。

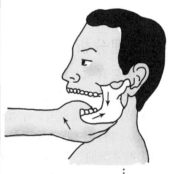

垫物复位法

STEP1　正坐位，患者坐于较低位置，头依靠墙壁或由助手固定；施术者站于患者前面。

STEP2　将医用纱布或绷带卷成2厘米直径的布卷，垫于患者口腔患侧最后的臼齿之间，嘱咐其咬住。

STEP3　施术者单侧手掌按住患者的头顶，另一只手托住其下颌，平缓发力向上托起下颌前部，借助杠杆的作用将脱位的下颌关节复位。

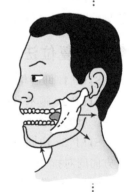

注意事项

下颌关节复位后，应用宽布带托住下颌部1~2日，期间避免张大口，饮食上尽量以软质食物为主。在用运用手法复位失败时，也可在颞颌关节内注入2~3毫升1%普鲁卡因，使肌肉痉挛解除，然后嘱患者轻轻活动下颌即能自行复位。

92

肩关节脱位 旋切牵拉，借力使力

　　人体的肩关节结构不稳定，活动范围较大又较为频繁，因而在遭受外力的情况下极易发生关节脱位。按照肩关节脱位后肱骨头的位置，可分为前脱、下脱和后脱三种，其中以肩关节前脱位最为常见。

● 病理分析

　　引起肩关节脱位的原因大多是由于间接暴力所致（如跌倒时手撑地面），也有较少患者可能是因直接暴力打击所致。肩关节脱位患者通常肩部肿胀、疼痛，肩关节活动功能丧失，有明确的外伤史，肩部膨隆的外形消失，呈有角的方形（即方肩）；将伤侧手掌放于健康一侧肩部，其肘尖不能贴紧胸胁部；反之，若使其肘尖贴紧胸胁，则其手掌不能触及健侧肩部。

● 旋肱复位法

　　STEP 1　正坐位，患者坐于较低的位置，施术者站在患者伤肢的体侧位置。

　　STEP 2　施术者以单手握住患者上臂肱骨的中间部位，另一只手扶住伤肢的肘部，缓缓将伤肢托抬至体侧外展位置。

　　STEP 3　以双手暴发的寸劲作用于上臂，前后旋动肩关节，当听到关节复位的响动即表明复位成功。

● 蹬腋复位法

　　STEP 1　仰卧位，施术者坐于患者伤肢体侧的位置。

　　STEP 2　施术者以双手抓握住患者伤肢的腕部，用自己同侧的足跟部位蹬顶在脱位肩侧的腋下位置。

　　STEP 3　协同发力，牵拉伤侧上肢的同时以足跟蹬顶伤侧腋下，将伤肢做相反方向的对抗牵引，引导上臂缓缓外旋。

　　STEP 4　数分钟后以足跟顶肱骨头并加以内收，当听到关节复位的响动则表明复位成功。

对症推拿

旋肱复位法

STEP1 正坐位，患者坐于较低的位置，施术者站在患者伤肢的体侧位置。

STEP2 施术者以单手握住患者上臂肱骨的中间部位，另一只手扶住伤肢的肘部，缓缓将伤肢托抬至体侧外展位置。

STEP3 以双手暴发的寸劲作用于上臂，前后旋动肩关节，当听到关节复位的响动即表明复位成功。

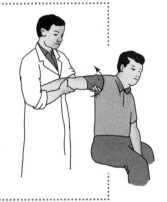

蹬腋复位法

STEP1 仰卧位，施术者坐于患者伤肢体侧的位置。

STEP2 施术者以双手抓握住患者伤肢的腕部，用自己同侧的足跟部位蹬顶在脱位肩侧的腋下位置。

STEP3 协同发力，牵拉伤侧上肢的同时以足跟蹬顶伤侧腋下，将伤肢做相反方向的对抗牵引，引导上臂缓缓外旋。

STEP4 数分钟后以足跟顶肱骨头并加以内收，当听到关节复位的响动则表明复位成功。

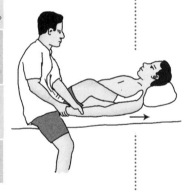

注意事项

　　肩关节脱位的手法复位，一般不需要麻醉，仅在患者肌肉较强健或病程时间较长时使用麻醉。复位成功后，施术者应立即将伤肢上臂内收内旋，同时屈肘90度，并给予固定3周时间，期间严禁任何肩部外展、外旋类活动。

　　固定期以后，在限制肩部外展、外旋类活动的同时，可以根据自身体质和恢复状况，尝试少量、小幅、小强度的恢复性肌肉锻炼，切不可心浮气躁，急于求成。恢复期间患者饮食上应以清淡营养、易消化为主，忌食辛辣口味。

93

肘关节脱位 屈曲牵旋，因势利导

肘关节是人体最易于因外部直接或间接暴力引发脱位的大关节。肘关节发生脱位的情况主要有前脱位、侧脱位和后脱位三种，其中前脱位常合并尺骨鹰嘴骨折。而肘部屈伸的活动方式与关节囊前后较薄的生理结构，则决定了肘关节脱位时后脱位的概率最大。

● 病理分析

人体从事各类活动过程中，在不慎跌倒滑摔的瞬间以掌撑地、以肘着地等，或者其他外来直接、间接暴力致使肱骨下端与桡、尺骨上端的肘关节发生非生理性的分离，即出现了肘关节脱位。肘关节脱位患者一般都有明确的外伤史，肘部肿胀、疼痛，呈半屈曲状畸形，伤肢不能活动。后脱位的患者通常在伤肢肘前方有凹陷，后方有尺骨鹰嘴突出。

● 屈伸复位法

STEP 1 正坐位，患者坐于较低的位置，施术者站在患者伤肢的体侧位置。

STEP 2 施术者以单侧手掌托握住患者伤肢肘部，并以该手拇指指腹按压住肘窝中心位置，另一只手以虎口撑住其伤侧腕部，五指握持固定。

STEP 3 两手同时发力，按压屈折促使伤肢肘关节反复屈伸活动，并根据患者的耐受程度与复位操作情况适当增加力度，扩大屈伸幅度。

STEP 4 当听到关节复位的响动则表明复位成功。

● 牵旋复位法

STEP 1 正坐位，患者与施术者相对而坐在同一水平高度上，需要助手协助。

STEP 2 施术者以单侧手掌握住患者伤肢的腕部，另一手持住伤肢肘部，拇指抵在肱骨髁间，其余四指勾勒尺骨鹰嘴；助手双手握住患者伤肢的上臂中段。

STEP 3 施术者与助手协同发力做持续对抗牵引，缓缓屈曲伤肢肘关节，同时引导患者前臂做前后旋切活动，并根据患者的耐受程度与复位操作情况适当增加力度，扩大旋切幅度。

STEP 4 当听到关节复位的响动则表明复位成功。

对症推拿

屈伸复位法

STEP1 正坐位，患者坐于较低的位置，施术者站在患者伤肢的体侧位置。

STEP2 施术者以单侧手掌托握住患者伤肢肘部，并以该手拇指指腹按压住肘窝中心位置，另一只手以虎口撑住其伤侧腕部，五指握持固定

STEP3 两手同时发力，按压屈折促使伤肢肘关节反复屈伸活动，并根据患者的耐受程度与复位操作情况适当增加力度，扩大屈伸幅度。

STEP4 当听到关节复位的响动则表明复位成功。

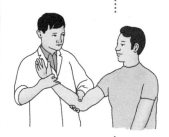

牵旋复位法

STEP1 正坐位，患者与施术者相对而坐在同一水平高度上，需要助手协助。

STEP2 施术者以单侧手掌握住患者伤肢的腕部，另一手持住伤肢肘部，拇指抵在肱骨髁间，其余四指勾勒尺骨鹰嘴；助手双手握住患者伤肢的上臂中段。

STEP3 施术者与助手协同发力做持续对抗牵引，缓缓屈曲伤肢肘关节，同时引导患者前臂做前后旋切活动，并根据患者的耐受程度与复位操作情况适当增加力度，扩大旋切幅度。

STEP4 当听到关节复位的响动则表明复位成功。

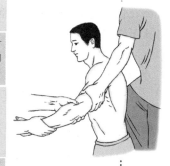

注意事项

人们应先证实患者伤肢无骨折的可能，然后再施以具体推拿手法复位；伤肢成功复位后应即刻屈肘90度固定21~28天；固定期须谨防肘部被动牵拉，可根据实际情况适当增加肌肉、关节的恢复性练习。

94

髋关节脱位　拔伸牵旋，丝丝入扣

作为由髋臼和股骨头相对构成的多轴性关节，髋关节主要应对屈伸、旋转等肢体动作，相对活动的范围与幅度均不大，其周边附有坚韧的韧带组织，又使髋关节的结构相比其他关节稳定得多，因而人体发生髋关节脱位的概率一般不大。

● 病理分析

通常来说，髋关节脱位分为前脱位、后脱位和中心脱位三种，患者多见于青壮年，主要因外伤而引起，有极少数人可能会并发骨神经损伤或者骨折。突发或高强度的暴力传导至髋关节坚韧程度相对薄弱的内下侧或内后侧，从而导致关节发生脱位。一般患者都有着明显的外伤史，患肢呈屈曲、内旋、短缩畸形，臀部后面隆起，同健侧相比大粗隆上移，髋关节部位疼痛，无法活动。

● 拔伸复位法

STEP 1　仰卧位，患者静卧于较低位置，施术者站于患者伤肢的体侧，需要助手协助。

STEP 2　助手以双手按在患者伤侧的骨盆位置上，确保其不能移动后，施术者轻轻托抬起患者伤肢的小腿部位，引导其伤肢屈膝、屈髋各90度，将其小腿夹在自己近侧的腋下，近侧手臂屈肘以小臂托持患者伤肢的腘窝，另一侧手掌按扶于伤肢大腿。

STEP 3　双手协同发力，轻微活动患者伤肢髋关节的股骨头，突然以暴发的寸劲作用于伤肢腘窝，使其向上托抬拔伸。

STEP 4　当听到关节复位的响动则表明复位成功。

● 牵旋复位法

STEP 1　仰卧位，患者静卧于较低位置，施术者站于患者伤肢的体侧，需要助手协助。

STEP 2　助手以双手按在患者伤侧的骨盆位置上，确保其不能移动后，施术者以双手着力于患者伤肢膝下的小腿部位，轻轻将伤肢托抬，并引导患肢屈膝、屈髋各90度。

STEP 3　双手协同发力，作股骨干纵轴向牵引，同时内外旋转股骨干，使股骨头滑入臼内。

STEP 4　当复位成功时，可以听到或感觉到响声，并可看见畸形得以纠正。

对症推拿

拔伸复位法

STEP1　仰卧位，患者静卧于较低位置，施术者站于患者伤肢的体侧，需要助手协助。

STEP2　助手以双手按在患者伤侧的骨盆位置上，确保其不能移动后，施术者轻轻托抬起患者伤肢的小腿部位，引导其伤肢屈膝、屈髋各90度，将其小腿夹在自己近侧的腋下，近侧手臂屈肘以小臂托持患者伤肢的腘窝，另一侧手掌按扶于伤肢大腿。

STEP3　双手协同发力，轻微活动患者伤肢髋关节的股骨头，突然以暴发的寸劲作用于伤肢腘窝，使其向上托抬拔伸。

STEP4　当听到关节复位的响动则表明复位成功。

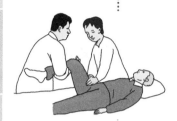

牵旋复位法

STEP1　仰卧位，患者静卧于较低位置，施术者站于患者伤肢的体侧，需要助手协助。

STEP2　助手以双手按在患者伤侧的骨盆位置上，确保其不能移动后，施术者以双手着力于患者伤肢膝下的小腿部位，轻轻将伤肢托抬，并引导患肢屈膝、屈髋各90度。

STEP3　双手协同发力，作股骨干纵轴向牵引，同时内外旋转股骨干，使股骨头滑入臼内。

STEP4　当复位成功时，可以听到或感觉到响声，并可看见畸形得以纠正。

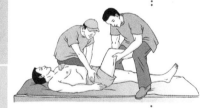

注意事项

　　髋关节脱位施术复位前，需经X线摄片细致检查，确诊后才能根据病情施以相应的治疗方法。施行复位术前需腰部麻醉或是全身麻醉。术后卧床休息，至少3周内不要下地负重。

95

髌骨脱位　暴发寸劲，完璧如初

髌骨位于人体膝关节的前面，为近似三角形的扁平骨。作为体内最大的籽骨，髌骨上缘有股四头肌，下缘有髌下韧带固定，主要应对人体下肢屈曲、伸直的功能，当受外力打击或扭伤时，会发生髌骨脱位。

● 病理分析

髌下韧带劳损或突然遭受外来高强度暴力，是导致髌骨脱位的主要因素。根据其外脱方向的不同，大体可分为外脱、内脱、上脱三种，其中髌骨外脱位的情况最为多见。一般患者都有着膝关节遭受打击或扭伤史，膝关节处于半伸半屈位，步行困难，膝关节前面有肿胀、疼痛及压痛区，检查时可发现髌骨移至股骨外侧髁上方或其他异常部位。

● 侧推复位法

STEP 1　仰卧位，患者静卧于较低位置，施术者站于患者伤肢的体侧。

STEP 2　施术者以双手引导患者伤肢自然伸直，轻轻触摸伤处，辨明髌骨移位的情况与骨骼边缘。

STEP 3　双手按住伤肢膝关节的周围，根据髌骨脱位的实际方位不同，以双个拇指着力于脱位方向一侧的髌骨边缘，协同发力，以暴发的寸劲将脱位的髌骨推顶回原位。

STEP 4　缓缓屈伸伤侧膝关节直至恢复原有功能。

● 拔推复位法

STEP 1　仰卧位，患者静卧于较低位置，施术者站于患者伤肢的体侧。

STEP 2　施术者以双手轻轻触摸伤处，辨明患者髌骨移位的情况与骨骼边缘。

STEP 3　施术者以单侧手掌按在伤肢髌骨处，另一只手握住伤侧的足踝部，使伤肢维持在伤后的半屈曲状态；协同发力，握在足踝部的手用力拔直伤肢，同时按髌骨的手乘机将脱位的髌骨推回到正常位置。

STEP 4　缓缓屈伸伤侧膝关节直至恢复原有功能。

对症推拿

侧推复位法

STEP1 仰卧位，患者静卧于较低位置，施术者站于患者伤肢的体侧。

STEP2 施术者以双手引导患者伤肢自然伸直，轻轻触摸伤处，辨明髌骨移位的情况与骨骼边缘。

STEP3 双手按住伤肢膝关节的周围，根据髌骨脱位的实际方位不同，以双个拇指着力于脱位方向一侧的髌骨边缘，协同发力，以暴发的寸劲将脱位的髌骨推顶回原位。

STEP4 缓缓屈伸伤侧膝关节直至恢复原有功能。

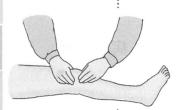

拔推复位法

STEP1 仰卧位，患者静卧于较低位置，施术者站于患者伤肢的体侧。

STEP2 施术者以双手轻轻触摸伤处，辨明患者髌骨移位的情况与骨骼边缘。

STEP3 施术者以单侧手掌按在伤肢髌骨处，另一只手握住伤侧的足踝部，使伤肢维持在伤后的半屈曲状态；协同发力，握在足踝部的手用力拔直伤肢，同时按髌骨的手乘机将脱位的髌骨推回到正常位置。

STEP4 缓缓屈伸伤侧膝关节直至恢复原有功能。

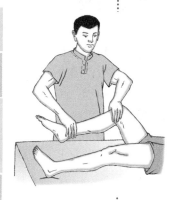

注意事项

髌骨脱位成功复位后，需外用敷药，将伤侧膝关节置于伸直位，膝后用夹板绷带包扎固定1~2周，并多加注意股四头肌锻炼和踝关节活动。

第九章 正骨推拿

96

317

锁骨骨折 扳顶固定有诀窍

锁骨位于人体胸骨和肩胛骨之间，形似横向"S"型的长管状骨骼，兼顾上肢支撑与保护体脉的双重作用。由于其位置距离体表较浅，因而较易受直接或间接外力作用出现骨折，伤者以行动活跃、频繁的青壮年和体质较弱的儿童最为常见。

● 病理分析

锁骨相对较为脆弱，在人们不慎滑倒、跌扑时，肩部着地或以手撑地的动作，均可能使脆弱的锁骨不堪冲击而出现折断，而外来的直接暴力更可能导致锁骨的粉碎性骨折。锁骨骨折的位置常发生于锁骨中段稍外 1/3 处，典型锁骨骨折断端除有重叠畸形外，近侧骨折端容易向上、向后移位，远侧骨折端容易向下移位；而常发于儿童的青枝型锁骨骨折，则因未曾断裂而呈弩弓状。

一般患者都有着明确的受伤史，肩部局部肿胀、压痛，并可摸到骨折近端向上向后高突畸形，常用健康一侧的手托住受伤侧的肘部，伤侧肩关节略低并微向前倾斜，头偏向受伤侧；儿童锁骨不完全骨折症状不明显，但患儿大多不愿活动上肢，如穿衣伸袖，上提其手或从腋下抱起时，患儿常会啼哭或叫痛。

● 复位处理

STEP 1 麻醉：在骨折血肿内注入 2~5 毫升浓度为 2% 的利多卡因。

STEP 2 正坐位，患者坐于较低的位置，抬头挺胸，两手叉腰，拇指在前，四指在后，用力外旋，后伸两肩；施术者站在患者体后位置。

STEP 3 施术者抬腿屈膝，以膝部顶住患者后背两肩胛之间，双手握住患者两肩。

STEP 4 膝部和双手协同发力扳顶，引导两肩向后上方缓缓拉开，直到骨折部畸形消失为止，但不必强求骨折断端完全解剖复位。

对症推拿

常见锁骨骨折类型

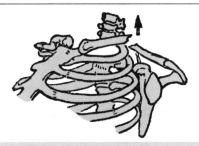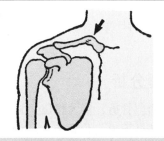

典型锁骨骨折	青枝型锁骨骨折
常发于锁骨中段稍外 1/3 处，骨折断端有重叠畸形，近侧骨折端易向上、向后移位，远侧骨折端易向下移位。	常发于锁骨中段稍外 1/3 处，因未曾断裂而呈弩弓状，具体实例以儿童为多。

复位处理

STEP1　　麻醉：在骨折血肿内注入 2~5 毫升浓度为 2% 的利多卡因。

STEP2　　正坐位，患者坐于较低的位置，抬头挺胸，两手叉腰，拇指在前，四指在后，用力外旋，后伸两肩；施术者站在患者体后位置。

STEP3　　施术者抬腿屈膝，以膝部顶住患者后背两肩胛之间，双手握住患者两肩。

STEP4　　膝部和双手协同发力扳顶，引导两肩向后上方缓缓拉开，直到骨折部畸形消失为止，但不必强求骨折断端完全解剖复位。

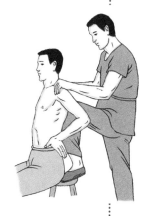

注意事项

　　在骨折无移位或轻度移位的情况下，均可不进行复位，直接用"∞"字形绷带固定 1~2 周，以三角巾颈腕悬吊患肢即可；在骨折出现明显移位的情况下，方可用手法复位。复位处理后，密切注意有无神经、血管压迫等情况；肩部固定是否牢固，一般移位较多的骨折需 3~4 周后去除固定。

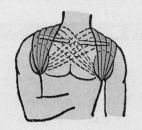

97

肱骨外科颈骨折 牵提端挤，适当锻炼

肱骨外科颈位于人体肩下 3~4 厘米处，多因受间接或直接暴力而出现骨折情况，其中较为常见的骨折类型有嵌插型、外展型、内收型三种。

● 病理分析

嵌插型骨折，多无移位，骨折远近断端互相嵌插，一般无成角畸形；外展型骨折，多见于成人及老年人，骨折的下段外展，上段内收，向内侧成角，在外侧两骨折端可互相嵌插；内收型骨折，多见于小儿，骨折下段内收，上段外展，向外侧成角，在内侧两骨折端可互相嵌插。

肱骨外科颈骨折患者一般受伤后肩部疼痛难忍、局部肿胀，但仍保持其外形膨隆饱满状态；肩部有较大范围的淤血，肱骨大结节下有严重的压痛；上臂活动受限，测量肩峰至肱骨外侧髁之间的距离比健侧略短；移位骨折可有假关节活动或扪及骨擦音。

● 复位处理

STEP 1 正坐位，患者坐于较低的位置，施术者站于患者伤肢的体侧，需要助手协助。

STEP 2 一助手站于患者体后，用布带绕过患者伤肢腋窝，向上提拉肩部，患肘屈曲 90 度，前臂在中立位；另一助手握住伤肢肘部沿肱骨纵轴方向拔伸牵引（外展型骨折先外展牵引，内收型骨折先内收牵引）。

STEP 3 拉开重叠后，助手再向相反方向牵引（外展型内收，内收型外展）。

STEP 4 施术者以双手拇指抵于断骨上段外侧，余指在下段内侧（或者一手握上段，另一手握下段）进行端提挤按，一般骨折即可复位。

注意事项

通常来说，无移位情况的嵌插型骨折和老年、成年患者内收或外展型有嵌插的骨折，均不必使用手法复位，只需用夹板固定，或仅将患肢作颈腕悬吊 3 周后，及早开始功能锻炼即可。有移位的骨折，应用手法复位，贴胸固定 3~4 周后。根据患者体质和恢复情况，适当鼓励其开展肩部、肘部的功能活动。

对症推拿

常见肱骨外科颈骨折类型

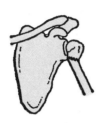

嵌插型

多无移位，骨折远近断端互相嵌插，一般无成角畸形。

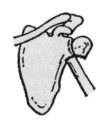

外展型

多见于成人及老年人，骨折的下段外展，上段内收，向内侧成角，在外侧两骨折端可相互嵌插。

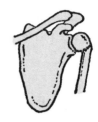

内收型

多见于小儿，骨折下段内收，上段外展，向外侧成角，在内侧两骨折端可互相嵌插。

复位处理

STEP1　　正坐位，患者坐于较低的位置，施术者站于患者伤肢的体侧，需要助手协助。

STEP2　　一助手站于患者体后，用布带绕过患者伤肢腋窝，向上提拉肩部，患肘屈曲 90 度，前臂在中立位；另一助手握住伤肢肘部沿肱骨纵轴方向拔伸牵引（外展型骨折先外展牵引，内收型骨折先内收牵引）。

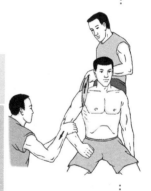

STEP3　　拉开重叠后，助手再向相反方向牵引（外展型内收，内收型外展）。

STEP4　　施术者以双手拇指抵于断骨上段外侧，余指在下段内侧（或者一手握上段，另一手握下段）进行端提挤按，一般骨折即可复位。

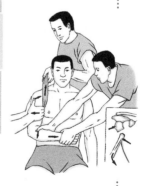

98

99

胸腰椎压缩性骨折 谨慎对待，细致处理

胸腰椎压缩性骨折，多发于第十二胸椎及第一腰椎。根据骨折类型可分为稳定型压缩性骨折（如单纯椎体压缩骨折，压缩在 1/2 以下者）及不稳定型压缩性骨折（如椎体压缩在 1/2 以上者，粉碎性压缩骨折者，脊椎骨折脱位伴有或不伴有脊髓损伤等），其中以稳定型较为多见。

● 病理分析

胸腰椎压缩性骨折，多是间接的压缩力量使脊柱突然弯曲所致，如自高处坠跌，足和臀部着地后，由胸腰椎交界处发生的挤压力而致骨折；也有因重物自高处落下，冲击头部或肩背部，致使脊柱骤然过度前屈，造成椎体前缘的楔形压缩性骨折。

患者一般都有明确的外伤史，腰痛剧烈，脊柱活动受限制，坐立不便，骨折部位有后凸畸形，伤处有叩击痛和头部冲击痛，屈颈试验阳性，严重损伤时会有截瘫、大便失禁、小便潴留等症状，应进行 X 线检查，以明确骨折的类型。

● 人背复位法

STEP 1 在伤者患处使用局部麻醉，患者与施术者反方向背对而站，需要助手协助。

STEP 2 施术者慢慢将伤者背负在背上，以自身的腰骶部抵住伤者的骨折处。

STEP 3 助手以双手分别握住伤者的下肢，并做向下牵引；施术者慢慢弯腰，使伤者过伸，2~3 分钟即能完成复位。

● 悬吊复位法

STEP 1 俯卧位，并给予伤者肌肉注射盐酸哌替啶 100 毫克和口服司可巴妥 0.2~0.4 克镇静、镇痛。

STEP 2 将伤者下肢悬吊，使其躯干前倾 20~30 度，约 15 分钟（利用患者体重将压缩的椎体拉开）；与此同时，施术者以手掌在伤者患处推按（先撒滑石粉），便可获得复位。

对症推拿

人背复位法

STEP1　在伤者患处使用局部麻醉，患者与施术者反方向背对而站，需要助手协助。

STEP2　施术者慢慢将伤者背负在背上，以自身的腰骶部抵住伤者的骨折处。

STEP3　助手以双手分别握住伤者的下肢，并做向下牵引；施术者慢慢弯腰，使伤者过伸，2~3分钟既能完成复位。

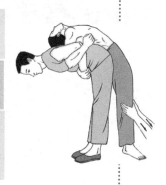

悬吊复位法

STEP1　俯卧位，并给予伤者肌肉注射盐酸哌替啶100毫克和口服司可巴比妥0.2~0.4克镇静镇痛。

STEP2　将伤者下肢悬吊，使其躯干前倾20~30度，约15分钟（利用患者体重将压缩的椎体拉开）；与此同时，施术者以手掌在伤者患处推按（先撒滑石粉），便可获得复位。

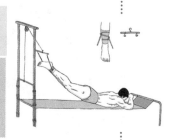

注意事项

　　胸腰椎压缩性骨折患者严防脊柱的前屈。不稳定型骨折病情复杂，处理不当后果严重，应转送有条件的医院治疗。复位后以胸腰椎制动夹板固定2~3月。复位2日后，可适当在床上进行腰背过伸锻炼。

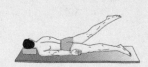
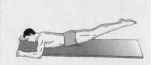
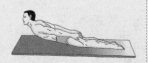
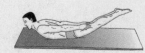

(99)

附录一 常用骨度分寸表

分部	起止点	常用骨度	度量法	说明
头部	前发际正中至后发际正中	12寸	直寸	如前后发际不明，从眉心量至大椎穴作18寸，眉心至前发际3寸，大椎穴至后发际3寸
	耳后两完骨（乳突）之间	9寸	横寸	用于量头部的横寸
胸腹部	天突至歧骨（胸剑联合）	8寸	直寸	①胸部与胁肋部取穴直寸，一般根据肋骨计算，每一肋骨折作1寸6分；②"天突"指穴名的部位
	歧骨至脐中	8寸		
	脐中至横骨上廉（耻骨联合上缘）	5寸		
	两乳头之间	8寸	横寸	横寸胸腹部取穴的横寸，可根据两乳头之间的距离折量。女性可用左右缺盆穴之间的宽度来代替两乳头之间的横寸
背腰部	大椎以下至尾骶	21寸	直寸	背部腧穴根据脊椎定穴。一般临床取穴，肩胛骨下角相当第七（胸）椎，髂嵴相当第十六椎（第四腰椎棘突）
	肩胛骨内侧缘与脊柱缘之间	6寸	横寸	
上肢部	腋前纹头（腋前皱襞）至肘横纹	9寸	直寸	用于手三阴、手三阳经的肌度分寸
	肘横纹至腕侧横纹	12寸		

分部	起止点	常用骨度	度量法	说明
侧胸部	腋以下至季胁	12寸	直寸	"季胁"指第十一肋端
侧腹部	季胁以下至髀枢	9寸	直寸	"髀枢"指股骨大转子
下肢部	横骨上廉至内辅骨上廉（股骨内侧髁上缘）	18寸	直寸	用于足三阴经的骨度分寸
	内辅骨下廉（胫骨内侧髁下缘）至内踝高点	13寸		
	髀枢至膝中	19寸	直寸	①用于足三阳的骨度分寸；②"膝中"的水平线：前面相当于犊鼻穴，后面相当于委中穴
	臀横纹至膝中	14寸		
	膝中至外踝高点	16寸		
	外踝高点至足底	3寸		

[附注]根据《灵枢·骨度》篇记载，发以下至颐长一尺，两颧之间相去七寸，结喉以下至缺盆中长四寸，足长一尺二寸等。现代临床多以自然标志取穴，或以手指同身寸代之。

附录二 人体经络对位推拿主治一览表

手太阴肺经经穴主治一览表

穴位名称	位置	推拿手法	主治病症
中府穴	胸前壁的外上方、云门穴下1寸、前正中线旁开6寸,平第一肋间隙处	点、按、揉法	支气管炎、咳喘、心脏病、胸肺胀满、胸肌疼痛、肩背痛
云门穴	人体胸前壁外上方,锁骨外侧下端三角形凹陷处	点、按、揉法	支气管炎、咳喘、心脏病、胸肺胀满、胸肌疼痛、肩背痛
天府穴	臂内侧面,肱二头肌外侧缘,腋前纹下3寸	点、揉、掐法	支气管炎、哮喘、鼻炎、肩臂疼痛
侠白穴	臂内侧面,肱二头肌外侧缘,腋前纹下4寸	点、揉法	哮喘、胸部烦满、干呕、肩臂疼痛
尺泽穴	手臂肘部,手臂上举,在手臂内侧中央处有粗腱,腱的外侧即是	点、按、揉法	无名腹痛、咳喘、咽喉肿痛、肘臂肿痛、皮肤过敏
孔最穴	尺泽穴下约5寸处	点、揉、捏法	肠炎、痔疮、热病、头痛、支气管炎、咽喉痛
列缺穴	在桡骨茎突的上方,腕横纹上1.5寸处	点、揉、掐法	感冒、支气管炎、神经性头痛、落枕、腕关节及周围软组织疾患
经渠穴	前臂掌侧,腕横纹上1寸,桡动脉外侧处	点、揉法	支气管炎、咳嗽、喉痹、咽喉肿痛、肺部感染
太渊穴	手掌心朝上,腕横纹的桡侧,拇指立起时,有大筋竖起,筋内侧凹陷处	点、揉、掐法	流感、支气管炎、胸痛、失眠、腕关节及周围软组织疾患
鱼际穴	手掌心朝上,在第一掌骨中点之桡侧,赤白肉际处	点、揉、捏法	声带疾患、头痛、眩晕、咽炎、腹痛、口干舌燥
少商穴	双手拇指末节桡侧,距指甲根角0.1寸处即是	掐法	感冒、扁桃体炎、肺炎、呃逆、失眠、齿龈出血

手阳明大肠经经穴主治一览表

穴位名称	位置	推拿手法	主治病症
商阳穴	食指的桡侧，距离指甲根角大约0.1寸处	掐法	胸闷、哮喘、咽炎、牙痛
三间穴	微微握拳，在食指的桡侧、第二掌指关节后的凹陷处，合谷穴前	点、揉、掐法	牙痛、咽喉肿痛、肠鸣下痢
合谷穴	手背第一、第二掌骨间，第二掌骨桡侧的中点处	点、揉、捏、掐法	头痛、耳鸣、鼻炎、肩胛神经痛、神经衰弱
阳溪穴	手掌侧放，翘起拇指，在手腕背侧，腕横纹两筋间凹陷中即是	点、揉、掐、刮法	头痛耳鸣、扁桃体炎、牙痛、手腕痛、小儿消化不良
下廉穴	前臂背面桡侧，当阳溪与曲池连线上，肘横纹下4寸处	点、揉、掐法	头痛、眩晕、肘关节炎、腹痛腹胀
手三里穴	前臂背面桡侧，当阳溪与曲池连线上，肘横纹下2寸处	点、揉、捏、掐法	牙痛、腹痛、腹胀、腹泻、肘臂疼痛
曲池穴	屈肘成直角，该穴位于肘横纹外侧端与肱骨外上髁连线中点处	点、揉、抠、拨法	肩肘关节疼痛、感冒、扁桃体炎、急性胃肠炎
肘髎穴	臂外侧，曲肘时曲池穴上1寸	点、揉、掐、拨法	肘臂疼痛、肘臂麻木
臂臑穴	臂外侧，三角肌下端，曲池穴上7寸	点、揉、捏、掐法	肩肘臂疼痛、眼疾、颈项拘挛
肩髃穴	人体肩峰端与肱骨结节之间，肩部三角肌上部正中位置	点、揉、掐、拨法	肩胛关节炎、中风、偏瘫、高血压、手臂无力
天鼎穴	颈外侧部，结喉旁边，当胸锁乳突肌后缘，扶突穴与缺盆穴的中点处	点、揉、捏、掐法	咽喉肿痛、声音嘶哑
扶突穴	颈外侧部，结喉旁边，当胸锁乳突肌前、后缘之间	点、揉法	咳嗽、气喘、咽喉肿痛、甲状腺肿大
禾髎穴	上唇部，鼻孔外缘直下，人中穴旁开5分的位置即是	点、按、揉、掐法	鼻炎、鼻塞、鼻出血、面部肌肉痉挛
迎香穴	人体面部鼻翼旁开约1厘米的皱纹中	点、揉、掐法	各种鼻症及面部神经麻痹、面部痒肿

足阳明胃经经穴主治一览表

穴位名称	位置	推拿手法	主治病症
承泣穴	面部，目正视瞳孔直下，当眼球与眶下缘之间	点、按法	各种眼部疾病及面肌痉挛、面神经麻痹
四白穴	人体面部，瞳孔直下，当眶下孔凹陷处	点、按、揉法	眼疾、头痛目眩、口眼歪斜、面部肌肉痉挛
地仓穴	位在口角外侧旁开约0.4寸处	点、按、揉法	面神经麻痹、疼痛，口歪流涎、眼睑跳动
颊车穴	下颌角前上方大约一横指处，按之凹陷处	点、揉、拨法	口眼歪斜、牙痛、颜面神经麻痹、声嘶沙哑、颈部痉挛
下关穴	人体的头部侧面，耳前一横指，颧弓下陷处	点、揉、刮法	耳鸣、牙痛、口歪、面痛、眩晕
头维穴	当额角发际上0.5寸，头正中线旁开4.5寸	点、按、揉、掐法	寒热头痛、目痛多泪、喘逆烦满、呕吐、流汗
人迎穴	位于颈部，在前喉结外侧大约3厘米处	揉法	咽喉肿痛、气喘、瘰疬、瘿气、高血压
乳根穴	人体胸部，乳头直下，乳房根部的凹陷处，在第四肋间隙	点、按、揉法	胸痛心闷、呃逆、乳痛、乳腺炎、乳汁不足
滑肉门穴	人体上腹部，在肚脐上方1寸处，距前正中线2寸	点、按、揉、颤法	吐舌、舌强、重舌、肥胖、慢性胃肠病、呕吐、胃出血、月经不调
天枢穴	人体中腹部，平脐中，肚脐左右两侧三指横宽	点、按、揉法	便秘、腹泻、肠鸣、腹痛、月经不调
归来穴	人体下腹部，在脐中下面4寸，距前正中线两寸	点、按、揉法	腹痛、疝气、月经不调、带下、子宫内膜炎、阳痿、睾丸炎
气冲穴	大腿根里侧，当脐中下约5寸处，距前正中线两寸	点、按、揉法	腹痛、肠鸣、疝气、月经不调、不孕、阳痿、阴肿
伏兔穴	大腿前面，膝髌骨外上缘直上6寸处	点、揉、压法	腰痛、膝冷、下肢神经痛、下肢麻痹瘫痪、膝关节炎
犊鼻穴	屈膝，在膝部，髌骨和髌韧带外侧的凹陷中	点、按、揉、掐法	膝关节痛、下肢麻痹、脚气水肿、膝脚无力
足三里穴	外膝眼下3寸，距胫骨前嵴1横指，当胫骨前肌上即是	点、揉、掐法	各类心血管疾病及肠胃疾病
丰隆穴	足外踝上8寸(大约在外膝眼与外踝尖的连线中点)处，胫骨外二横指	点、按、揉法	痰多、咳嗽、眩晕、下肢神经痉挛、便秘
解溪穴	足背踝关节横纹的中点，两筋之间的凹陷处	点、按、揉、掐法	牙痛、烦心、目赤、头痛、眩晕、腹胀、便秘、脚腕痛、下肢痿痹
内庭穴	在足的第二趾与中趾之间，脚缝尽处的陷凹中	掐法	牙痛、急慢性胃肠炎、扁桃体炎、趾跖关节痛
厉兑穴	足部第二趾外侧，位于趾甲生长处的边角向中趾靠近2毫米的地方	掐法	口肌麻痹、腹胀、肝炎、足冷

足太阴脾经经穴主治一览表

穴位名称	位置	推拿手法	主治病症
隐白穴	第一趾末节内侧，距离趾甲根角大约0.1寸	掐法	月经崩漏、子宫痉挛、腹胀、便血、惊风
太白穴	足内侧缘，当第一跖骨小头后下方凹陷处，即脚的内侧缘靠近第一趾处	点、揉、掐法	胃痛、腹胀、吐泻、便秘及各种脾虚
公孙穴	足内侧第一跖骨基底部前下缘，第一趾关节后1寸处	点、揉、按法	胃痛、腹痛、呕吐、腹泻、女性生理性疼痛、足踝痛
商丘穴	足部，内踝前下方的凹陷中	点、揉、掐法	胃痛、腹痛、呕吐、腹泻、女性生理性疼痛、足踝痛等
三阴交穴	人体小腿内侧，足内踝上缘四指宽，踝尖正上方胫骨后缘凹陷中	点、揉、掐法	妇科及生殖器官病症、腹胀、消化不良、食欲不振、肠绞痛、腹泻、失眠、神经衰弱
漏谷穴	胫骨后缘，三阴交穴直上3寸	点、揉、掐法	腹胀、消化不良、食欲不振、肠绞痛、腹泻、失眠、神经衰弱
阴陵泉穴	人体小腿内侧，膝下胫骨内侧后下方的凹陷处	点、揉、捏法	腹胀、腹绞痛、肠炎痢疾、膝痛、尿潴留
血海穴	屈膝，在大腿内侧，髌底内侧端上2寸，股四头肌内侧头的隆起处	点、揉法	月经不调、崩漏、湿疹、膝痛
箕门穴	大腿内侧，血海穴上6寸	点、揉、推法	泌尿生殖系统疾病，尿潴留、遗尿、遗精、腹股沟淋巴结炎
冲门穴	腹股沟外上缘，耻骨联合上缘曲骨穴旁开3.5寸	点、按法	腹痛、疝气、子宫内膜炎、带下、睾丸炎
府舍穴	人体下腹部，当脐中下4寸，冲门穴外上方0.7寸，距前正中线4寸	点、按、揉法	腹痛、疝气
腹结穴	人体下腹部，大横穴下1.3寸	点、按、揉、颤法	腹痛、腹泻、肠炎、痢疾、阳痿
大横穴	人体的中腹部，距脐中4寸	点、按、揉法	便秘、腹胀、腹泻、小腹寒痛、四肢痉挛、肚腹肥胖
腹哀穴	人体上腹部，距前正中线4寸，大横穴上3寸	点、按、揉、颤法	腹痛、腹泻、便秘、痢疾、消化不良等
食窦穴	胸外侧部，体前正中线旁开6寸，第五肋间隙	点、按、揉、推法	肺炎、腹水、尿潴留、肋间神经痛
天溪穴	胸外侧部，体前正中线旁开6寸，第四肋间隙	点、按、揉法	肺炎、支气管炎、咳喘、乳腺炎
周荣穴	人体的胸外侧部，当第二肋间隙，距前正中线6寸	点、按、揉法	咳嗽、气逆、胸肋胀满
大包穴	人体的腋窝下、腋中线直下，当第六肋间隙处	点、按、揉法	肺炎、气喘、胸膜炎、胸肋疼痛、膀胱麻痹、消化不良

手少阴心经经穴主治一览表

穴位名称	位置	推拿手法	主治病症
极泉穴	人体的两腋窝正中，在腋窝下的两条筋脉之间，腋动脉的搏动之处	点、按、揉、弹、拨法	心肌炎、心绞痛、冠心病、心悸、心痛等各类心脏疾病，以及肩臂疼痛、肩关节炎、上肢麻木
青灵穴	手臂内侧，当极泉穴与少海穴的连线上，肘横纹上3寸处，肱二头肌的内侧沟中	点、揉、拨法	神经性头痛、肋痛、肩臂疼痛、心绞痛、肩胛及前臂肌肉痉挛
少海穴	肘横纹内侧端与肱骨内上髁连线的中点的凹陷处	点、揉法	神经衰弱、癫病、头痛目眩、心痛、牙痛、肋间神经痛、肘臂挛痛
灵道穴	掌后尺侧，腕横纹上1.5寸	点、揉、拨法	心痛、癫病、精神病、肘臂疼痛
通里穴	掌后尺侧，腕横纹上1寸	点、揉、拨法	心痛、心悸、头痛、腕肘及前臂疼痛
阴郄穴	掌后尺侧，腕横纹上0.5寸	点、揉、拨法	心痛、心悸、头痛、神经衰弱
神门穴	手腕关节部位，腕掌横纹尺侧端桡侧凹陷处	点、揉、拨法	心烦失眠、神经衰弱、癫病、心绞痛、糖尿病、高血压
少府穴	人体第四、第五掌骨之间，屈指握拳时，小指与无名指指端之间	点、揉、拨法	风湿性心脏病、心悸、心律不齐、心绞痛、胸痛、遗尿、前臂神经麻痛、小指挛痛
少冲穴	小指末节桡侧，距指甲根角0.1寸处	掐法	各种心脏疾患、热病昏迷、心悸、心痛、结膜炎、上肢肌肉痉挛

超简单推拿消百病全书

手太阳小肠经经穴主治一览表

穴位名称	位置	推拿手法	主治病症
少泽穴	小指末节尺侧，距指甲根角0.1寸	掐法	头痛、目翳、咽喉肿痛、肋间神经痛、乳腺炎、精神分裂
前谷穴	小指掌关节尺侧，掌指横纹头赤白肉际	点、掐法	头痛、耳鸣、咽喉炎、乳腺炎
后溪穴	手掌尺侧，微微握拳，当第五指掌关节后远侧，掌横纹头赤白肉际	点、掐法	腰部急性扭伤、头痛目赤、咽喉肿痛、手指及臂肘痉挛
阳谷穴	手腕腕背横纹尺侧，当尺骨茎突与三角骨之间的凹陷处	点、掐法	精神病、癫痫、肋间神经痛、齿龈炎、头痛、目眩、热病、腕痛
养老穴	屈肘，手掌心向胸，尺骨茎突桡侧缘上方凹陷中	点、掐法	目视不清、肩、背、肘、臂等部位酸痛，以及呃逆、落枕、腰痛
支正穴	前臂背面尺侧，腕背横纹上5寸，在阳谷穴与小海穴联线上	点、揉、捏、掐法	头痛、项强、肘臂疼痛、神经衰弱
小海穴	肘内侧，当尺骨鹰嘴与肱骨内上髁之间的凹陷处	点、揉、拨法	肘臂痛、肩臂痉挛、头痛、下腹痛、四肢无力
肩贞穴	肩关节后下方，手臂内收时，腋后纹头上1寸处	点、揉、拨法	肩胛疼痛、手臂不举、牙痛
臑俞穴	上臂后侧，肩胛冈下缘	点、揉、拨法	肩胛疼痛、手臂不举、牙痛
天宗穴	肩胛骨冈下窝的中央，或者肩胛冈中点下缘，下1寸处	点、揉法	肩胛疼痛、肩背部损伤以及女性急性乳腺炎、乳腺增生
秉风穴	人体体后肩胛部，冈上窝中央，举臂时肩胛骨上的凹陷处	点、揉、拨法	肩背疼痛、肩周炎、上肢酸麻、冈上肌腱炎
曲垣穴	人体背部两侧肩胛骨的内上方	点、揉、拨法	肩周炎、肩胛疼痛
肩外俞穴	人体背部，当第一胸椎棘突下，旁开3寸	点、揉、拨法	肩背疼痛、肩周炎、上肢酸麻
肩中俞穴	人体背部，当第七颈椎棘突下，旁开2寸	点、揉、拨法	支气管炎、哮喘、咳嗽、视力减退、肩背疼痛
天窗穴	颈外侧部，扶突穴后0.5寸，与结喉相平	点、揉、捏、拿法	咽喉肿痛、颈项强痛、耳鸣、耳聋
颧髎穴	面部颧骨尖处的下缘凹处，大约与鼻翼下缘平齐，即当目眦直下，颧骨下缘凹陷处	点、拨法	上颌牙痛、三叉神经痛、颜面神经麻痹、眼睑跳动

足太阳膀胱经经穴主治一览表

穴位名称	位置	推拿手法	主治病症
睛明穴	双目之内眦内上方约0.1寸的凹陷处	点、按、揉法	结膜炎、假性近视、散光、老花眼、早期轻度白内障、迎风流泪
眉冲穴	人体的头部，攒竹穴直上入发际0.5寸处，神庭穴与曲差穴连线之间	点、按、揉法	头痛、眩晕、鼻塞、癫痫
曲差穴	人体头部，当前发际正中直上0.5寸，旁开1.5寸	点、按、揉法	头痛、鼻塞、流鼻涕、鼻出血、目视不明
承光穴	人体头部，当前发际正中直上2.5寸，旁开1.5寸处	点、按、揉法	头痛、目眩、鼻塞、热病、面部神经麻痹、角膜白斑、鼻息肉、鼻炎、内耳眩晕症
通天穴	人体头部，当前发际正中直上4寸，旁开1.5寸处	点、按法	头痛、眩晕、鼻塞、鼻衄、鼻渊
攒竹穴	在眉毛内侧端，眼眶骨上凹陷处	点、按、揉法	视物不清、眼睛红肿、脑昏头痛、眉棱骨痛
天柱穴	后头骨正下方凹陷处，即脖颈处突起的肌肉外侧凹处，后发际正中旁开约2厘米	点、按、揉法	后头痛、颈项僵硬、肩背疼痛、高血压、鼻塞
大杼穴	人体背部，当第一胸椎棘突下，旁开1.5寸的位置即是	点、按、揉、拨法	感冒、肺炎、项背疼痛
风门穴	人体的背部，当第二胸椎棘突下，旁开1.5寸处	点、按、揉法	感冒发热、咳嗽、恶寒、支气管炎
会阳穴	人体的骶部，尾骨端旁开0.5寸处	点、按、揉法	泄泻、便血、痔疮、阳痿、带下
承扶穴	人体的大腿后侧，左右臀下臀沟的中心点	点、按、揉法	腰腿痛、坐骨神经痛、痔疮、尿闭、便秘
殷门穴	人体的大腿后面，当承扶穴与委中穴的连线上，在承扶穴下6寸处	点、按、揉法	腰腿痛、坐骨神经痛、痔疮、尿闭、便秘
委中穴	人体大腿后，膝盖内侧的中央位置即是	点、按、揉法	腰腿无力、腰背疼痛、急性胃肠炎、小腿疲劳、腓肠肌痉挛
承筋穴	人体的小腿后面，当委中穴与承山穴的连线上，腓肠肌的肌腹中央，委中穴下5寸处	点、按、揉、拨法	小腿疼痛、腓肠肌痉挛、腰背疼痛、急性腰扭伤、痔疮、脱肛、便秘
承山穴	人体的小腿后面正中，委中穴与昆仑穴之间，当伸直小腿或足跟上提时，腓肠肌肌腹下出现的尖角凹陷处即是	点、按、揉法	腰腿疼痛、坐骨神经痛、腓肠肌痉挛、足跟疼痛
飞扬穴	小腿后面，外踝后，昆仑直上7寸，承山穴外下方1寸处	点、按、揉、拨法	头痛、目眩、腰腿疼痛、痔疾、风湿性关节炎、癫痫
昆仑穴	踝部外侧偏后，踝尖与跟腱之间的凹陷处	点、揉、拨法	头痛目眩、肩痛、腰背痛、脚踝疼痛
申脉穴	足外侧部，外踝直下方凹陷中	点、揉、掐法	头痛、眩晕、癫痫、腰腿酸痛、目赤肿痛、失眠
至阴穴	足小趾末节外侧，距趾甲根角约0.1寸	掐法	头痛、半身不遂、足关节炎、月经不调、更年期综合征

足少阴肾经经穴主治一览表

穴位名称	位置	推拿手法	主治病症
涌泉穴	人体足底靠前部位的凹陷处，第二、第三趾的趾缝纹头端和足跟连线的前1/3处	点、揉、搓法	头痛目眩、咽喉肿痛、失眠、高血压、糖尿病、神经衰弱
然谷穴	人体踝部，踝尖内侧前下方，足舟骨粗隆下方凹陷中即是	点、揉、掐法	足跗痛、月经不调、遗精、小便不利
太溪穴	足内侧，内踝尖与跟腱之间的凹陷处	点、揉法	肾炎、月经不调、胸闷、牙痛
水泉穴	人体足内侧，内踝后下方，太溪穴直下1寸的凹陷处	点、揉、掐法	月经不调、痛经、闭经、小便不利
照海穴	人体踝部，髁尖内侧正下方凹陷处	点、揉、掐法	月经不调、小便不利、下肢痿痹、失眠
复溜穴	小腿里侧，脚踝内侧中央上二指宽处，胫骨和跟腱之间	点、揉、拿法	泄泻、肠鸣、水肿、腹胀
筑宾穴	小腿内侧，当太溪穴和阴谷穴的连线上，太溪穴上5寸处，腓肠肌肌腹的内下方	点、揉、拿法	癫痫、肾炎、盆腔炎、小腿内侧痛
阴谷穴	腘横纹内侧端，屈膝时，半腱肌半膜肌之间	点、揉、捏、拿法	膝关节及生殖泌尿系统疾病
横骨穴	人体下腹部，当脐中下5寸，前正中线旁开0.5寸的位置	点、按、揉法	小腹疼痛、阳痿、遗尿、疝气
大赫穴	人体下腹部，从肚脐往下到耻骨间五分之四点的左右各一指宽处	点、按、揉法	阳痿、早泄、膀胱疾病、遗精、带下、月经不调、痛经、不妊、泄泻、痢疾
气穴	人体的下腹部，关元穴左右0.5寸的位置	点、按、揉法	月经不调、泄泻、腰背痛、阳痿
肓俞穴	人体中腹部，当脐中旁开0.5寸处	点、按、揉法	黄疸、胃痉挛、习惯性便秘、肠炎
商曲穴	人体的上腹部，当脐中上2寸，前正中线旁开0.5寸	点、按、揉法	腹痛、泄泻、便秘、肠炎
通谷穴	上脘穴旁开0.5寸	点、按、揉法	心悸、癫痫、腹泻、肋间神经痛等
神封穴	人体的胸部，当第四肋间隙，前正中线旁开2寸处	点、按、揉法	咳嗽、气喘、呕吐、不思饮食
零墟穴	体前正中线玉堂穴旁开2寸，第三肋间隙	点、按、揉法	咳嗽、气喘、呕吐、不思饮食
神藏穴	体前正中线紫宫穴旁开2寸，第二肋间隙	点、按、揉法	咳嗽、气喘、呕吐、不思饮食
俞府穴	人体的上胸部位，前正中线左右三指宽处，锁骨正下方	点、揉、掐法	支气管炎、肋间神经痛、咳嗽

手厥阴心包经经穴主治一览表

穴位名称	位置	推拿手法	主治病症
天池穴	人体的胸部，当第四肋间隙，乳头外1寸，前正中线旁开5寸	点、按、揉法	乳腺炎、肋间神经痛、胸闷心烦
天泉穴	人体上臂前内侧，腋前纹头向下2寸的位置	点、揉、拨法	心绞痛、肋间神经痛、膈肌痉挛、咳喘
曲泽穴	肘横纹中，当肱二头肌腱的尺侧缘	点、揉、拨法	心痛、心悸、心神昏乱、风疹、烦渴口干、中暑
郄门穴	前臂正中，腕横纹上5寸，两筋之间	点、揉、捏法	心痛、心悸、烦躁、乳腺炎、癫痫
间使穴	前臂内侧，腕横纹正中直上3寸，两筋之间	点、揉、捏法	心痛、心悸、烦躁、乳腺炎、癫痫
内关穴	前臂正中，腕横纹上2寸，在桡侧腕屈肌腱同掌长肌腱之间	点、揉、捏法	头痛、晕车、恶心、胸肋痛、手臂疼痛、腹泻、痛经
大陵穴	腕掌横纹中点处，当掌长肌腱与桡侧腕屈肌腱之间	点、揉、抠、掐法	头痛、失眠、心胸痛、心悸、胃炎、精神病、腕关节及周围软组织疾患
劳宫穴	位于人体的手掌心，握拳屈指时当中指指端所指处	点、揉、掐法	手掌瘙痒、中风昏迷、中暑、心绞痛、呕吐、癔病、手指麻木
中冲穴	人体的手掌中指末节尖部中央	掐法	热病、烦闷、汗不出、掌中热、中风、舌肿痛

手少阳三焦经经穴主治一览表

穴位名称	位置	推拿手法	主治病症
关冲穴	手无名指末节尺侧，距指甲根角0.1寸	掐法	口干、头痛、颊肿、前臂神经痛
液门穴	手背部，当第四、第五指间，指蹼缘后方赤白肉际的部位	掐法	头痛、目眩、咽喉肿痛、龋齿、感冒、发热
阳池穴	手腕腕背横纹上，前对中指和无名指的指缝，当指总伸肌腱的尺侧缘凹陷处	点、揉、捏、掐法	妊娠呕吐、耳鸣、咽喉肿痛、肩臂疼痛
外关穴	腕背横纹上2寸，尺骨与桡骨之间	点、揉、掐法	感冒、发热、头痛、咽喉肿痛、腕部疼痛
支沟穴	前臂背侧，当阳池穴与肘尖的连线上，腕背横纹上3寸，尺骨与桡骨之间	点、揉、掐法	便秘、肩臂疼痛、肋间神经痛、乳汁分泌不足
三阳络穴	支沟穴上1寸，尺骨与桡骨之间	点、揉、掐法	癫痫、肘臂疼痛
天井穴	手臂外侧，屈肘时，当肘尖直上1寸凹陷处	点、揉、掐法	睑腺炎、淋巴结核及肘关节周围软组织疼痛
清冷渊穴	天井穴上1寸的位置即是	点、揉、掐法	头痛、肩臂疼痛
消泺穴	臂外侧，当清冷渊与臑会连线中点处	点、揉、掐法	头痛、颈项强痛、臂痛、牙痛、癫痫
臑会穴	肩部三角肌的后缘，肩髎穴直下3寸	点、揉、捏法	肩臂疼痛、肩胛疼痛
肩髎穴	人体肩部，肩髃穴的后方，手臂外展后肩峰后下方的凹陷处	点、揉、捏法	臂痛不能举、胁肋疼痛、中风偏瘫
翳风穴	头部，风池穴前面，耳垂后的凹陷处	点、揉、拨法	耳聋、耳鸣、牙痛、项强、下颌关节炎
颅息穴	头部，当角孙与翳风之间，沿耳轮连线的上1/3、中1/3交点处	点、揉法	头痛、耳鸣、中耳炎
角孙穴	头部，折耳郭向前，当耳尖直上入发际处	点、揉法	白内障、齿龈肿痛、唇燥、呕吐
耳门穴	头部侧面，耳朵前部，耳垂上方稍前的缺口凹陷中，即听宫穴的上方	点、揉法	耳流脓汁、重听、无所闻、耳鸣、耳道炎、下颌关节炎、上牙痛
和髎穴	头部侧面，鬓发后缘，耳门穴前上方	点、揉法	头痛、耳鸣、牙关紧闭
丝竹空穴	面部，抬起双手，掌心向内，以双手食指揉按两边眉毛外端凹陷处即是	点、揉、拨法	头痛、头晕、牙痛、癫痫

足少阳胆经经穴主治一览表

穴位名称	位置	推拿手法	主治病症
瞳子髎穴	眼外角外侧1厘米，在眼眶骨外缘的凹陷中即是	点、掐法	头痛、三叉神经痛、面神经痉挛及多数眼部疾病
上关穴	耳前侧，下关穴直上，颧弓上缘的凹陷处	点、揉、拨法	中耳炎、牙痛、面瘫
悬颅穴	人体的头部鬓发上，当头维穴与曲鬓穴弧形连线的中点处	点、揉、拨法	偏头痛、面肿、目外眦痛、牙痛
天冲穴	头部，当耳根后缘直上入发际2寸，率谷后0.5寸处	点、揉、拨法	头痛、齿龈肿痛、癫痫、惊恐
阳白穴	人体面部，瞳孔的直上方，距离眉毛上缘约2厘米处	点、揉、拨法	眼疾、头痛、眶上神经痛、面神经麻痹、眼睑下垂、夜盲、眼睑瘙痒、呕吐、恶寒
目窗穴	人体头部，当前发际上1.5寸，头正中线旁开2.25寸处	点、揉法	头痛、近视、面部水肿、上齿龋肿
承灵穴	头顶的侧部，正营穴后1.5寸	点、揉法	头痛、感冒、眼病
风池穴	后颈部，后头骨下，两条大筋外缘陷窝中，相当于与耳垂齐平	点、揉、拨法	感冒、头痛、鼻炎、颈项强痛、高血压
肩井穴	前直乳中，大椎穴与肩峰端连线的中点，乳头正上方与肩线的交接处即是	点、揉、拿法	肩背痹痛、乳腺炎、神经衰弱、脚气病
渊腋穴	腋中线直下3寸，第五肋间	点、按、揉法	肩背疼痛、胸肋疼痛、胸膜炎
带脉穴	章门穴直下与脐相平处	点、按、揉法	子宫内膜炎、月经不调、膀胱炎
环跳穴	人体的股外侧部，侧卧屈股，当股骨大转子最凸点与骶管裂孔连线的外1/3与中1/3的交点处	点、揉法	腰痛、背痛、腿痛、坐骨神经痛
风市穴	人体大腿外侧的中线上，当腘横纹上7寸	点、揉、拨法	脚痛、腰膝酸痛
阳陵泉穴	人体膝盖斜下方，小腿外侧的腓骨小头稍前的凹陷中	点、揉、拨法	抽筋、胃溃疡、肝炎、高血压、膝关节痛
阳辅穴	人体的小腿外侧，当外踝尖上4寸，腓骨前缘稍前方	点、揉、拨法	腰肾功能不佳、膝下水肿、痉挛、关节疼痛
丘墟穴	在足背侧，外踝前下方，当趾长伸肌腱的外侧，距跟关节间凹陷处	点、揉、拨法	胸肋痛、踝关节疼痛
足临泣穴	足背的外侧，第四趾和小趾跖骨的夹缝中	点、揉、拨法	头痛、目眩、胁肋痛、中风偏瘫、痹痛不仁、足跗肿痛、腰痛、肌肉痉挛、中风、神经官能症
足窍阴穴	人体的第四趾末节外侧，距趾甲根角0.1寸	掐法	胸肋痛、足跗肿痛、多梦、热病

足厥阴肝经经穴主治一览表

穴位名称	位置	推拿手法	主治病症
大敦穴	人体足部，第一趾（靠第二趾一侧）甲根边缘约2毫米处	掐法	疝气、缩阴、阴中痛、月经不调、血崩、小腹疼痛
行间穴	人体足部，第一、第二趾缝之间	掐法	头痛、肋间神经痛、月经不调
太冲穴	脚背部第一、第二跖骨结合部之前凹陷处	掐法	头痛、眩晕、高血压、失眠、肝炎
中封穴	人体的足背侧，当足内踝前1寸，商丘穴与解溪穴连线之间，胫骨前肌腱的内侧凹陷处	点、揉、捏法	疝气、阴茎痛、遗精、小便不利、胸腹胀满、腰痛、足冷、内踝肿痛
蠡沟穴	内踝上5寸，胫骨后缘	点、揉、捏法	月经不调、尿闭、疝气
中都穴	内踝上7寸，胫骨后缘	点、揉、捏法	下肢麻痹、肝炎
膝关穴	阴陵泉穴后1寸	点、揉、掐法	膝关节病痛、痛风
曲泉穴	膝内侧，屈膝，当膝内侧端，胫骨内侧髁的后缘，半腱肌、半膜肌止端的前缘凹陷处	点、揉、掐法	月经不调、痛经、白带异常、阳痿、头痛目眩、膝髌肿痛
阴包穴	曲泉穴上4寸	点、揉法	月经不调、尿闭、腰腿疼痛
足五里穴	大腿内侧，当气冲穴直下3寸，大腿根部，耻骨结节的下方，长收肌的外缘	点、揉、拨法	少腹胀痛、小便不通、阴挺、睾丸肿痛、四肢倦怠
阴廉穴	大腿内侧，当气冲穴直下2寸，大腿根部，耻骨结节的下方，长收肌外缘	点、揉、拨法	月经不调、赤白带下、阴部瘙痒、腰腿疼痛、下肢痉挛
急脉穴	耻骨联合下，正中线旁开2.5寸	点、揉、拨法	疝气、阳痿、子宫下垂
章门穴	人体的侧腹部，当第十一肋游离端的下方	点、揉法	腹痛、腹胀、肠鸣、泄泻、呕吐、神疲肢倦、胸胁疼痛
期门穴	人体的胸部，乳头直下，与巨阙穴齐平	点、揉法	肋间神经痛、肝炎、胆囊炎、胸胁胀满、呕吐

督脉经穴主治一览表

穴位名称	位置	推拿手法	主治病症
长强穴	人体的尾骨端下，当尾骨端与肛门连线的中点处	点、揉、拨法	便秘、腹泻、痔疮、阳痿、癫痫
腰俞穴	体后第四骶骨下、骶骨裂孔中	点、按、揉法	腰痛、腹泻、阳痿、月经不调
命门穴	人体腰部的后正中线上，肚脐的正后方，第二腰椎棘突下凹陷处	点、按、揉法	头痛、腰痛、腰扭伤、坐骨神经痛、阳痿、月经不调
脊中穴	体后第十一胸椎棘突下凹陷处	点、按、揉法	腰背疼痛、肝炎、痢疾
中枢穴	体后第十胸椎棘突下凹陷处	点、按、揉法	腰背疼痛、胃炎、胆囊炎
灵台穴	体后第六胸椎棘突下凹陷处	点、按、揉法	肋间神经痛、胃痛、支气管炎
身柱穴	人体后背部，当后正中线上，第三胸椎棘突下凹陷处	点、按、揉法	气喘、感冒、咳嗽、肺结核、脊背强痛
大椎穴	颈部下端，第七颈椎棘突下凹陷处	点、按、揉法	感冒、头痛、肩背痛、咳嗽、气喘、中暑、支气管炎
哑门穴	颈部，当后发际正中直上0.5寸，第一颈椎下	点、按、揉法	舌缓不语、头重、头痛、颈项强直、癫痫、失眠、精神烦躁、鼻出血
风府穴	头部，后发际正中直上1寸，枕外隆凸直下凹陷中即是	点、按、揉法	头痛、晕眩、咽喉肿痛、感冒发热、癫痫、癔病、惊悸、颈项强痛
脑户穴	头部，后发际正中直上2.5寸，风府穴上1.5寸，枕外隆凸的上缘凹陷处	点、按、揉法	头晕、颈项强直、失音、癫痫
百会穴	头部，当前发际正中直上5寸，或头顶正中线与两耳尖端连线的交点处	点、按、揉法	失眠、神经衰弱、头痛、眩晕、高血压、鼻孔闭塞
上星穴	头部，当前发际正中直上1寸	点、按、揉法	头痛、鼻炎、目痛
神庭穴	头部，当前发际正中直上0.5寸即是	点、按、揉法	头晕眼花、呕吐、鼻流清涕、急性鼻炎、失眠、惊悸
素髎穴	鼻尖的正中央即是	点、按、揉法	鼻炎、低血压、心动过缓
水沟穴	人体上唇上中部，人中沟的上1/3与中1/3的交点	掐法	休克、昏迷、中暑、颜面水肿、晕车、晕船、失神、急性腰扭伤

任脉经穴主治一览表

穴位名称	位置	推拿手法	主治病症
会阴穴	在肛门和阴囊根部（女性是大阴唇后联合）连线的中点处	按、揉法	溺水窒息、产后昏迷、性功能障碍、生殖系统类疾病
曲骨穴	腹中线脐下5寸，耻骨联合上缘上方凹陷处	揉、擦法	月经不调、膀胱炎、小便不利
中极穴	人体下腹部前正中线上，当脐中下4寸处	点、按、揉、震法	遗精、阳痿、早泄、月经不调、痛经、带下、子宫脱垂
关元穴	人体下腹部，前正中线上，当脐中下四指横宽，即3寸的位置	点、按、揉、颤法	阳痿、早泄、月经不调、痛经、崩漏、带下、不孕、小便频繁
气海穴	腹中线脐下1.5寸	按、揉、颤法	腹痛、痛经、月经不调、阳痿、神经衰弱
阴交穴	人体的下腹部，前正中线上，当脐中下1寸	点、按、揉法	腹痛、腹满水肿、泄泻、疝气、小便不利、带下、腰膝拘挛
神阙穴	人体的中腹部，脐中央即是	点、按、揉、颤法	小儿腹泻、肠炎、肠鸣、腹痛、中暑
下脘穴	腹中线脐上2寸	点、按、揉、颤法	消化不良、胃部不适、胃痛、腹泻
中脘穴	胸骨下端至脐中点(脐上4寸)	点、按、揉、颤法	消化不良、胃部不适、胃痛、腹泻
上脘穴	人体上腹部，前正中线上，当脐中上5寸	点、按、揉法	反胃、呕吐、胃痛、腹胀、腹痛、咳嗽痰多、膈肌痉挛、肠炎
巨阙穴	人体前正中线上，脐上6寸。	点、按、揉法	腹痛、腹泻、胃痛、癫痫
中庭穴	体前正中线，膻中穴下1.6寸，与第五肋间相平	点、按、揉、推法	咳喘、胸肋胀满、呕吐
膻中穴	胸部，前正中线上，两乳头之间连线的中点即是	点、按、揉、推法	支气管哮喘、支气管炎、心悸心烦、乳腺炎、肋间神经痛
紫宫穴	体前正中线，玉堂穴上1.6寸，与第二肋间相平	点、按、揉、推法	咳喘、肋间神经痛、呕吐、饮食不下
璇玑穴	体前正中线，第一胸肋关节之间	点、按、揉、推法	咳喘、胸肋胀满、气管炎、胃部痉挛、咽喉不适
天突穴	人体前正中线，两锁骨中间，胸骨上窝中央的位置即是	点、按、揉、推法	咳喘、胸部疼痛、气管炎、膈肌痉挛
廉泉穴	颈部，当前正中线上，结喉上方，舌骨上缘凹陷处	点、揉、推法	舌下肿痛、口干舌燥、喉痹、哮喘、消渴
承浆穴	面部，当颏唇沟的正中凹陷处	点、按、揉法	口眼歪斜、面肿牙痛、口腔溃疡、癫痫、糖尿病

附录三 人体保健推拿十二大穴

关元穴

关元穴又称丹田。关，关卡的意思；元，元首的意思。"关元"指的是任脉气血中的滞重水湿在此处不得上行。推拿这个穴位，有培肾固本、调气回阳的作用，能够治疗阳痿、早泄、月经不调、崩漏、带下、不孕、子宫脱垂、闭经、遗精、遗尿、小便频繁、小便不通、痛经、产后出血、腹泻、腹痛、痢疾、完谷不化等症状。长期推拿这个穴位，对全身衰弱、尿路感染、肾炎、疝气、脱肛、中风、尿道炎、盆腔炎、肠炎、肠粘连、神经衰弱、小儿消化不良等疾病，都有很好的疗效，而且有调理、改善的功能。

精确取穴

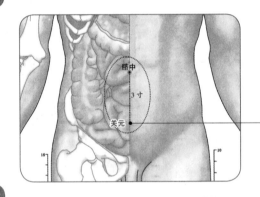

脐中
3 寸
关元

人体关元穴位于下腹部，前正中线上，当脐中下 3 寸。

取穴技巧

功用 募集小肠经气血、传导任脉水湿。

配伍治病

中风脱证：关元配气海、肾俞和神阙。

虚劳、里急、腹痛：关元配足三里、脾俞和公孙。

正坐，双手置于小腹，掌心朝下，左手中指指腹所在位置的穴位即是。

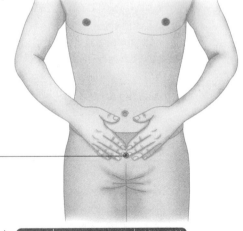

自我按摩

以左手中指指腹按压穴位，另一手中指指腹按压左手中指甲上，同时用力按揉穴位，有酸胀的感觉。每次左右手中指在下，各揉按 1~3 分钟，先左后右。

程度	中指压法	时间 / 分钟
重		1~3

神阙穴

神阙穴是人体任脉上的重要穴位之一，与生命活动密切相关，是长寿大穴。神，尊、上、长的意思，这里指父母或先天；阙，牌坊的意思。"神阙"的意思是指先天或前人留下的标记。推拿这个穴位，有温阳固脱、健运脾胃的作用，对小儿泻痢有特效；能够治疗肠炎、痢疾、脱肛、子宫脱垂、水肿、中风、中暑、肠鸣、腹痛、泻痢不止等疾病。

精确取穴

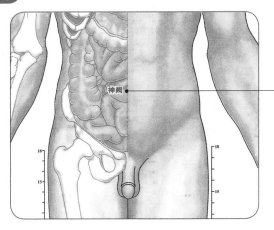

该穴位于人体的中腹部，脐中央。

取穴技巧

功用 温阳固脱、健运脾胃。

配伍治病

泻痢便秘、绕脐腹痛：神阙配公孙、水分、天枢和足三里。

脱肛、小便不禁：神阙配长强、气海和关元。

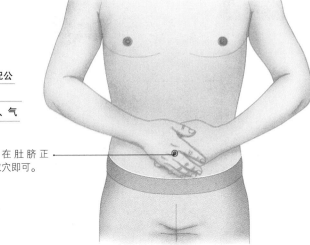

在肚脐正中取穴即可。

自我按摩

用左手手掌，掌心对准肚脐，覆盖在肚脐上，右手手掌，覆盖于左手掌背，双手掌同时出力，按揉穴位，有酸痛感。每次左右手在下互换，各揉按1~3分钟。

程度	全手压法	时间/分钟
轻		1~3

大椎穴

　　大，多的意思；椎，锤击之器。这里指穴内的气血物质实而非虚。手足三阳的阳热之气由此处汇入本穴，并与督脉的阳气上行头颈。推拿这个穴位，有解表通阳、清脑宁神的作用，能够快速退热；治疗感冒、肩背痛、头痛、咳嗽、气喘、中暑、支气管炎、湿疹、血液病等疾病；坚持长期推拿和针灸这个穴位，还能够有效治疗体内寄生虫、扁桃体炎、尿毒症等。

精确取穴

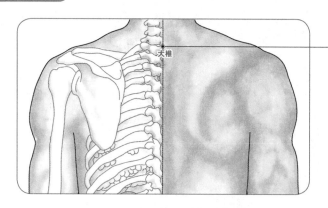

大椎穴位于人体的颈部下端，第七颈椎棘突下凹陷处。

取穴技巧

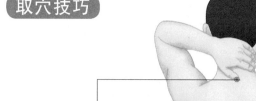

正坐或俯卧，伸左手由肩上反握对侧颈部，虎口向下，四指扶右侧颈部，指尖向前，拇指腹所在位置的穴位即是。

功用　益气壮阳。

配伍治病

虚损、盗汗、劳热：大椎配肺俞。
预防流脑：大椎配曲池。

自我按摩

拇指指尖向下，用指腹（或指尖）按揉穴位，有酸痛、胀麻的感觉。每次左右各揉按1~3分钟，先左后右。

程度	拇指压法	时间 / 分钟
轻		1~3

身柱穴

　　身，身体的意思；柱，支柱的意思。"身柱"的意思是指督脉气血在此处穴位吸热后，化为强劲饱满之状，如同身体坚实的支柱。经常推拿这个穴位，对气喘、感冒、咳嗽、肺结核、肩背疼痛等疾病，具有特殊的疗效；还能够有效治疗虚劳喘咳、支气管炎、肺炎、百日咳，并且对疔疮肿毒具有非常明显的效果。长期按压这个穴位，对脊背强痛、小儿抽搐、癫病、热病、中风不语等病症，也有很好的调理和保健作用。

精确取穴

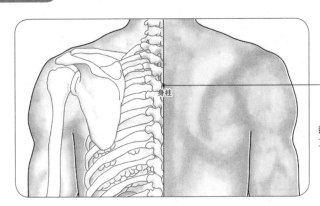

人体身柱穴位于背部，当后正中线上，第三胸椎棘突下凹陷中。

取穴技巧

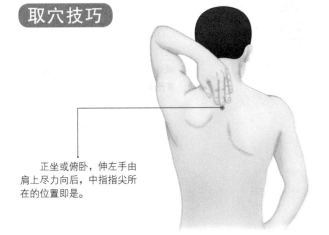

正坐或俯卧，伸左手由肩上尽力向后，中指指尖所在的位置即是。

功用　补气壮阳。

配伍治病

癫病：身柱配水沟、内关、丰隆和心俞。

肺热、咳嗽：身柱配风池、合谷和大椎。

自我按摩

把食指叠加在中指指背上，一起用力按揉穴位，有刺痛的感觉。每次左右手各揉按 3~5 分钟，先左后右。

程度	中指折叠法	时间 / 分钟
重		3~5

命门穴

命，人的根本；门，出入的门户。人体脊骨中的阴性水液由此穴外输督脉。本穴外输的阴性水液有维系督脉气血流行不息的作用，是人体生命之本，故称"命门"。推拿此穴对肾气不足、精力衰退者有固本培元的作用，对腰痛、腰扭伤、坐骨神经痛有明显疗效；经常推拿此穴能治疗阳痿、遗精、月经不调、头痛、耳鸣，四肢冷等疾病。

精确取穴

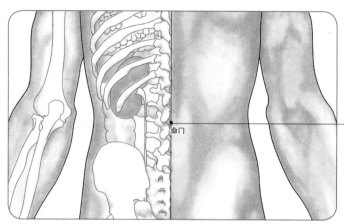

在第二腰椎棘突下（两侧肋弓下缘、连线中点，一般与肚脐正中相对）即肚脐正后方处即是。

命门

取穴技巧

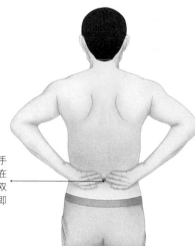

正坐，伸两手至背腰后，拇指在前，四指在后。双手中指相触碰处即是该穴。

功用 接续督脉气血。

配伍治病

遗精、早泄：命门配肾俞和太溪。

破伤风抽搐：命门配百会、筋缩和腰阳关。

自我按摩

双手食指叠于中指指背上，同时用力按揉穴位，有酸、胀，疼痛的感觉。每次左右手中指在下各按揉3~5分钟，先左后右。

程度	中指折叠法	时间 / 分钟
重		3~5

合谷穴

合谷穴位于拇指与食指之间的陷凹处，犹如两山之间的低下部分，以候胸中之气。它是人体全身反应比较强烈的刺激点，可以降低血压、镇静神经、调整机能、开关节而利痹疏风，行气血而通经清淤；能治头面的各种症状，不但对牙齿、眼、喉都有良好的功效，还能止喘、疗疮等；长期按压此穴，对反射性头痛、耳鸣、耳聋，鼻炎，扁桃体炎、视力模糊、呼吸困难、窒息，虚脱、失眠、神经衰弱等疾病都有很好的调理保健效能。

精确取穴

手背第一、第二掌骨间，第二掌骨桡侧的中点处。

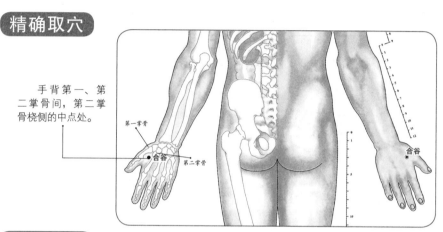

第一掌骨
合谷
第二掌骨
合谷

取穴技巧

手轻握空拳，弯曲拇指与食指，两指指尖轻触、立拳，以另一手掌轻握拳外，以拇指指腹、垂直下压即是该穴。

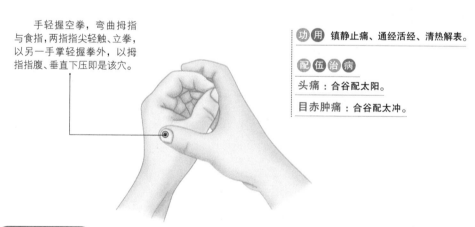

功用 镇静止痛、通经活经、清热解表。

配伍治病

头痛：合谷配太阳。

目赤肿痛：合谷配太冲。

自我按摩

手掌轻握拳，以拇指指腹垂直按压穴位，每次按压左右手各 1 ~ 3 分钟。

程度	拇指压法	时间 / 分钟
重		1 ~ 3

内关穴

内关穴是心包经上的重要穴位之一。内，内部；关，关卡。"内关"是指心包经的体表经水由此穴位注入体内。这个穴位对于怀孕呕吐、晕车、手臂疼痛、头痛、眼睛充血、胸肋痛、上腹痛、腹泻、痛经等症状，具有明显的缓解作用。长期按压这个穴位，对失眠、心悸、心绞痛、精神异常、风湿疼痛、胃痛、中风、哮喘、偏瘫、偏头痛、产后血晕、忧郁症，具有明显的改善和调理作用。

精确取穴

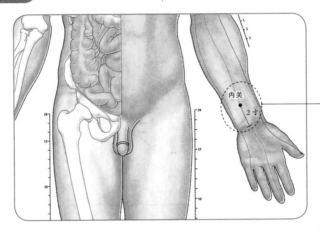

位于前臂正中，腕横纹上2寸，在桡侧腕屈肌腱同掌长肌腱之间。

取穴技巧

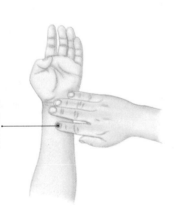

将右手三个手指头并拢，无名指放在左手腕横纹上，这时右手食指和左手手腕交叉点的中点，就是内关穴。

功 用 疏导水湿。

配 伍 治 病

痛经：内关配三阴交和素髎。

落枕：内关配外关。

自我按摩

用拇指指尖或指甲尖垂直按压穴位，有特别酸、胀、微痛的感觉。每天早晚，左右各按压1~3分钟，先左后右。

程度	拇指压法	时间 / 分钟
重		1~3

极泉穴

极,高、极致的意思;泉,心主血脉,如水之流。"极泉"的意思就是指最高处的水源,也就是说这处穴位在心经的最高点上。弹拨、揉按此处穴位,能够有效治疗各种心脏疾病,如心肌炎、心绞痛、冠心病、心悸、心痛等;长期按揉此处穴位,对肩臂疼痛、臂丛神经损伤、臂肘冷寒、肩关节炎、肋间神经痛、黄疸、腋臭、瘰疬等疾患,具有很好的调理和保健作用。

精确取穴

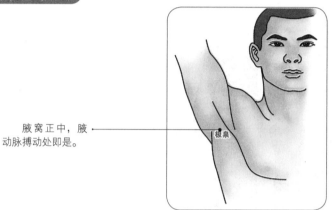

腋窝正中,腋动脉搏动处即是。

取穴技巧

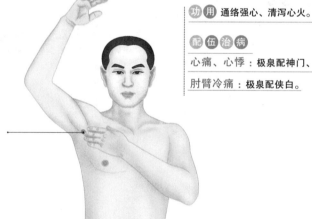

正坐,手平伸,举掌向上,屈肘,掌心向着自己头部,以另一手中指按腋窝正中陷凹陷处即是。

功用 通络强心、清泻心火。

配伍治病

心痛、心悸:极泉配神门、内关。

肘臂冷痛:极泉配侠白。

自我按摩

以食指叠于中指指背上,用于按压穴位,每次早晚,左右各按压1~3分钟,先左后右。

程度	中指折叠法	时间 / 分钟
适度		1~3

足三里穴

足三里是胃经的合穴，也就是胃的精气功能的聚集点，主治腹部上、中、下三部之症，因此名为"三里"。此穴位于人体下肢，为了和手三里相区别，所以称为"足三里"。此穴有理脾胃、调气血、补虚弱的养生保健功能，能够增强体力、消除疲劳、强壮神经、预防衰老，对结核病、伤风感冒、高血压、低血压、动脉硬化、冠心病、心绞痛、风心病、肺心病、脑出血后遗症具有预防治疗的作用。经常推拿能够祛病延年，所以也称长寿穴。

精确取穴

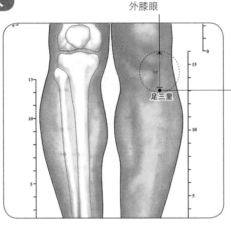

外膝眼

足三里

外膝眼下 3 寸，距胫骨前嵴 1 横指，当胫骨前肌上。

取穴技巧

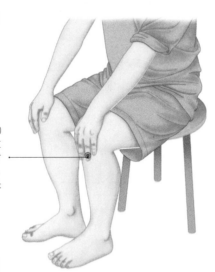

正坐，屈膝 90 度，手心对髌骨（左手对左腿，右手对右腿），手指朝向下，无名指指端处即是该穴。

功用 补气行气、调理脾胃、疏通经络、清理水湿。

配伍治病

胃痛：足三里配中脘、梁丘。

呕吐：足三里配内关。

自我按摩

以中指指腹垂直用力按压，每日早晚各揉按一次，每次 1~3 分钟。

程度	中指折叠法	时间 / 分钟
重		1~3

超简单推拿消百病全书

阴陵泉穴

　　阴，水的意思；陵，土丘的意思；泉，水泉的意思。"阴陵泉"就是指脾经地部流行的经水和脾土物质的混合物在此穴中聚合堆积。这个穴位能够清脾理热、宣泄水液、化湿通阳，对通利小便，治疗脐下水肿具有特效；能够使腹胀、腹绞痛、肠炎、痢疾、膝痛等得到缓解。长期按压这个穴位，对尿潴留、尿失禁，尿路感染、月经不调、阴道炎、膝关节及周围软组织疾病，具有很好的改善、调理和保健效果。

精确取穴

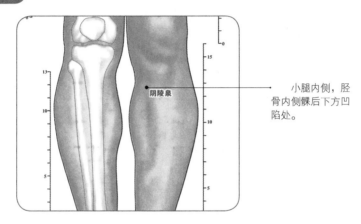

阴陵泉

小腿内侧，胫骨内侧髁后下方凹陷处。

取穴技巧

正坐，将一脚翘起，置放于另一腿膝上。另一侧手轻握膝下处，拇指指尖所在的膝下内侧凹陷处即是。

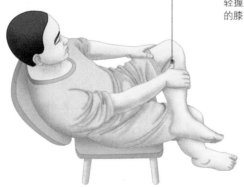

功用 清脾理热、宣泄水液、化湿通阳。

配伍治病

腹胀、腹泻：阴陵泉配足三里、上巨虚。

小便不利：阴陵泉配中极、膀胱俞、三阴交。

自我按摩

　　双手轻握膝下处，屈曲拇指，以指尖由下向上用力按压，每天早晚各一次，每次左右穴位各按压 1 ~ 3 分钟。

程度	拇指压法	时间 / 分钟
重		1~3

三阴交穴

三阴，即足三阴经；交，交会的意思。"三阴交"的意思就是指足部的三条阴经中气血物质在此穴交会。它是肝、脾、肾三条阴经的交会穴，肝藏血、脾统血、肾藏精。肾为先天之本，脾为后天之本，先天依赖于后天的滋养，后天来自先天的促动。所以，经常按揉三阴交穴，可以调补肝、脾、肾三经的气血，达到健康长寿的目的。推拿此穴对妇科疾病、生殖器官疾病都有着不错的疗效。

精确取穴

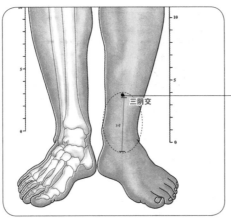

小腿内侧，足内踝尖上3寸，胫骨内侧缘后方。

取穴技巧

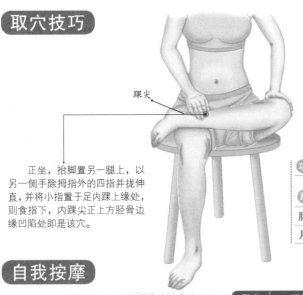

正坐，抬脚置另一腿上，以另一侧手除拇指外的四指并拢伸直，并将小指置于足内踝上缘处，则食指下，内踝尖正上方胫骨边缘凹陷处即是该穴。

功用 通络止血、调经止痛。

配伍治病

肠鸣泄泻：三阴交配足三里。

月经不调：三阴交配中极。

自我按摩

以拇指指尖垂直按压穴位，每天早晚各一次，每次左右足各按压1~3分钟。

程度	拇指压法	时间 / 分钟
适度		1~3

涌泉穴

涌泉穴是肾经的首要穴位。涌，溢出的意思；泉，泉水。体内肾经的经水从此处穴位溢出体表，所以称"涌泉"。经常推拿涌泉穴，具有散热生气的作用；长期推拿这个穴位，能够益肾、清热、开郁；治疗咽喉肿痛、头痛、目眩、失音、失眠、小便不利、休克、中暑、中风、高血压都效果显著。自古以来都被中医典籍、名师大家奉为强身健体、延年益寿的养生大穴。

精确取穴

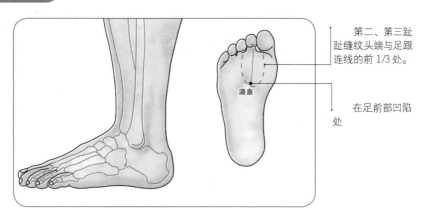

第二、第三趾趾缝纹头端与足跟连线的前 1/3 处。

涌泉

在足前部凹陷处

取穴技巧

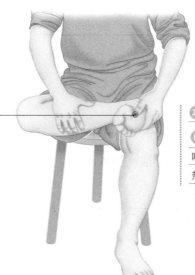

正坐，翘一足于另一膝上，足掌朝上，用另一手轻握，四指置于足背，弯曲拇指按压处即是。

功用 散热生气。

配伍治病

喉痹：涌泉配然谷。

热病挟脐急痛：涌泉配阴陵泉。

自我按摩

以拇指指腹由下往上按压每日早晚，左右足心各按压1~3分钟。

程度	拇指压法	时间 / 分钟
重		1~3

图书在版编目（CIP）数据

超简单推拿消百病全书 / 高海波, 朱晓主编. —南京：江苏凤凰科学技术出版社, 2016.6（2021.1 重印）
（含章·健康养生堂书系）
ISBN 978-7-5537-3431-6

Ⅰ.①超… Ⅱ.①高… ②朱… Ⅲ.①推拿 – 基本知识 Ⅳ.①R244.1

中国版本图书馆CIP数据核字(2014)第137409号

超简单推拿消百病全书

主　　　编	高海波	朱　晓	
责 任 编 辑	樊　明	祝　萍	
助 理 编 辑	曹亚萍		
责 任 校 对	郝慧华		
责 任 监 制	方　晨		

出 版 发 行	江苏凤凰科学技术出版社
出版社地址	南京市湖南路 1 号 A 楼，邮编：210009
出版社网址	http://www.pspress.cn
印　　　刷	文畅阁印刷有限公司

开　　　本	718 mm × 1 000 mm　1/16
印　　　张	22
字　　　数	250 000
版　　　次	2016年6月第1版
印　　　次	2021年1月第2次印刷

标 准 书 号	ISBN 978-7-5537-3431-6
定　　　价	45.00元

图书如有印装质量问题，可随时向我社出版科调换。